U0143295

WHAT IS MEDICINE

医学是什么

第2版

王一方 著

北京大学出版社
PEKING UNIVERSITY PRESS

图书在版编目(CIP)数据

医学是什么/王一方著. —2版. —北京:北京大学出版社,2021.2
(未名·自然科学是什么)
ISBN 978-7-301-31693-1

Ⅰ.①医…　Ⅱ.①王…　Ⅲ.①医学—普及读物　Ⅳ.①R-49

中国版本图书馆 CIP 数据核字(2020)第 188130 号

书　　　　名	医学是什么(第 2 版)
	YIXUE SHI SHENME(DI-ER BAN)
著作责任者	王一方　著
策 划 编 辑	杨书澜
责 任 编 辑	闵艳芸
标 准 书 号	ISBN 978-7-301-31693-1
出 版 发 行	北京大学出版社
地　　　　址	北京市海淀区成府路 205 号　100871
网　　　　址	http://www.pup.cn　新浪微博:@北京大学出版社
电 子 信 箱	minyanyun@163.com
电　　　　话	邮购部 010-62752015　发行部 010-62750672
	编辑部 010-62750673
印 　刷 　者	北京中科印刷有限公司
经 　销 　者	新华书店
	890 毫米×1240 毫米　A5　10.25 印张　202 千字
	2010 年 2 月第 1 版
	2021 年 2 月第 2 版　2022 年 7 月第 2 次印刷
定　　　　价	56.00 元

序

林建华

　　我们大家都已经习惯了现代技术提供的舒适生活，也很难想象在现代科学和技术出现之前，人们是怎么生活的。实际上，人类享有现代生活方式的时间并不长。上个世纪的大多数时期，通信和交通工具并没有现在那样先进和普及，人们等待很长时间，才能得到家人的信息。那时也没有现在充足的食物和衣物，很多地区的人们都在为生存而痛苦挣扎。我们应当感谢现代技术提供的富庶和便捷的生活，也不能忘记这一切背后的科学，正是人们对自然界不懈的科学探索和知识积累，才奠定了现代技术的基础。

　　人们对自然界的探索源于与生俱来的好奇。自然界是由什么构成的？为什么会有日月星辰？各种生物为什么都会生老病死？这些古老的问题一直激励着人们的想象力和好奇心，也引发了人们对大自然的科学探索。从对自然界零星的认知，到分门别类的系统科学研究，从少数人茶余饭后的个人爱好，到千百万科学大军的专业探索，经过了数百年的努力，我们已经构建了像数学、物理学、化学、生物学、地球科学与天文学等众多学科领域,人们对自然界的认知已有了系统的知识体系,形成了各自的科学思维方法和理论体系。正是基于科学的发现和认知,我们才有可能创造出各种各样的新技术,来改变世界、改善人们的生活品质。

现代科学和技术已经深深地嵌入到人们日常的生活和工作中。当我们用微信与朋友聊天的时候,手机和通信系统正在依照数理的逻辑,发生着众多的物理和化学过程。虽然我们不一定直接看到正在发生的科学过程,但它所带来的便捷和新奇,足以让我们对科学和技术的巨大威力感到震撼。通常我们能够直接感知的是由众多技术汇集而成的产品或工程,如雄心勃勃的登月、舒适快捷的高铁、气势宏伟的港珠澳大桥,当然还有舒适温暖的合成衣物、清洁安静的电动汽车和眼花缭乱的电子产品。这些琳琅满目的基于科学和技术的产品和服务,支撑了现代人的生活,也使人们对未来充满了期待和遐想。

在带来丰富多彩的物质资源的同时,科学和技术也在深刻影响着人们的思维方式。每个现代人都应当掌握一定的科学知识和科学思维方法,否则将很难适应未来的挑战。我们每天都会遇到很多统计数据,有关于国家和地方社会、经济发展状况的,有介绍人们健康保障的,还有很多产品广告、高回报金融产品宣传等。我们应当知道,真正可信赖的数据必须遵循科学的调查和分析方法。比如,任何科学研究方法都有随机和系统误差，缺少了误差分析，数据的可信度将大打折扣。

科学和技术是双刃剑，在给人们带来福音的同时，也会产生很多新的问题和挑战。资源与能源的过度消耗、环境与生态的持续恶化、对健康和医疗保障的过度需求等，这些都是人类将要面对的重大挑战。举一个简单的例子。人工合成的包装袋、农用地膜、一次性餐具、塑料瓶等塑料制品仍然在广泛使用，这些用品的确为人们的生产生活带来了很多便利。但我们可曾想过，这些由聚苯乙烯、聚丙烯、聚氯乙烯等高分子化合物制成的用品要经过上百年，甚至更长时间才能降解。如果我们长期使用并随意丢弃，人类的地球家园将被这些白色污染物所覆盖。这些问题的解决，不仅需要科学家的努力，还要使全社会都行动起来，更多地了解科学和技术，共同为子孙后代留下一个美好的家园。

过去几十年，中国的社会、经济、科学和技术都取得了长足进步，科学也从阳春白雪进入了寻常百姓家。面向未来，科学和技术在人们的生产生活中将发挥着越来越重要的作用。这要求我们的科学家不仅要探索学科前沿，解决人类面临的重大挑战和问题，还要积极传播科学知识，让社会公众更加了解科学，了解科学的分支和思维方式，了解科学的成就和局限，使科学和技术更好地造福人类。北京大学出版社推出的这套"未名·自然科学是什么"丛书，是一批卓有建树的科学家为普及科学所做的努力。这套书按照自然科学主要领域,深入浅出地介绍了相关学科的基本概念、发展历程及其与我们生活的关系。我希望大家都能喜欢这套书,也相信这套丛书将对普及自然科学知识、提高全民科学素养起到重要的推动作用。

目 录
CONTENTS

再 版 前 言

　　该书从初版至今，一晃就是十年，编辑也由老杨换成了小闵，坐在书桌前重新翻检旧稿，心中不免忐忑，十年前我都写了些什么？都写漏了哪些重要的素材与观点？读者诸君读完该书有何遗憾？他们都期待读到什么？因此，当接到北京大学出版社编辑请求修订再版的电话，心中问题多多，口苦了好几日。

　　我最在意的还是读者期待从该书中读到什么？思想获益几何？因此，不断回顾近十年间我在北大医学部讲述"重审医学"课程时医学生们的眼神、问题、困惑……还有近年来在全国各大医院巡讲医学人文时临床大夫们关于医学现代性的焦虑、医改困局的思索。于是下决心重启新纲目，脱胎换骨，书写一部不同于初版的《医学是什么》，当然，旧版中的精华部分也要适当保留。对此，编辑也适时提出许多好的修改建议，我一一默记在心，苦吟了一年（中途因病停工了一月余），终成新稿。细心的读者会发现，改版后的目录中，第一章至第三章几乎完全是新稿，第四章在旧稿的基础上增加了"全人医学模式"的新内容，第五章是旧稿三章的整合，但也逐一进行了修订，增加了新的素材和观点。

　　统稿时,我想既然内容有较大改动,导言及跋也应该进行更新,但耐得几宵寒,也未能动摇我的初念,"所有可能的苦难与拯救"的目的诉求、"诺亚方舟是一条漏船"的反思境遇,至今也未曾改变。我想,倘若我十年后再修订这本书,这些基线也不会轻易变化。

　　不变的还有继续虚心听取读者的批评与建言,我想,虚心不是心虚,恰恰是自信。

　　一如既往的感谢还要送给默默无闻在写字间里操劳的编辑们,无论是初版的责任编辑杨书澜,还是本版的责任编辑闵艳芸。

王一方

2019 年 1 月

自序　所有可能的痛苦与拯救

　　每年金秋十月的第一周,本年度的诺奖悬念都会连续揭晓。首先发布的是诺贝尔生理学或医学奖获奖名单,随后是物理学奖、化学奖……人们似乎已经习以为常,很少会去追究,诺奖为什么按照这样的顺序(在诺贝尔遗嘱中的排序是物理学、化学、生理学或医学、文学、和平)来发布,也没有人去深究,为什么当年诺贝尔设立奖项时,将"生理学"特别提出来与"医学"并列,而不是简洁地称为"医学奖",这一切,在诺贝尔的最后遗嘱中并没有预先的交代,只强调该奖要独立、公正地遴选获奖者,不局限于某一国家和地区,要惠及世界上一切有伟大成就的人。

　　这些问题,我们只能依靠直觉来寻求解释:

　　或许是因为医学是一门"顶天立地"的学科,一方面高耸入云,站在一个时代科学与技术的尖端;一方面世俗草根,与生老病死、痛苦、德行息息相关,这份"Cross"(跨界、横断)特性天生具有传播学意义上的"广场效应",最容易激起公众的惊骇,因此要让它打头炮。不过,就是这个"Cross"特征,或许曾经让诺贝尔当年踌躇不已,最后只好破例地使用了一个双拼词:"生理学"归属于生命科学,囊括医学中生命、疾病奥秘的科学、技术方面的成就,而"医学"则不局限于技术进展,可以拓展到医学的人文社会领域。

或许是因为现代医学的成就过于庞杂、显赫,半个"医学"无法容涵,诺贝尔奖委员会及各主题评委会都对医学的"Cross"相当理解和容忍,将自己学科有限的奖项颁发给医学家和与医学相关的成就。第一届诺贝尔物理学奖(1901)的得主伦琴就因 X 射线的发现而获奖,两年后,居里夫妇因放射性元素钋与镭的发现获此奖(1903),这两项研究成果都首先应用于医学领域。(不过,1979 年,没有医学背景的物理学家科马克与电气工程师豪斯菲尔德因为发明计算机断层照相与扫描技术而获得了诺贝尔生理学或医学奖,也算是一种回馈吧)诺贝尔化学奖最为医学家所钟爱,因为生物化学的跨界性与先锋性,几乎 1/3 的奖项让医学家捧走了,尤其是在 20 世纪的后 50 年,因此,有人戏称"诺贝尔化学奖"应该改为"诺贝尔生物医学化学奖"。诺贝尔和平奖大多颁给政治人物,却有 6 次颁发给了医生与医学组织,其中德国医生史怀哲因为献身非洲的初级卫生事业,以及所表现出来的崇高道德境界而获得 1952 年度的诺贝尔和平奖;红十字国际委员会曾三次(1917、1944、1963)获得该奖。此外,国际防止核战争组织(1985)、无国界医生组织(1999)也曾获得该奖。诺贝尔文学奖,按照诺贝尔的设奖初衷是激励"那些曾经创作出有理想主义倾向的最出色作品的人",很显然,"人类痛苦与拯救"的医学使命属于这个范畴。可以说,几乎所有伟大的文学作品都必然穿越"痛苦与拯救"的精神隧道,都浸透着人类对生命与死亡、疾病与健康的哲学审视。尽管如此,负责诺贝尔文学奖评选的瑞典文学院还是多次将奖项直接颁给了与医学、医生、医院主题相关的作品,如 1957 年加缪的《鼠疫》、1958 年帕斯捷尔纳克的《日瓦戈医生》、1970 年索尔仁尼琴的《癌症楼》,尽管这些作品可能是借助医学场景和医生的命运来揭示人性的荒诞和命运的跌宕,批判法西斯与极权主义。但是,它们的确打开了人们关于医学认知的固有边界和思维局限,跳出了纯粹技术主义的管状视野。

无疑,一部诺贝尔奖的百年颁奖史大大拓展了现代医学的目的、意义、价值。它告诉我们:医学不仅有众多的技术目标(它们只是一些阶段性的、局部的职业战术、策略目标),还有关于疾病、痛苦、残障、健康的社会共识(它们是超越技术的复合的职业战略目标),以及人道主义的崇高愿景(它们是职业的出发点与归宿),或许,有人会不以为然,以为这是医学人文的玄思梦想,旨在建构人类健康的乌托邦,但是,我们的确需要一个乌托邦,来引领人类健康的永恒追求。

当下的问题是,我们如何来完整定义技术目标、社会共识与人道愿景的价值体系。

曾几何时,我们将号称可以抵御生老病死的长生丹、不老泉、无忧散、包医百病药作为人类健康的永恒追求,今天,我们又将生命、疾病、健康还原成为基因片段的表达与干预,结果呢? 生老病死的法则依然无法动摇,人类反倒增加了无限的困惑与惆怅。因此,在我看来,作为社会共识与人道主义愿景的医学不应该是"生、老、病、死的驯服与超越",而应该是"所有可能的痛苦与拯救"。人类幸福的基本要义就是"更多的快乐,更少的痛苦"。

为此,我奉上这样一部凝聚个人探索与思考,充满沉思、怀疑的小书,它是开放性的,没有最后的结论,只有永远的提问……没有高深的论断,只有稚拙的反思。而且,也绝然不是用科学术语编织的知识花环,而是一次充满着人文魅影的"精神暴动",如同将电影、绘画、文学、哲学等想象、思辨的油彩往实证主义、技术主义的医学图景上一顿狂泼,自己还一脸的无辜(教唆罪还可算在诺贝尔奖评奖委员会头上)和茫然(不知是闯了大祸,还是开启了新知)。如此这般,前无先例,一定会有人欣赏,也有人反感。也不知读者诸君会作何反响,是高声呵斥"住手",还是跟我一起"胡闹",不过,责我,宠我,一切都是文缘。

王一方

2009 年秋月

永恒的提问，永远的困惑

医学是什么？一个歧说众多的"罗生门"。

这是一个职业话题，这是一个公共话题。

这是一个关于真理的话题，这是一个关于真谛的话题。

这是一个简单的问题，这是一个复杂的问题。

这是一个高深的命题，这是一个世俗的命题。

这是一个知识的命题，这是一个体验的命题。

这是一个大多数人"闭嘴不谈"的哑谜，这是一个可能"一谈便错"的话题。

对于这个命题，有人希望有"放之四海皆准"的标准答案，有人则认为应该不断地审思，不断地重新定义。通过永远的提问，永远的续写，不断廓清人对自身生命的认识，对生命意义的理解。

对于这个问题，有人用三分钟来简洁回答，有人用一生来回答……

叩问"医学"的门扉，人们习惯于凭直觉，循常识，查词典，网络检索,也可以深入了解学科谱系,去咀嚼,去"挖掘",去探究。

作为常识,医学有三个基本定义:

一是关于人类(动物)生理—保健、疾病—医疗—预防的知识与技能体系。

二是一项高度职业化的学术探索与服务活动,俗称"行医",其主体被称为"医学家"。

三是当今自然科学知识体系的一部分,被称为"医学科学"。

另一个求解的捷径自然是查词典,以书为证。《科学技术辞典》的解释最简单:"医学是旨在保护和加强人类健康、预防和治疗疾病的科学知识体系和实践活动。"

《辞海》是中国语词的核心辞书,它的"医学"词条有两个基本要义:"一是研究人类生命过程以及防治疾病的科学体系……;二是中国古代培养医药人才的学校。"

关于前者,《辞海》做了三个方面的展开,基本内容是——

1. 从人的整体性及其同外界环境的辩证关系出发,用实验研究、现场调查、临床观察等方法,研究人类生命活动和外在环境的相互关系,人类疾病的发生、发展及其防治的规律,以及增进健康、延长寿命和提高劳动能力的有效措施。

2. 我国医学有传统医学和现代医学两个体系。

3. 按照研究内容、对象和方法,分为基础医学、临床医学和预防医学三部分。此外还有军事医学、法医学、航空医学、宇宙医学和航海医学等特定学科。

这就是医学的"有用、有效、有理、有则、有类"（五有）特征。

不过，许多专家认为这样的定义太过狭窄、刻板，因而常常会产生概括力不足的问题。譬如 G. H. Roche 就认为"医学一方面被看作是一门科学，另一方面被看作是一门技艺。这两种观点都是正确的：就其研究方法而言，医学是一门科学，就其应用而言，它是一门技艺。由此我们得出下面两个定义：医学科学以研究疾病为对象。医术以维护和恢复健康为目的"。同样持二元认识的还有《自然科学学科辞典》："医学，狭义可视为医学科学的同义语，广义则应理解为医学科学和医疗保健事业的综合称谓。"对"医学"，无论如何精确定义，都是有要素缺损的，难道医学不应该"有情、有德、有灵"？倒不如定义宽泛一些，《西氏内科学》（第 19 版）篇首的定义就有些广络原野："医学是一门需要博学的人道职业。"它的性质更类似于宗教的传道——旨在暗示医生们应该为信仰而行医。

从更抽象的学理层面来看待医学，可以这样定义——

1. 知识论：医学是一种系统化的实证知识。

2. 认识论：医学是一种探索性的认识活动。

3. 文化论：医学是一种人类特有的文化现象（科学社会化所形成的文化与价值习俗）。

4. 约定论：医学是科学家共同体在共同范式支配下的破解知识难题的活动（建制）。

自 20 世纪 50 年代起，世界卫生组织（WHO）就尝试通过制定医学教育的全球化标准，来建立当代国际社会关于"医学"的普遍理解,一直到 20 世纪 90 年代末,方才达成关于"本科医学教育的全球标准",这项标准由 WHO 资助,由世界医学教育联合会(WFME)颁发,认定"医学"的核心内容(知识谱系)由医学的基本理论和实践所组成,包括生物医学、行为和社会科学、一般临床技能、临床决策技能、沟通技能和医学伦理学等模块。此外,1999 年,由纽约中华医学基金会(CMB)资助的国际医学教育学会(IIME)聘请 8 位具有国际医学教育和卫生政策制定背景的资深专家组成指导小组,对"医学"的核心内容(能力谱系)提出七个领域的共识,除了科学基础、临床技能、群体保健之外,还着重列举了沟通技能、信息管理、批判性思维三种与时俱进的能力,将职业价值、态度、行为和伦理作为医学院学生的核心素质。在这里,医生的职业价值包括美德、利他主义、责任心、同情心、移情作用、诚实、正直、对科学方法的承诺等内容。

在中国,叩问"医学",人们会很自然地联想到作为学术标杆的"北大医学部""北京协和医学院",它们是我国最早的现代医学教育机构,还是全国重症与疑难杂症患者心向往之的"顶尖医疗"平台。它们的教学谱系也可以作为现代医学的学科"结构"模版以及认识医学的参照。

北大医学部、协和医学院的临床医学专业学制均为八年。与其他医学院校相比,它们的第一年为医学预科阶段,学生分别在北京大学、清华大学学习普通自然科学、社会科学和人文科学课程;后七年为医学本科阶段,在医学部或医学院、临床医院学习基础医学和临床医学课程,完成临床实习、科研训练和毕业论文。学生按规定修完全部课程，成绩优秀者可获得医学博士学位。

第一阶段：**医学预科阶段（两个学期）。**除了外语、政治、人文、体育等公共课程以外，还包括微积分、无机化学与分析化学、普通生物学、几何与代数、有机化学、大学物理、物理化学、计算机软件技术基础、生物化学、分子及细胞生物学、概率论与数理统计、微生物学、发育生物学、生物信息学等课程。

第二阶段：**基础医学阶段（五个学期），在医学院/部基础医学院、药学院进行。**课程包括人体解剖学、组织胚胎学、生理学、微生物学、寄生虫学、医学免疫学、医学遗传学、病理解剖学、病理生理学、药理学、分子生物学、医学统计学、生物物理学、神经生物学、医学文献检索、医学心理学等。

第三阶段：**临床医学阶段（含见习期，五个学期），在医学院/部临床医学院进行。**课程包括诊断学、放射诊断、内科学、外科学、妇产科学、儿科学、神经与精神病学、中医学、眼科学、耳鼻喉科学、口腔科学、皮肤科学、流行病及社区卫生学、卫生学、核医学、临床流行病学、临床伦理学、物理医学与康复医学、临床药理学、社会医学、变态反应、临床肿瘤学等。

第四阶段：**临床实习及科研训练（四个学期），**其中毕业前 8 个月时间为科研训练课时间，必须在博士生导师的指导下，独立完成一项科研题目并通过答辩。

北医、协和两大名校，开设近 50 门必修课程（还不包含众多的选修课程），构成一个医学精英教育的"金字塔"，这就是一个医学博士的成材之路，也是"医学知识发育历程"（知识建构论）的缩影。

有了明确的定义，有了清晰的知识谱系，探究之旅似乎就可以终结了。

其实不然，医学的价值空间具有"阶梯递进"的特征，技术功能与知识谱系只是基本的底层价值，医学的社会公众理解所凸显的普世价值，以及人类灵魂安顿意义上的终极价值才是医学职业的更高与至高境界。无奈，当下对于医学价值的探究匍匐于功利"洼地"，存在着明显的盲点与误区：其一，是以知识的"标准答案"来终结人们的好奇心，拒绝思想的自由发散与发酵；其二，是以"职业化、专业性"来拒绝普世关怀与公共思想；其三，是以健康知识与技术来拒绝医学的"个性体验"与"精神涅槃"。这些盲点和误区遮蔽了医学的思想史、人文与社会的知识景深、职业目的、价值与承诺等非技术内容。因此，本书无意提供一块医学知识的"导游图"，而是打开人类思想的"活火山"，带读者遨游灿烂的精神"星空"；也不是专为医学学生与职业从医者而写，而是试图开辟、建构一个具有普世关怀的医学公共思想空间，以及苦难与拯救（宗教）意义的灵魂栖息之地。

现实中，医学很容易理解成一个概念群，或者是立体概念，它包括医学（知识、观念）、医疗（活动、产业）、医师（职业、称号）三个层面，因此，"什么是医学？"不仅需要"知—晓"（通晓）、"知—识"，还需要"知—道"，老子有言："道，可道，非常道"，因此，对"医学"的叩问与思考是完全开放的。不曾有终极的、唯一的标准答案，一千个叩问者就会有一千种答案，浅解释与深解释，浅思考与深思考，片面与全面,"盲人与大象"、"庐山之中"与"庐山之外"、"顶天"与"立地",无时不在困扰着人们,内行有内行的理解,外行有外行的体验,古人有古人的陈述,今人有今人的表达。

同样,"医学是什么"也不是一个问题,而是一串问题(问题群)。

从"功能旨向"上探究——医学洞悉生命、拯救生命、维护健康、保卫生命:由此便可派生出:生命是什么? 如何洞悉? 如何拯救? 健康是什么? 卫生是什么? 医学帮助人类摆脱疾苦,战胜疾病,对抗死神,由此便可派生出:疾病是什么? 死亡是什么? 痛苦是什么? 我们为什么会生病? 人类为什么无法战胜死神?

从职业价值上探究——医学是仁术,追求医学的神圣价值,便可派生出医学的"道德呼唤"与"底线伦理"是什么? 医—患之间对待疾苦的"共同信念"、对于生命与死亡的"终极关怀"是什么?

从职业角度提问,侧重话题技术空间的拓展,同时具有精神攀缘的意义,职业读者可以通过对当代医学"纷繁景象"的梳理,超越复杂性;通过对医学"知识结构"的鸟瞰,穿越片段与肢解的泥沼,消除"疏离",打破"壁垒",跨越"藩篱",消解"隔绝",融通"范畴",追求"创新";通过对医学的"多维"把握,穿越感性或理性的遮蔽;通过医学"职业精神"的领悟,开辟抵达道德"彼岸"的心灵路径。

作为另类发问与子命题,还会有诸如这样的提问:

——医学是用于谋生,还是追求价值实现?

——什么是医疗服务的价值?

——什么是医院的性质? 是救死扶伤(治病疗伤)、预防保健、心理咨询的工具，还是展览新技术、新药的竞技场？是社会服务组织，还是营利机器？

——什么是医生的品质与职业精神、职业焦虑、职业困惑？

——什么是医学的教育宗旨、知识目标、技能目标、职业价值追求？

——什么是医学教育的课程规划与价值坐标？

——医学教育中如何强调尊重个人，重视人文背景和文化价值差异，追求利他主义、责任感、同情心、敬畏心、悲悯心的负责、诚实、正直、严谨、协作的职业态度。

作为医学的叩问者，我们还应该提问"医学不是什么"，审视那些所谓"深刻而片面"的价值迷失。很显然，它不是技术主义的跑马场，不只有唯一的技术路径求解；不是管状视野下的"知识孤岛"，也不仅仅是还原论语境下的微观细分。

对"医学是什么"的发问：暗含着"我们需要什么样的医学"，它不是对当下医学现实的认可，而是对未来医学理想的塑造，不是既成医学事实的辩护，而是未成医学体系的延展与构建。

人类医学的理想是什么？

——止于至效？

——止于至真？

——止于至善、至美？

循着实用主义的导向去叩问医学的理想，答案就是医学功利、功能目标的追逐与最大化，譬如限时限地征服或控制若干种危害人类健康的急性、恶性疾病，确立理化指标地提高人类的生存质量，延长寿命。阶段性的目标则是——发现若干种速效、特效的新药和新手术、新设备，推行若干灭病、减病、减残、助残，促进人类健康的卫生法规与卫生福利政策。落实到行业指标，就是制度性地改进职业医学教育与公众健康传播，提高医学科研水准，深入探究病患机理与解决方案，切实改善医院与医生的境遇，最大限度地满足人民群众不断增长的医疗与保健需求。

　　然而，理想的医学却不能仅仅是功利目标的实现，而应是哲学境界的知识拓展、精神（道德与人性）发育与职业价值的最优化，是人类智慧之花在医学园地里的美丽绽放。因为，人类对于具体疾病的征服是相对的，旧的疾病战胜了，新的疾病又产生了，药物、技术、设备的进步也一样，每个时代有每个时代的"栏高"，我们无时不在挑战新的知识与技术高度，人们的健康与医疗期望也在"水涨船高"，永无止境。一部医学思想史告诉我们，在疾病面前，我们无法全知、全能。在健康面前，我们无法尽善、尽美。但是，我们能够反省时代的局限，去追逐这个时代的最优。理想的医学如同"芝诺悖论"中的鸽子，它不是一个静止的目标，而是一个无限逼近过程中的永恒追索。此时，职业生活中的不断反省与深入反思是重要的，对理想的执着追求（不放弃）是重要的。

　　当下，我们常常有意无意地回避"母题"的追问，不是吗？我们何曾对一个自己献身的学科虔诚提问？追问"医学究竟是什么"，追问学科的本质、目的、愿景，所恪守的终极价值、底线伦理，以及生命关怀历程中共同价值的认同与建构。我们又何曾对自己从事的职业提问？"医生能干什么（医学的边界）？""都干了什么（现实医学的图景）？""缺失什么（未来医学的提升空间）？"我们也不曾对这个时代提问，为什么人人都轻视患者疾病"体验"的倾诉和医生在沟通与物理诊察过程中的直觉判断，一味迷信机器的"客观"报告，抛弃"适宜原则"，迷恋过度诊断与奢侈治疗，而不去反思技术主义、消费主义、功利主义是如何毒化公民社会、扭曲医患关系的。

其实，对一门学科、一份职业、一个时代的提问能力绝不是"多余的"阑尾，更不是"屠龙之术"，而是思考者磨砺思想的权力，所以，爱因斯坦曾感言："提出问题比解决问题更重要"。对于任何一位有学术生活与精神生活的人来说，放弃"思想"的权力，前戏就是交出"提问"的权力。一旦交出了这份权力，技能上不管如何发展都只能是视野被遮蔽、精神被阉割的"匠人"，不可能在学科和职业的前沿有大的建树和创新。

母题（核心概念）的重要似乎不言而喻了，因为母题的叩问不仅由概念延展开学理价值，按照黑格尔的理解：一个**核心概念**在各个向度上充分展开，就是全部理论；同时还具有方法启迪价值、哲学反思价值。它不仅是解读过去和现实的明镜，还包涵着未来发展的价值空间，常叩常新，具有吸附与引领新锐思想的意义，也就是说，提问的背后是学理境界的提升，是职业慧根的提撕，是职业灵魂的劲舞。

医学的"母题"都有哪些呢？说起来都是我们的教科书里回避

的，也是我们的职业教育常常遗忘的。医学生的第一门基础课是"医学生物学"，随后是"解剖学""组织胚胎学"；临床医学的第一门专业课是"内科学"，第一章是"咳嗽"，没有老师给你讲什么是"医学的母题"，即使是教改先进的院校，开设了"医学导论"课程，也只是在简述现代医学的"丰功伟绩"之后介绍一些现代医学的实用功能和学科谱系、价值链，不曾自觉地、有深度地叩问职业母题。其实，不用刻意去寻找，学科的头号母题就是"医学是什么"。它首先包括历史向度的医学面貌，回答"昨天（轴心时代）的医学是什么""当下的医学又是什么"。它们在本质、使命、目的、价值、边界上有什么改变？回答"传统医学与现代医学的分野是什么"，"未来的医学会是什么样"。其次，还包括医学向度对"生老病死"的认知，尤其是对于人类痛苦与苦难的解读，对生命、死亡意义的思考，这些都是医学的母题；再次，医学的母题也并非全是一些宏大叙事的命题，职业操作层面所突显的技术"范畴"也是医学的母题，譬如：

1."干预与顺应"，包括：为什么干预？干预的代价是什么？干预的边界在哪里？哲学上揭示的是"征服—敬畏""杀戮—共生""医护—拯救"的对立统一关系；

2."生物与生命"：引领我们去辨析"有形—有灵""生理—心理""尸体—活体"的根本分野，以及理解"还原论"与"活力论"的偏颇；

3."观察与体验"：包含"客观—主观""疾病—疾苦""发现病人—制造病人"的价值冲撞；

4. "技术与艺术":包含"工艺—手艺""标准化—个性化"的兼容;

5. "普遍性与个别性":包含"国际性—地方性""全球化—本土化""方案化—个体化"的互洽与兼容;

6. "真理与真谛""正确—正义":它是当代"医学伦理学"中兴的哲学基础,旨在把握医学服务中"客观性—道德性""理性—良知""此岸—彼岸"(技术与宗教)的张力。

此外,生物哲学"天平"上的经典范畴,如"遗传与变异""宏观与微观""局部与整体""偶(或)然性与必然性"也都还是医学的母题,随着克隆技术的进步,干细胞技术进入临床诊疗环节,不久的未来,我们会面对新的生命类型和医学母题,就像"孪生"识别一样,克隆组织与器官的识别与干预将会产生新的医学科系甚至分支,倘若有一天"克隆人"实验解禁并取得成功,新的"智能族"横空出世,人类谱系将重新书写,想必医学的母题也会重新书写。到那一天,当我们怀着百般好奇去叩问新的医学母题时,人类的母题也要重新演绎。由此看来,历史前进与进步的景象并非总是令人欣慰的。

在西方,"西西弗斯"的寓言几乎家喻户晓,它隐喻的是人类的宿命。西西弗斯的使命就是把巨石推上山,然而那巨石太重了,每每未到达山顶就又滚落了下来,如此循环往复,永无歇止。从现代社会职业进取的视角看,这个寓言也是励志与奋斗的故事。无疑,寓言是一个智力的魔方,可以有多方面的解读。细心琢磨,这个寓言还包含事业与人生前行的两种"方式"——"往上走"与"往下走",

两种"速度"——上山的"慢"与下山的"快"。

如今，我们把一切前行都称之为"进步""进化"或"发展"，却不介意"往上走"还是"往下走"。其实，对待职业、事业，乃至对待人生的前行都应该思考速度与境界问题，都不可单一向度地认为唯有"以快制慢"才是正道，有时候我们还需要"以慢制快"的从容心态。意大利著名导演安东尼奥尼曾经执导过一个片子《云上的日子》，电影中有这样一个情节：有一帮抬尸体的工友在工作，行至半山腰时，他们却执意要停下来歇息，死者家人过来催促，工友们安静地回答："走得太快了，灵魂要跟不上的。"所以，胡适之曾经对中国百年的现代化进程有过一个忠告，大意是要学会"比慢"（意思是追求适宜速度与和谐发展），而不是简单地"比快"。思量完"快慢"的问题，更要琢磨前行路程中"往上"与"往下"的品质分野与高度升降。切不可在堕落中"前进"。

当代医学的发展用"一日千里"来形容一点也不过分，在今天，任何一个基础医学或临床研究课题，全球都有数以万计的研究者在攻关，数以亿计的研究资金在注入，每一小时里都有数以万计的实验报告在打印、发表；医疗技术上，无疑我们在奋力攀升，一级一级进步，就像西西弗斯推着巨石上山；但是，我们的医学、医疗制度、医生职业水准、职业忠诚、道德境界能说是随着实验室里技术的进步而进步了吗？结论恐怕不好轻易下。我们的社会不仅因为追求技术的进步付出了越来越难以承受的代价，还培育了过分崇拜技术、过分依赖技术的职业心理、职业行为，技术自身的强大也带来了医学的异化、医疗制度的异化、医生临床思维能力的退化，新技术的过度"挥霍"不仅消耗着巨大的社会、家庭资财，也引发了为追逐"技术红利"最大化而派生的道德危机，这些危机正在无情地扩散，个别地方正逐步积酿成职业信任危机。因此，有责任感的医学家、卫生部门管理者不可以只关注医学技术领域里的竞争、加冕与狂欢，而应该从民生福祉、社会和谐的角度来调整技术的适应性与先锋性的张力，来规划医学的技术节奏、人文标杆、社会价值，来端正医生的职业形象。这一切都不能以单纯的技术进步来"一俊遮百丑"。当代医学的"西西弗斯"之旅注定是每一个职业个体、每一个医疗部门在处理每一个病例的细节中都要渗透出科学、技术、社会、心理、人文的多元关怀与全面提升，都要扛起"父老乡亲"托付的"生老病死"的超级"负重"。

……

带着问题匣子与好奇心，让我们开启一段崭新的精神叩访之旅吧！

第一章

医学：科学？人学？

医学究竟是科学,还是人学? 它表面上是一个学科划界的话题,本质上却是一个生命哲学问题,它隐含着一个生命的未知与不可知(不可全知)的哲学论断,有点像著名的"芝诺论断",或者说生命中存在着用现代实证主义的技术路径(还原论方法)无法抵达的疆域。尽管它显得很哲学,却不是纯思辨问题,因为生老病死是人生的基本的节目,医学是相当世俗化的学问,所以从这个意义上来讲,了解一点"医学为什么不是科学"对于理解医学、理解疾病和痛苦,乃至理解人生肯定是有所教益的。有一句俏皮话:"在巴黎,你要么在咖啡馆,要么在去咖啡馆的路上",现代人的生命状态也是这样,只是把"咖啡馆"换成"医院",那就是:"要么在医院,要么在去医院的路上"。的确,"生老病死"本是人生的宿命,我们的社会理想是"平等",其实,这个世界上,最大的平等是"死亡面前人人平等",除此以外的"政治平等""法律平等""宗教平等""机会平等""种族平等""性别平等"都是要打折扣的。不是诅咒大家,疾病是伴随我们生命全过程的，死亡是生命的终点，所以，在德国哲人那里，"向死而生"是一种人生姿态，生的一切价值都来源于死期的必然逼近，所以才需要珍惜，才会活出人性的光辉，才理解了敬畏和宽容。同样，健康是疾病的隧道口，幸福是痛苦的天窗。也许身为读者的你们今天正值少年，血气方刚，大部分时间与疾病与痛苦无涉，但现在不生病，不能保证以后不遭遇疾病，所以，有必要了解一下"医院"这个现代保健和医疗、研究与探索的社会建制，也是最庞大的产业集团，最冗长的利益链条，以及支撑"医院"运作的"医学""医生"，为解读生命哲学，直面、体验、咀嚼"命与运""生与死""苦难与幸福""征服与敬畏""悲悯与拯救"等基本范畴，追问生命与生活的真谛，找到一条思维操练的路径。这个命题在哲学系讲或许更容易产生共鸣，或者说是理想的讨论场合，毕竟哲学系的师生常常要叩问古今世界的理性"母题"，明了人生中"仰望星空"的意义，空气中缺乏思辨的地方常常会让一些原本凝重的话题"轻飘"或"悬空"起来。

倘若你是医学生，还应该有更多的当代性反思。譬如反思"生物—生命"范畴，可以引出"有形—有灵""躯体与灵魂""生理—心理""活体—尸体"等专业范畴，反思"观察—体验"的范畴，可以引申出"客体—主体""客观—主观""疾病—疾苦""发现病人—制造病人"等范畴，探究超越形态学发现的经络传感现象，还可深入探讨"技术—艺术"（工艺—手艺、标准化—个性化）、"普遍性—个别性"（国际性—地方性、方案化—个体化）、"正确—正义"（客观性—道德性、理性—良知、此岸—彼岸）等命题。当然，除了一起穿越智慧的峡谷之外，还应该有一些世俗功利的考虑，至少对个体把握人生的健康指标和保健决策也有好处。因为一旦参透了医学的核心价值、本质、功能、边界，对于个体生命中"医疗事件"的应对，会有更多的从容、理解和豁达，更少的惊悚、慌乱与恐惧。

第一节　医学的"科籍"审查

这是一个冲撞"常识"的话题，因为教科书、权威辞书都声称"医学是一门科学"，《辞海》是这样讲的："医学是一门研究人类健康维护与疾病诊疗、预防的科学"。写这个词条的人一定是医学专家，"医学是什么"是正命题，它应该有逆命题和否命题，就是"医学不是什么"。所以，这个问题的"拷问"是一次哲学意义上的仪式，是对医学母题的叩问。通过这种叩问，可望重建医学职业的新愿景、重新标定职业的价值以及终极关怀；通过这种叩问，可重温医护人员的职业目的和职业精神。

对医学科籍的复查，源自三个契机。第一个来自美国医学哲学家缪森的一篇论文，这篇论文刊载在 1981 年的《医学哲学杂志》（美国）上。另外，在西方的学术分类当中，经常听到一个概念叫"STM"（科学、技术与医学），为什么不把医学放到科学里面？西方学者也不做解释，两手一摊，"这是一个常识"，但是，在中国这个常识就显得非常的"不常"。另外，还有一个国人耳熟能详的例证，就是诺贝尔医学奖的设立,诺贝尔医学奖的全称是"诺贝尔生理学或医学奖"。这里就包含着一个暗示,医学是医学,生理学是生理学,生理学在这里实际上代表的是科学化的基础医学,医学则是技艺层面的临床医学。颁奖委员会在 100 年前设这个奖的时候就恪守这种西方学界对医学的基本划分准则。

不过,这里有一个提问的姿态和策略的问题,或者说质疑的口吻问题,一种是"软口吻",一种是"硬口吻"。软口吻比较温和,就是说我也不相信,医学为什么就不是科学呢? 只是在质疑,在提问,没有轻易下结论,结论是完全开放的。另外,这种软提问隐藏着另一层意义,就是"医学不仅仅是科学",这种提问方式比较策略,容易与常识"协商"和"妥协",医学究竟是不是科学? 或者医学不仅仅是科学,还是人文学科或社会科学的杂合("杂种")? 在这里,确定"科学"的属性有两层意思,一层是科学性(特别的学术禀性与方法类型),一层是科学化(发展的向度与路径),医学不仅仅具有科学性,还具有别的什么性,比如说人文性、社会性等等。同样,它的演进也不仅仅只是单一科学化的路径,还有人文化、社会化等路径。也就是说医学的发展包含了社会性和人文性。过分强调科学性与科学化,有可能窄化医学的学术视野,这就是所谓的"现代性遮蔽"或者"科学主义迷失"。

另一种提问是"强口吻",表示一种强判断。就认准了——"医学就不是一门科学嘛",或者说"医学本不应该是一种科学嘛"。当然这里我们指的是自然科学,纯粹的单一的自然科学的概念。另外，还有一种更排他的意见，那就是"医学不可能成为科学"，缪森就是这样立论的。在他看来，医学不可能成为科学。医学也不应该成为科学，一旦成为科学，就会出问题，就会遮蔽、偏离医学本真的职业愿景、职业价值、终极关怀，以及它的目的和职业精神。由于现在很多普罗大众已经接受了"科学说"，所以就应该用历史教训来解套：一部 20 世纪的历史，就不乏秉承"科学医学"宗旨爆出的极端案例，让世人为之震惊。

无疑，科学的目的是求真，求真的过程是不断纠错、不断克服谬误的过程，于是，"真理和谬误"构成一对哲学范畴，科学家就在"真理和谬误"之间摇荡，揭示自然律的"是"与"非"。但是医学除了在"真理与谬误"之间求索之外，还试图在"真理和苦难"之间建立一种新的职业范畴。"医学是不是科学"的问题，实际上就是想解开"真理和苦难（真与善）"的对应关系。探求"科学和幸福"的依存关系，在宗教那里是"此岸"和"彼岸"的关系，在科学的"此岸"和人性的"彼岸"之间寻求一种对话。因为在很多人那里，"医学即科学"是直觉，是未经哲学审视的、未经历史经验论证的直觉，前提是科学优越论，一讲科学姿态、求真诉求，就是高尚神圣的，断定它跟苦难无关，不会给人类带来苦难；而是肯定会给人类带来智慧，同时带来幸福。

关于医学不是科学的命题，人们会产生一种现实的忧虑，这个命题的讨论是我们这个时代不堪承受的，一旦认同它，对许多极端崇拜科学的人来说，就意味着否定了医学的真理性、正当性和唯一性。尤其是在中国，有着盲目崇拜科学（科学主义）的社会土壤，医学一旦不是完全的科学,许多人的饭碗就成了问题:不是科学,就没有正当行医的理由,老百姓为什么要相信你? 为什么要把宝贵的生命交给一个不属于科学的行业的从业者? 原因很复杂,也很简单,一方面,"科学"这个概念已经在我们社会生活中被大大泛化了,除了自然科学以外,哲学社会科学、人文科学,从某种意义上讲,在中国人的意识里,所有的真理都是科学,一旦不是科学,就等于说它不是真理。在当下语境中,不是科学就不是真理,而且在一般人的眼中,科学是一个大学科群,医学是一个小分支。所以它们之间是一个"祖孙"关系,"自然科学"细分为"天、地、生、数、理、化……",然后"生物学"下面再分"人的医学",自然还有"动物的医学",医学是科学的三级子学科。如同人们调侃的:医学是孙子,医学隶属于生物学(父亲),生物学隶属于科学(祖父)。其实,科学和医学的关系未必是"祖孙关系"。

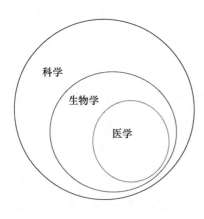

在现代语境中,如果说哪门学科不是科学的"孙子",那是一种贬低,是陷害,意味着开除"科籍"。这是一个很严重的"身份事件"。其实,医学的"科籍"是什么时候得来的? 怎么得来的? 都是需要历史研究来考证的。在古希腊时代,它并没有取得"科籍",在希波格拉底那里,医学是"德行技艺"的集合。但是,现在大家就认为医学理所当然地拥有"科籍",而且"科籍"是不能被轻易否定的,一旦否定了"科籍",就等于剥夺了它的社会"生存权",职业的正当性就没有了,意味着不可信任,不堪重用,不予投资。唯有科学的医学才是有效安全可靠的医学。在这个"科学"崇拜的时代里。作为知识体系的科学早已经被意识形态化了,被镀上一种太庄严的光环,所以,科学的称号对于医学这个职业群体来说,太利益攸关——说谁不是科学,隐含着一种二元排斥的思维,你若不是科学,就一定是非科学、伪科学、反科学。这是职业身份的一个致命的"颠覆"。

科学的医学是指科学化的医学。现代的医学正在朝着科学化的路子发展,越来越科学化,科学化给我们带来了什么?这是需要追问的。因为"前"科学时代的医学不一定是科学的医学,比如说传统的中医、古希腊的医学、阿拉伯的医学都不是严格意义上的科学。所以这里又提出一个新的问题:肇始于欧洲文艺复兴和工业革命的社会科学化的道路已经走了400年多,是不是要进行一些反思?科学化给医学带来了什么?假设我们承认医学首先是科学,就意味着认同医学当中的科学性,认同医学当中的科学化。比如认同学科细分理性、客观,受控实验、严谨、条理、规范、效率等等的科学属性。这里面根据科学这种排他性原则,包含着,隐含着一种否定淡化这种感性的、温情的、知性的、浪漫的、玄思的。就像吴国盛教授所言,实验室里培养一种审讯与拷打的精神(冷血文化),培养一种审判思维,形式逻辑有一个排他性原则,你一旦承认这标准,客观的、理性的、受控实验,找到真理的方式,那么那些温情的、诗性的、体验的描述都不是科学指标，认同科学化，意味着清除或减弱人文化，意味着职业冷漠的合理性，恰恰背弃了科学的怀疑精神，人文化的、反思的、怀疑的精神就被扔掉了。

医学的科学化离不开社会的科学化。19 世纪中叶的鸦片战争告诉国人一个道理，落后就要挨打，就要被开除"球籍"。由此中国走上一条救国图存的激进道路，这条道路的一个目标就是科学救国。以"科籍"来拯救"球籍"，中国社会进入了科学化的加速度过程，这个过程从对科学"陌生"发展到"接纳"、从"学习"科学发展到"崇拜"。这里有一个"过犹不及"的吊诡，一方面我们的科学技术水准相对落后，另外一方面是科学主义盛行，言必称科学，没有科学一切都无从谈起，把科学图腾化。这里蕴涵着"二律背反"的问题，俗称"夹生饭"。正是科学崇拜、技术至上的思潮催生了"技术乌托邦"的诞生。人们相信：科技的进步可以解决我们当下生活当中的一切问题，如果今天解决不了，可以承诺日后解决，而且科技的进步肯定给人类带来幸福。"乌托邦"也是一种社会意识，甚至是一种意识形态。现代医学就是遵从这种意识形态而步入医学的科学化、技术化轨道的，沿着这个轨道逐步建构起医学的乌托邦来。越来越发达，越来越精致、复杂，越来越昂贵的医学科学，循着某个台阶走向"完美"，它渴望提供"一切解释"和"一切解决方案"，不仅仅可以驱除痛苦，还可以助长欲望，带来快乐和幸福，赐予人们长寿、性欲、快感，前提是愿意承担商业代价。只要你有钱，什么人间奇迹都可以创造。而且现实当中这个技术帝国正在形成，器官移植、试管婴儿、干细胞克隆都只是序曲。

医学片面科学化、技术化的代价是什么呢？代价就是医学人文性的失落和医疗经济的失序,消费主义盛行,我们似乎已经习惯于用缺乏温情的数字来命名病人,35 床、42 号标本……人的疾苦顿时变成了冷冰冰的病理切片和影像;置身医院,到处是充满机器的房间,外加毫无表情的陌生面孔;一方面卫生资源严重短缺,一方面又极度奢侈浪费。对此,西方思想家有很多批评和质疑,比较著名的是卢里亚的《老虎机与破试管》,老虎机和破试管是一个绝妙的"隐喻",老虎机表明大量地消耗社会资源,"破试管"则批评医学只提供一幅支离破碎的生命图景。罗森伯的《来自陌生人的照顾》是另一种批评的声音:批评现代医院建制的致命弱点,在病人最需要亲情的时候,恰恰把亲情隔断,把他们抛到一群陌生人当中,去接受陌生人的服务,这样做会有很多科学的理由,比如说方便医疗器械使用,传染病的隔离,集中医疗资源等等。另一位病中思索的哲学家图姆斯在《病患的意义》中尖锐地指出:"医师,你只是观察,而我在体验",她认为病患历程中并存着"两个世界",我体验的是痛苦(病人的世界),你观察的是疾病(医生的世界),疾病和痛苦不是一回事,你观察的重心是病而不是人,医学遗忘了"人"。刘易斯·托马斯是美国著名临床学家,也是桂冠诗人,他对于现代医学大厦的"技术倾斜"有更为系统的反思与批评,他认为当下的医疗技术是不完备的,或者叫半技术;同时,他认为医学是"最年轻的科学",不能丢掉可贵的"悲悯感"和"敬畏心"。譬如,"治疗"的法力并非无边。老百姓认为医生给我开药、给我动手术就是尽职的治疗，其实专业语境中的"治疗"有 4 种类型：一个是病因学治疗，比如说你是细菌感染，把细菌杀死，那你的病就好了，这是病因治疗，但是病因治疗的比例很小，在现代医学治疗谱系里面只占 20％。第二个叫发病学治疗，什么叫发病学治疗，就是"扳机效应"，比如有些人基础血压也高，心脏功能也不好，但生活起居很仔细，事事小心，处处用药防范，不给它发生意外的契机，所以他也能活得很好。第三是症状学治疗，疼痛止痛，发烧退烧，所谓"对症下药"，这叫症状学治疗。最后一个是安慰剂治疗。不针对病因也不针对躯体症状的所有无害或微害治疗都包含着安慰治疗。比如说我是一个病毒感染者，医生让我吃抗生素，就是安慰治疗，因为抗生素对病毒是没有作用的，安慰剂治疗实际上是有心理治疗作用的，它没有真正的病因和体征治疗作用。美国有一个著名的医生特鲁多，他有一段名言："有时去治愈，常常去照顾，总是去安慰"，他把这句话刻在了自己的墓碑上。在医院里，"治愈"是一个小概率（偶然）事件，人类能根治的疾病非常少，所以，很少有机会药到病除（cure），"常常去照顾"就是说我更多的时候是在做调养将息（care）的工作，"总是去安慰"，几乎所有的治疗场合都包含着将息与慰藉（console）的努力。

医学是一门独立的学科，在西方，STM 的表述是将医学跟科学放在一个平起平坐的、部分交叉的"兄弟"关系上。不是"孙子"，是"兄弟"。缪森认为：科学的基本目的是通过获取新知来理解自然，它的目的是增进新知。而医学的基本目的是通过预防、治疗来促进健康,它很实际,很功利。科学成功的标准是获得真理,医学成功的标准是获得疗效。我跟你不一样,我是取得了健康和疗效,内在的价值诉求。科学的诉求是有知、有理、有利。所谓有知、有理就是建立一种知识体系,建立一种逻辑的解释,客观、有理、实验、实证、还原等等,同时是一种利益最大化的。但是医学的价值追求比它更丰富,除了有用、有理,它还要求有德、有情、有根、有灵。我比你多呀。

所以你仅仅是科学性,我有科学性、人文性、社会性。如果针对人的医学的诉求和服务来讲,单纯科学化的医学存在着"缺省配置",我们现在的医学教育,提供的就是这么一个"缺省配置"的知识结构。

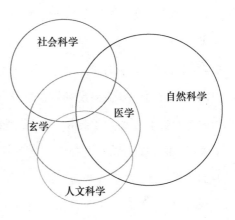

　　医学跟自然科学、人文学科的交集关系,笔者先用以上这张图来表示。自然科学的疆域很庞大,人文科学这一圈包括文、史、哲、宗教、艺术等,社会科学一圈包括政治学、经济学、社会学、传播学、法学、伦理学等,医学的圈是叠加在三个圈交界的地方,还留一小块在三大学科群之外,也就是说医学还有一部分是不可知的玄学,譬如,"病入膏肓","膏肓"就是医学中的不可知与不可企及的地方,姑且放到后面来解释,医学是一个"杂烩",某个时期有那么一点玄学的东西并不奇怪,其实,不仅传统中医中有,现代医学也有,譬如"隐

的来希"，弗洛伊德所说的那些潜意识、下意识的东西，梦的解释，大脑奥秘还没有完全打开，就有可能滋生或收留"玄学"的东西。

缪森的论文提出了三个核心观点：其一，尽管医学大部分是科学，但是它并不是也不可能成为一门科学。那些试图说明医学已经是一门科学的论证是有缺陷的，那些认为这个命题可以"不证自明"的人是轻率的。在他看来，人性总是高于、先于这种工具理性的，这是医学的大前提。其二，从学科的传统的、内在的目的来讲，科学只是有知、有理的指标（科学的价值追求不包括实用性），内涵相对狭窄，医学在有知、有理之外，还必须有用、有情、有趣、有德、有灵，它们之间的内涵与价值向度都存在差异。其三，他说："虽然医学的认知内容可能会还原给生物学，甚至物理学和化学。但是医学作为整个学科，不可能还原成生物学。"这一点尤其深刻，包含着哲学辨析的抽象性，没有哲学背景的人不好理解。医学作为知识可以还原成生物学，但是作为学科和职业，却不能还原成生物学，因为医学有超越科学性的人性张力和禀赋，所以它终将成为一种不适合还原成为科学的学科。为什么不能还原成生物学？因为其科学性处在人文科学、社会科学知识与方法的"纠缠"之中，医学已经不再只是一门专门的技术，一棵知识大树，一种谋生的职业，而是一种充满愉悦的职业和智力生活。

医学研究有四个向度，其一，当认定"人是动物"时，即人的生物性可以还原成动物，就有了"生物科学的医学"，这种医学的发展导向是全面系统的还原式研究，就是把人分成系统，系统分成器官，器官分成组织,组织分成细胞,方法上近似"剥洋葱皮",一层一层剥下去,现在剥到了基因层,但是这种研究带来了一种生物学至上的倾向。其二,拉美特利定义的"人是机器",将人体构造等同于机器模型,在1933年的芝加哥世界博览会上,人们展示了这个"模型"。这就是"理化科学和技术的医学"。20世纪的医学在这一向度是发展最快的,大量的物理学的成果被最快地引入到医学里面,最典型的就是伦琴的X光。医学已经成为一种机械的、声光电磁的实验场,完全不懂医学的人,凭着发明一件先进的医疗器械,就可以获得诺贝尔生理学和医学奖。这是20世纪医学史里的一个奇怪的现象,相反,德行与医术很高的人却只能获得诺贝尔和平奖,很令人费解。其三,谁都承认"人有社会特性",他懂政治,有经济欲望,有社会身份,等等,这就派生出了"社会的医学",即使是研究传染病的爆发也离不开社会环境的、传染源、易感人群、传染途径分析,都包含着社会组织、危机管理、公众理解医学等社会建制的相关性,以及卫生组织与行动的协同化与和谐运作水准,比如说社区医疗,它可以使得医学研究外在化,而且让环境论成为它的主导,就是在研究群体的时候,会把环境放在很重要的位置。其四,人是有情感、会思想的"万物之灵"。帕斯卡有一句名言:"人是会思想的芦苇",虽然表述上太诗性,但突显出"人文的医学",人文的医学把医学引向人文化、思想化、艺术化和智慧化。但是它有一个缺点,它让医学过度理想化。生活中,过度理想主义的人文关怀是不存在的,在现代社会,曾经发生过现代医学的"人文暴动",在欧美,这种"人文暴动"以"病人解放运动""病人权利公约"为标志。在中国,医患关系紧张也是一种"病人权利觉醒"的表达,但是这种表达比较野蛮,一方面,医生对病人冷漠,一方面,刁蛮之徒打医生,砸医院。深层次的原因是医学的人文性和人文化长期被漠视,医学中人性维度缺失,迷信机器,迷信金钱,迷信技术,久而久之,就会走到这一步。

医学人文是什么? 是弱者的尊严,是他者的悲悯,但不尽然,它是一个斜坡上努力向上的球,在现代医学的人文化过程中,它是一面职业精神的旗帜,有一套完整的思想纲领;它还是一个知识体系,一种智力生活,它伴随着现代启蒙运动和人性、思想解放运动,而且医学人文主义坚持最彻底的人文主义精神,它倡导人道、人性优先,反对真理优先,反对技术优先,反对意识形态优先,反对种族优先。

在这里,有必要将人文主义的四个方面的内涵予以申明:其一,人文主义是中西方文化的历史遗产,一种优秀的传统积淀。它是一个时代对理想人性的追求。它包含教养和文化、智慧和德行,它引领人民精神向上,成为理想的人,真正的人,自由的人,世俗的说法就是"踮起脚尖"做人。我们经常鼓励人们脚踏实地,其实做人也要"踮起脚尖";其二,人文主义是一种集合了艺术、宗教、哲学、伦理学的思想体系,它包含着人性、人本、人道的丰富内涵。而目前的新人文主义更多的是一种挑战,一种反叛,一种新的启蒙运动。我们把它所表达的姿态叫作"反弹琵琶";其三,它也是一个学科体系,它包括文学、语言学、艺术学、哲学、历史学、宗教学这些基本科目,但它不仅仅是知识体系,它还是超越知识的见识、情感、德行、趣味、审美的统合,是理解力、领悟力、洞察力的综合。我称之为"追求慧根";其四,它是一种人文价值,是超功利的。因为我们处在一个功利的、消费主义盛行的社会,什么都用钱来度量。人文主义要建立一种超功利的文化立场和姿态。它强调个性体验,追求一种超功利的、艺术化的人生。踮起脚尖也好,反弹琵琶也好,追求慧根也好,艺术化生存也好,人文主义是完整的思想、知识和价值体系,是人的终极价值"内化"的历程。

回头再来"拷问"医学的科籍问题,在古希腊,在亚里士多德那里,科学是既不提供快乐,也不以满足必需为目的的一种学问,是人们的一种智力生活。据考证,亚里士多德是马其顿国王御医的儿子,有医学的家世背景。在希波克拉底那里,医学的第一要义是解除病人的痛苦,或者减轻病人的痛苦,它的力量来自于减轻痛苦或解除痛苦,所以他认为医术是一切技术里面最美和最高尚的。他使用的一个价值标准是"美和高尚"。所以,《希伯格拉底文集》一共有72篇,讲了两个主题,一个主题是德行,一个主题是技艺,技术和艺术。现在医学还是一门技艺吗? 医学已经不是一门技艺了,先照X光,然后再照B超,是整个一条工业流水线。

第二节 质疑视觉主义与客观主义

1971年10月1日,工程师安布洛斯(James Ambrose)与豪斯菲尔德（Godfrey Newbold Hounsfield）用他们研制的 X 射线扫描仪为一位女性颅内肿瘤患者进行了实验性诊断扫描，图像是清晰的，但费时达 15 小时。1972 年 11 月，在芝加哥北美放射学年会上，两位工程师所在的科艺百代公司召开了一个盛大的新闻发布会，宣告他们投资研发了世界上第一台 CT 机。新闻界、医学界在感叹技术神奇之余纷纷投去欣喜与期待的目光。然而，当新研制的 CT 机价格公布后人们惊叹不已，这台样机报价 30 万美元，这之前，欧美医院里最昂贵的影像诊疗设备价格均不超过 10 万美元。第二年该设备定型投产后，便以每次改进升级便涨价 10 万美元的幅度不断刷新购机价格。商业性投产的第一代 CT 机报价为 40 万美元（短短 40 年后，最新型的价格已攀升至千万美金的高位）。然而，该设备的社会认同与商业推广之途并不平坦。最初只生产六台，四台留在英国（伦敦、温布敦、格拉斯哥、曼彻斯特各一台），两台被著名的梅奥医院和麻省总医院买走。美国于 1976 年制定《联邦卫生计划法》，规定 40 万美元以上的设备购置必须通过联邦政府及地方的两级需求考核才能取得许可，很显然是针对 CT 机这个新宠。卡特政府的卫生教育福利部长卡利菲诺（Joseph Califano）曾放话："并非每一个车库里都必须泊一辆卡迪拉克，同样，并非每一个医院都需要一台 CT 扫描仪。"这种情形一直到里根遇刺案之后才得到改观。其实 CT 机的价格只是表象，我们真正应该深入挖掘的根脉是技术主义、消费主义思潮投射在医学中的视觉崇拜。

　　医学中的视觉崇拜在技术哲学界被归为科学的视觉主义，美国学者唐·伊德在《让事物说话》一书中将其界定为:追求科学的目的,所有的感觉器官都被还原和转译成视觉形式,这种视觉主义被称为"还原的"和以视觉为中心的思维定式,被学界认为是一种"偏见"。偏失之处在于将诊疗中的视觉效应无限神化,推崇眼见为实,真相大白,奉行高技术崇拜、分辨率崇拜,将复杂的诊疗过程单一化、简单化,成为一堆视觉经验和影像证据;直接造成医患之间的技术性失语及沟通的功利化(去人性化,去温情化)。其认知根源是生命的对象化、客体化及还原论思维,从而遮蔽了生命活动的主体性、体验性;其致命伤是对痛苦体验的漠视;其难以承受之痛是诊疗过程中失去人性的温度。

　　毫无疑问,医学中的视觉主义思潮带来了医院里的百"机"宴,也带来了现代医学空前的客观性危机,医学在获得疾病部分"真相"的同时失去了固有的"真诚",在谋求"正确"决策的同时却失去了职业的正当性、正义性(因而冲突不断),医生在追逐"真理"细节时失去了职业真谛,那就是"痛苦无法显影,影像没有体温"。因此,我们在判定疾病真伪的同时,还应该拷问良知,叩问正邪、高下、善恶、雅俗、美丑,度量得失、祸福。殊不知生命是神圣的,生命也是神秘的(永远也无法真相大白,只能"中白""小白"),一切生命活动都是身心灵的总和,同样,疾病也是一切身心、社会关系的总和,绝非高技术探头所能把握。当下的客观性危机不只是失之于度(过度检查,过度诊断,大诊小治),还失之于德(职业冷漠);不仅迷于眼(只相信机器报告),还迷于心(人性的迷失)。因此,仅仅只有限购(设备)、限用(临床路径)、限价(按医院分级设限),无法根治"影像崇拜症"。

　　毋庸讳言,近 30 年来,视觉的信息化(瞬间精细记录,大规模复制与传播)与信息的影像化改变着人类认识世界的基本方式,使得人类的时空观念和活动半径大大地扩展了。医生透过影像技术成为客观、敏锐、中立的观察者。对此,美国现代思想家苏珊·桑塔格(Susan Sontag)在《论摄影》以及她生前最后一部作品《关于他人的痛苦》中,都着力于质疑与批评现代生活中的"镜—像"关系。她告诫沉迷于影像世界的尤其是医学界的人们,不应该陶醉于那"并非真实本身而仅是真实的影像之中",警惕"相片对这个世界的篡改",摄影"是核实经验的一种方式,也是拒绝经验的一种方式","既是一种假在场,又是不在场的标志"(或然性)。对于医学来说,"遭遇痛苦是一回事,与拍摄下来的痛苦的影像生活在一起是另一回事",因此,她提出:"照片是一种观看的语法,更重要的是,是一种观看的伦理学",这对于日益迷信影像,不断加重依赖影像资料的医学界来说,无疑是一声"棒喝"。难道我们对疾病现实的解读一定要通过影像来实现吗?她在《论摄影》一书中提出一连串质疑:其一,相机镜头的物理特性让科学摄影带有绝对的客观性,摄影者是"置身事外"的观察者,摄影的观看完全是非个人化(排斥主观体验)的。其二,影像在物理意义上是一个虚拟的世界,但从科学、文化、艺术角度而言却是一个实实在在的真实世界。其三,技术无法克服偶在性,没有人就同一物体拍出同样的照片(犹如哲学家所言:一生中不可能两次跨过同一条河)。因此,她担心我们这个世界直面物体、事件的朴实的、单一的观看(直击)越来越少,而代之以照相式(由照相机所支持的、记录的)的观看。她呼吁我们不仅需要技术的"金刚钻",还需要哲学的"榔头"进入人体影像技术的思想史现场。

在反思技术的哲学家行列中,海德格尔(Martin Heidegger)是一名主帅,他曾经宣称"技术时代是思想贫乏的时代",我们那些对于技术的熟知(常识)其实不是真知,更不是真理。观察上肉眼借力机器眼、电子眼,识别评判上人脑借力电脑,其原理都是功能等价,把器官还原成为功能,寻求相同的功能实现方式,改进这种实现方式使之更强,最终都将走向对人体器官功能的替代。因为机器在某些方面所具有的能力已经远远超过人的自然能力,如果不能协调好人—机关系,机器便成为一种源自人类却又异化于人类的力量。

临床诊疗中,视觉主义思潮常常面临着图像与真相的断裂、分离(即使是小概率事件)的困境,本质上是人类身体的无限丰富性与影像的单一性之间的永恒矛盾。也证实人的感官必然要经受偶然性的捉弄,同时彰显病理标准与共识的非确定性与流动性。客观与主观、绝对证据与相对证据、一般证据与关键证据、完全证据与部分(适度)证据、真实证据与伪造证据的纷争由来已久,焦点在观像(现场,临床)与读像(非现场,离床)的分隔。更致命的认识论贫困是我们常常用简便的图像统计学(只是大数原则、概率与系统误差的归纳)来取代复杂的图像解释学(涉及一般与特殊,主观与客观,个体经验与群体共识、临床证据的系统综合联系),美国纽约州立大学石溪分校哲学教授唐·伊德(Don Irde)告诫我们技术成像的实践造就了复杂的视觉诠释学。这种诠释学保持了诠释学所具备的批判性的、解释性的特征，与其说是语言的解释，不如说是知觉的解释。如今，视觉解释学的贫困，使得影像之真不时沦为影像之误，一方面过度图像化引发过度诊断的误区，另一方面也因为过度迷信机器陷入人工智能研究中的一个经典陷阱："机器撒谎"，包括听任机器撒谎和以机器的名义撒谎。似乎人们无法对机器谎言做道德追究，但事实上医生承担着对一切谎言的道德控诉。

另一个对视觉主义的批判来自芒福德（Lewis Mumford），他跳脱出影像技术的真伪、善恶径向，直接指向人与机器的驾驭与被驾驭、工具与被工具关系，指向人的主体性的沦丧。他在《机器的神话》一书中指出："计算机控制的自动化所带来的最严重的威胁还不仅仅是在诊疗过程中挤走了人，而且是它替代了人的心灵，并破坏了人类对自己做出独立判断能力的信心——即任何判断都不敢与这个系统相左，也不敢超越这个系统之外。"芒福德预言不久的将来，智能化（甚至人格化）的机器医生将取代实体医生，机器的中性的工具角色彻底改变。始于影像崇拜的机器替代只会导向这样的无奈结局：作为人的医生开始眼睛"失业"（废弃），同时也交出了观察的权利，随后其重要性下降，和医疗工作逐渐脱节；到那时，医生既看不见病灶（无能力），也不愿看病人（无意义），进而失去职业生活的意义与尊严。因此，他不动声色地告诫我们："使用机器以扩展人类的能力和使用机器来收缩、取消或代替人类的功能，其间有着很大的差异，在第一种情形中，人们能够行使本身的权威，而在第二种情形中,机器接管了控制权,人类成为一个超级傀儡,所以,问题并不是毁灭一切机器,而是要重新恢复和认定人类的控制权。"

由此看来,我们的临床大夫们不能只瞪大眼睛紧盯屏幕或胶片,去搜寻"影像之微",还应该寻找会思考的第三只眼,即哲学之眼,用它去驾驭"生命之幽",这样才可能摆脱医学中视觉主义的诱惑与陷阱,告别影像崇拜,进入"物与神游"的自由境界。

第三节　20 世纪医学的"精神黑洞"

在一般人眼里,20 世纪医学万丈霞光。果真如此吗?这个疑问需要思想史的答案,思想史对于 20 世纪的医学来说是一个很紧迫的命题,它不仅仅是历史存真的历程,还是一个思想"觉悟"的历程。

英国传播学家丹尼斯(Dayan Denis)给思想史设定了一个"折子戏"模型,科学事件、医学事件都适用。这是一台"四折"戏:第一折"竞赛",第二折"征服",第三折"加冕",第四折"狂欢",诺贝尔生理学或医学奖的台前幕后就包含着这个"模型",说 20 世纪医学史充满着玫瑰色,就是着眼于这个思维。20 世纪的医学史就是一部由诺贝尔生理学或医学奖颁奖史编织的成就史、竞赛史、征服史、加冕史与狂欢史,或者说一部诺贝尔生理学或医学奖的颁奖史就是一部 20 世纪医学发现史、一部 20 世纪医疗技术发明史、一部 20 世医学理论、模式建构史。今天,世界上每一分钟就有数十篇重要的医学研究论文发表,每一天就有数十种新药诞生,照这个惯性往前飞奔,一个没有疾病、没有痛苦,只有健康和幸福的时代似乎离我们越来越近。老百姓只要攒够了钱,就可以拥抱这个时代,这是 20 世纪医学史给我们的一个图景。我们的媒体也是这样展示的,昨天,我们发明了一种新药,今天,我们发明了一种新的诊断方法,我们征服了(消灭了)天花,我们还将消灭 XXX。但是,我要给大家讲另一些事实,来证明 20 世纪的医学包含了巨大的精神黑洞,对于这些黑洞,我们是缺乏反思的。这些黑洞在动摇医学的职业和终极价值、终极目标。诺贝尔生理学或医学奖的加冕机制也在强化着这种价值偏离,比方说,1948 年,诺贝尔生理学或医学奖颁给一个叫穆勒(Paul Hermann Müller)的化学家,因为他发明了 DDT,虽然医学界一度认为这种杀虫剂抑制了虫媒传染病,但中长期评估后发现它是破坏生态平衡的利器,至今仍为绿色运动所批判,卡逊的《寂静的春天》所描述的可怕景象,就是对滥用 DDT 的控诉。此外,1979年,诺贝尔生理学或医学奖授给了两名工程师,一个叫柯马克,另一个叫豪斯菲尔德,因为他们发明了计算机断层扫描技术(CT 扫描),这两个人毫无医学背景和生物学背景,他们得奖,助长了医学中的技术主义倾向。也许他们应该获得诺贝尔物理学奖,而不是诺贝尔生理学或医学奖。相反,具有巨大人道主义影响和人格光辉的德国医生史怀哲(Albert Schweitzer),在非洲行医 60 多年,帮助当地建立了完善的初级卫生保健和防御体系,而且创立了著名的"敬畏生命"的伦理学，却只能得到诺贝尔和平奖。因此，我们现在把诺贝尔奖当作唯一的价值尺度是有问题的，是需要质疑的。

20世纪医学史上最黑暗的一页是纳粹德国的医学界相当程度地卷入了"大屠杀"丑闻。大屠杀在德国医学界可以细分成几个步骤，一个是所谓的"优生学"和"种族清洗（大屠杀）"，另一个是"种族净化"。"种族清洗"针对犹太人、波兰人和布尔什维克，"种族净化"则针对雅利安民族的残疾人、精神病人、遗传病人和酗酒病人，连酗酒的人都要弄掉，雅利安这个民族太"优秀"了，甚至不能容许一个酗酒的人存在。另外还有安乐死、毒气室。因为纳粹冲锋队原来是用机枪杀人，后来觉得太野蛮，要改用"人道"一点的方法杀人，冲锋队长希姆莱（Heinrich Himmle）请教德国红十字会的会长格拉维茨（Ernst Grawitz），最具有讽刺意味的是这位会长建议搞毒气室，杀人既有效率，又不血腥，比较"仁慈"，从此冲锋队改变了大屠杀的方式，由集体枪杀变为生物学处置。除此以外，就是在极端环境下用活人（战俘、犹太人）探究生理学指征和原理。创造极端指标是实验室的思维法则，所有的实验室都是"审讯室"，通过创造极端的人工环境来激发或刺激研究对象的反应。比如说要把光量子轰出来，要有加速器。纳粹医学界最令文明社会所诟病的就是帮助希特勒发动了细菌战和化学战。希特勒是一个有科学情结的人。他自称是政治生物学家。他曾经宣称"犹太人就是一个致命的细菌，我就是要把这个细菌杀掉。德国有一个著名的细菌学家科赫，发现了结核杆菌，为医学开创新的道路。犹太人就是杆状细菌，我要把这种细菌给灭掉"。

20世纪上半叶,有一类医生叫"纳粹医生",恶名昭著的代表就是门格尔(Josef Mengele)大夫,他们的丑行在医学史上被抹掉了,人们现在用两个理由来遮掩这段历史,一是说这些人邪恶成性,是"畜生",是"败类",或者是被裹胁进去的,医学界早就将他们除名了;二是说他们搞的都是"伪科学",与医学研究完全不同类。其实,这两个理由都是难以成立的。第一,这些人并不邪恶成性,他们是非常冷静的,有教养、有成就的医学家、生物科学家;第二,他们从事的工作绝对是严谨的科学工作,绝不是伪科学,而且,我查阅了他们的个人资料和审判记录,他们参与罪恶活动,并不是由于无力拒绝,绝大多数人出于自愿,很少有人强迫他们。当然,这里有一个纳粹的精神钳制问题,国家宣传机器把犹太人妖魔化、罪恶化、丑陋化;再一个原因是个人名利观问题,这些纳粹医生,名利思想都很重,都想得诺贝尔奖,而且科学实验的客观性、非人化以及真理性原则主导着他们的意识和价值观,他们崇奉的除了国家主义,就是科学主义,他们搞的不是伪科学。所以某些医学史家或者历史学家把他们做的反人道的实验归于伪科学,是没有道理的。我认为它们是"唯科学",因为他们的行为论性质是真正意义上的标准的科学探索,从有理、规范、实证各个角度来讲都是合乎科学标准的。

医学为什么会制造或通向苦难?这说明医学不仅仅是一个辨析真伪的科学问题,还是一个区分善恶的道德问题。科学不会必然带来幸福,这是此岸—彼岸的命题。有人讲科学是天然道德化的,凡是不道德的东西都不是科学。罪恶的归撒旦,善良的归上帝。凡是那些对人类有害的研究,都不属于科学。其实,这种认为科学天然洁净的思想是有害的,科学不具备那种天然洁净的特点和自我道德净化的功能。科学有自我纠错的机制,在证伪的过程中培养了一种自我纠错的机制,但是它没有自我道德净化的机制,这是科学的一个问题。

"二战"期间,中华民族也经历了一段非常苦难的时期,电影《黑太阳731》对之进行了真实的揭示。在许多人眼里太阳是红的,是温暖的,医学就像一轮太阳给人带来温暖。但是,设想有一天它变成黑太阳会怎么样?"黑太阳"就是人类科学理性和道德良知的分离,黑太阳不是不发光,不发热,它发出的是罪恶的光,失去道德约束的科学活动是可怕的,单一的"求真"可能造成人类良知的泯灭。虽然,那仅仅是非常时期的人性迷失,我们仍需要从中汲取教训。日本731部队的这一段历史实际上被人刻意掩盖了,遗忘了,日本医生所犯下的罪行远远不比纳粹医生小,但是却没有得到应有的法律追究。比如在731部队组织冻伤实验的吉村寿人先后当上京都医学院院长和神户女子大学校长,并被授予日本的最高荣誉之一:三级新星勋章。731部队队长石井四郎的得力助手内藤良一后来成为绿十字公司的负责人,这家公司在1980年代曝出著名的"绿十字丑闻":约500位患者因为输了绿十字公司的受污染血液而死于艾滋病,至今仍有许多感染者在等待死神的降临。

说起来美国人战后掩盖这段历史也是为了"科学"的目的,条件就是将细菌战的医学研究资料移交给美方：我不需要再做这样的野蛮实验了，我也不起诉追究你们了。731 部队是比纳粹医生更厉害的、大规模开展细菌战和化学战的部队，背后有系统的伤害性医学实验，例如，"活体解剖实验""活体冻伤实验"，最令人发指的是"人体风干实验"。战后，他们自我辩护说：我们手中没有枪，只有柳叶刀。这样就可以洗刷、减轻罪恶吗？一个日本学者这样分析，除了种族歧视，还有别的原因。首先就是当时在日本甚嚣尘上的军国主义，军国主义就是一种国家主义、民族主义。这种意识形态的力量非常强大，甚至遮蔽了人性和职业良知。731 部队的医生深信，只要有利于国家和天皇，做什么事情都是正当的，都是可以被赦免的。如果拒绝与军方合作，会视为叛国者。第二个原因就是战时日本社会的扭曲心理。当时的日本军事统治是非常残暴的，所以医生以征服者的身份来残暴对待"下等的""支那"人和外国人也是"合理"的。另外就是密室里的放纵心理，都签了保密协议的，任何人不能说出去，在密室情况下进行的实验，把人折磨成非人。还有科学价值至上的观点，实验室的折磨冷血姿态、冷漠行为等等。

20 世纪的思想史就是一部人类工具理性的审查史、技术异化的拷问史，从尼采到海德格尔，无一不是科学膜拜、技术异化"噩梦"的诅咒者，尤其是战后那群思想家，他们的话语锋芒更锐利，齐格蒙德·鲍曼就曾在他著名的《现代性与大屠杀》一书中将大屠杀的动因归结为"科学的理性计算精神，技术的道德中立地位，社会管理的工程化趋势"。在他看来，历史无疑是一个巨大的钟摆，"从极端的理性走向极端的非理性，从高度的文明走向高度的野蛮，看似悖谬，实则有着逻辑的必然"。拯救之途就是在价值源头树立起大智慧、大关怀，在任何时候，都将正确（真理）置于正义（真谛）的掌控之下，在任何情况下，个体都无条件地承担起他的道德责任。

第四节 前沿技术面临严重的伦理冲击

克隆算得上是医学的前沿技术了，让我们来考察一下克隆技术的历程吧。20 世纪下半叶，人类没有再发生类似"一战""二战"规模的战争了，但这 50 年的路，未必平坦，也有很多值得反思的地方。为了不让话题太沉闷，笔者还是从文学和影视作品切入。大家或许都看过影片《侏罗纪公园》，影片一开始就是恐龙暴乱，人龙大战，局面完全失控，这些恐龙怎么会复活的？为什么？是因为科学家在琥珀化石里面找到了一只蚊子标本，这个蚊子的吸管里面残留了一小滴当年恐龙的血，根据遗传密码，科学家就克隆出来一大批恐龙。龙和人在现代社会存在价值的冲突。小布什接任总统时，美国流行一篇小说，叫作《克隆救世主》，故事很有趣：当年克林顿和布什交班，先从夹墙里面拎出一个皮箱，皮箱里面是美国核武库的按钮。克林顿告诉小布什："牛仔，这个东西你不要乱按。不然要爆发世界大战。"还有中央情报局刚刚送来的机密文件，"我马上要卸任了，都交给你"。最后，克林顿的一句话让小布什懵了，"我们的科学家，已经克隆了耶稣，以后这个世界就交给你和耶稣一起治理了"。或许，大家觉得这只是一篇虚构的小说，但是根据科学家的逻辑，克隆耶稣是有可能的。为什么，因为在意大利的都灵教堂里，保存着著名的耶稣裹尸布，耶稣当时死的时候裹尸布上有血迹。根据这个线索，克隆耶稣技术上没有障碍，但是这个世界上的政治和宗教格局就要发生强烈的"地震"了。所以，很多人担心，克隆技术打开了新的"潘多拉魔盒"，我们是离它近一点好？还是远一点好？

1996年，英国宣布第一只克隆羊"多莉"诞生，紧接着，法国科学家也宣布，我有克隆母牛"玛格利特小姐"，美国宣布，我有克隆公牛"杰克逊先生"等等。大家都沉浸在科学发展的"折子戏"里面，竞赛、征服、加冕、狂欢。大家都在竞赛，竞赛的结果是什么呢？这种技术有可能彻底抹杀人类生殖的偶然性和多样性，如果克隆成为一种常规就没有偶然性了。比如说有个人，发生一场意外，被车撞死了，没关系呀，从他身上取个细胞，再克隆一个他，家人也不要悲伤，等一段，这个新的克隆人就出来了，但是这件事的背后隐含着生命伦理学的巨大挑战。

问题的关键是什么，科学家能否扮演上帝？可以想象一下，如果克隆一个彼得大帝，或者克隆一个希特勒，俄国人和德国人怎么办？如果克隆一个或者一批爱因斯坦，科学界怎么办？这种干预生命的后果必然导致人伦关系的错乱，生物谱系的错乱。现在还有一个关乎民主的选择，究竟是克隆死人还是克隆活人？是克隆名人还是克隆普通人？无论如何，历史都会被颠覆，"历时性"会被"共时性"所取代，我们不仅会失去历史，或者历史的悲剧将会重演，还会失去偶然性和神秘感、敬畏感。历史和现实都告诉我们,优生学必须面对严峻的后果。

我们已经看到纳粹优生学和大屠杀的恶果,我们即将看到的是基因档案外泄所带来的基因歧视。一对热恋中的男女,一旦发现对方的基因档案,在什么时间有基因变异的危机,马上这场狂热的恋爱就要冷静下来,不是这个女子我不能爱,就是那个男子我不能嫁。基因档案出来以后,保密是个大问题。不能天天锁在保密柜里面,但是一旦拿出来,谁来掌握? 掌握在谁的手上? 再一个问题就是,基因技术和实验室可能会发生基因入侵和基因叛乱。美国人拍了电影《大流感》,声称SARS就是一场基因叛乱,是实验室里面的病毒基因跑出来了。不可能吗? 照我们目前的管理水平,病毒基因跑出来了这种可能性完全有。比如像弗莱明发明青霉素,就是因为失手把培养皿的盖子打破了,这种失手打破器皿的行为还有可能发生,因为我们的科学家不是神,打破器皿就要出现一次基因叛乱或者基因逃逸,是一个很严重的问题。所以我们是不是要回到保守主义? 我用了一个大问号,不是顿号。对待生命是不是要保持敬畏心,保持神秘感? 对待历史,是否要保持神圣感,保持悲悯心、虔敬心? 对待新技术,是否应该怀疑、反思,保持冷静? 这都是问题。20世纪医学史给我们提出这么多问题。这不仅仅关乎医学是不是科学的问题,实际上关乎人类的命运。

第五节 "应然"与"必然"的张力

医学在古代是一门手艺，这里面蕴涵一个哲学命题。理性不一定追随良知，应然、必然和实然之间存在着巨大的道德空间。应然在很多持科学至上观念的人心中就是必然，一定要把做出来，既然辛辛苦苦把科研成果发明出来，就要把它变成奖品、礼品、展品，把它社会化。但是在医学那里，未必所有的成果都要"物化"，"应—然"要"必—然"，首先要进行一个道德选择。应—然（可能性）并不是必—然（必然性）。

令人高兴的是，这种"应—然"到"必—然"的惯性逻辑正在被打破。有两个案例，一个案例就是原子弹跟图格瓦什（反核）运动。大家知道，1939 年 8 月，爱因斯坦首先给美国总统罗斯福写信，建议研制原子弹，要先于纳粹搞出原子弹，制止这场战争。但是在广岛和长崎爆炸两个原子弹之后，造成了十几万无辜平民的伤亡，爱因斯坦为此深深自责。所以，他后来发起一场运动，就是反对使用核武器的平和运动。1955 年，他跟罗素（William Russell）一起发表了一个宣言，同时在加拿大的图格瓦什村专门搞了一个定期的聚会，每一年都有一些著名的科学家和社会知名人士到那里去讨论裁军问题、限制核军备的问题。另外一个就是 20 世纪 70 年代关于基因重组研究的"阿希洛马会议"（Asilomar Conference），众所周知，20

世纪 50 年代 DNA 双螺旋结构发现以后,开创了一个生物学发展的新时代。1972 年,美国斯坦福大学教授保罗·伯格(Paul Berg, 1980 年度诺贝尔化学奖得主)和他的研究小组进行了一个具有划时代意义的基因拼接实验,首次实现了不同生物体之间的遗传材料组合。他们从感染猴子的一种病毒 SV40 中分离出一种基因,并采用化学方法将其组装在拉姆达噬菌体的基因组中。他本计划将这种组合的杂合体基因组插入大肠杆菌以检验其是否能正常工作,但纽约长岛冷泉港基因实验室的遗传学家罗伯特·波拉克(Robert Pollack)致电说,SV40 会让小白鼠和仓鼠罹患癌症,将这种病毒基因插入存活在人体内的细菌可能存在危害。出于对实验室安全和其他可能出现的生物危害的考虑,伯格放弃了拟订的实验计划,中止了自己的研究。但是基因重组的研究并未停止,于是伯格在《自然》杂志上发表"伯格信件",向全世界科学家呼吁在重组 DNA 分子潜在危害尚未弄清或尚未找到适当的防护措施之前,应自动中止生产剧毒物质基因以及自然界尚不存在的抗药性组合的基因扩增实验,应当中止致癌基因的扩增实验。基于对 DNA 重组技术风险的担忧,1975 年 2 月,在美国阿希洛马举行了一次会议,140 余名科学家、记者与官员讨论了重组 DNA 技术可能的风险。最终,会议通过了暂停重组 DNA 实验的协议草案,并将重组 DNA 技术的风险依据实验涉及物种类型划分为四个等级,设计了四个控制等级与安全预案,并订立规范约束基因重组实验。这是生命科学家首次公开呼吁主动暂停有前途的科学探索。现在有些科学家开始觉得克隆竞赛是危险的，要求减速或停下来。当然，不是说不应该去发现新的领域，不应该进行科学的探索和发现。而是说，通过科学家的国际协作来约束研究的速度和方向是必要的。由于基因工程重大的科学理论价值和潜在的实践价值，因而生命伦理问题显得尤为突出。阿希洛马会议直接导致 1976 年美国政府颁布了《关于重组 DNA 分子研究的准则》，对这项新技术的研究与应用进行严格的管制，要求立即暂停基因重组研究。后来实践证明，伯格信件及阿希洛马会议对基因重组技术的危险性估计过高，三年后，美国政府恢复了基因重组研究。最后，我们回到颠覆常识的问题上。为什么医学一定要是科学？因为"医学是科学"是一种常识，也是一种公论，但这种常识是未经论证的，这种公论是未经批判的。我们就是要质疑、颠覆科学主义给医学带来的职业傲慢与偏见。论证中讲了一些尖刻的话，但结论是柔性的，医学不仅仅是科学，它本质上是人学。这种"人学"意识如果被削弱，医学就只剩下一大堆技术追求了。

第六节　中医是什么？

中国中医科学院中药研究所研究员屠呦呦因发现青蒿素荣获 2011 年美国拉斯克临床医学奖、2015 年度诺贝尔生理学或医学奖。这件事引发争论，屠呦呦获奖究竟是传统中医的胜利，还是中医科学化的胜利？既然讲医学不是纯科学，中医的属性怎么看？毫无疑问,中医不是严格意义上的实证科学,许多学者称之为博物学,所以,没有必要将"中医研究院"改名成"中医科学院"。美国加州大学历史学教授费侠莉(Charlotte Furth)写过一本书叫《繁盛之阴》,她认为中医有两个特别的东西,中医研究的对象不是苏格拉底的身体,不是盖仑的身体,也不是哈维的身体,是"黄帝的身体",因为黄帝身体上有经络现象。其他身体上没有经络现象。另外,它是"艺术的别方"。在我们高度发达的科学和技术面前,总有一些病治不好,因为医学不能包治百病,总有"膏肓"所在(药力不可抵达的地方)。艺术的"别方",此时可以发挥作用,作为补充和替代,创造一种别样的类型。另外,中医是有潜力的"前科学"。现代医学也不应该终止它的科学化,这个科学化是有限度的科学化。比如中药里面提炼出来的青蒿素、靛玉红,屠呦呦教授作为中国人还因此获得诺贝尔生理学或医学奖。但中医看病多用复方,也就是说复方比单方更有效,用要素提纯的方式来研究中医复方未必有效,像云南白药,它里面的道理都弄清楚了吗? 其实没有完全弄清楚。

应该承认中医的理论解释是有问题的。譬如中医用针灸来催产,是非常有道理的,用针灸来矫正胎位,是非常有效的,但是在《针灸大成》里面讲的道理难以让人接受,说因为胎儿把手伸到娘的肠子上去了,抓着娘的肠子,说这个针扎下去,扎在孩子的虎口上,孩子一松手胎位就过来了。我们不能因为针灸可以正胎位,就承认这种理论是正确的,但是我们也不能因为这个理论是荒谬的,就说中医正胎位是伪科学。这两者是可以分开的。中医用"痰"和"淤"的理论来治疗内分泌紊乱的疾病,效果不错,但它讲的痰和淤的道理,现代医学不屑一顾，人体内哪有那么多痰呀？痰不就是呼吸道这点东西吗？全身都是痰？全身都是淤？可能吗？实际上它是一个解释工具，与真实的治疗原理是一种"形影"关系，身子是正的，影子可能歪了，因此，不能因为它理论上不能够完全符合现代科学，就否定它的实践性或者有效性。因为首先是有效，然后才是有理。它可以有效无理，当然也可以有效也有理。

另外，中医的一部分知识是可以走上科学化路径的。1929年，民国政府要强行取缔中医，中医有一个追逐潮流的支派就站出来说，给我们一点时间，能够让中医科学化。当时，郭沫若也出来讲中医要科学化。但是，科学化不是唯一的方向。如果是唯一的方向的话，就没有"黄帝的身体"了，也没有"艺术的别方"了。这里就引出另一个观点，要尊重"玄学"的生存权，因为在西方人那里，玄是玄虚，是一些空灵与虚幻觉东西，是虚假的东西。在中国文化那里，却是"玄妙"。老子有一句名言叫"玄而又玄，众妙之门"。关于玄学，我建议大家读罗志希写的《科学与玄学》这本书。赶紧把话题拉回来，我画了一张图。给中医在人类的知识谱系上标定了一个位置，一部分在科学里面，一部分在人文科学这里。另外，它还有一部分是玄学。我们不能否定中医有玄学的成分。现代医学里也有不可知的东西，它跟现代医学的关系是一个交集的关系，但它是另外一个体系，它有一个人文化的趋势，也有一个科学化的趋势，也有一个社会化的趋势。其实现代科学也一样，人文化、社会化、科学化。

笔者常常用一个比喻来回答中医是什么的问题，中医不是科学，也不是"伪科学"，而是"如科学"。在我们的当代语境中，只有科学、非科学、反科学、伪科学，没有第五条路径。中医既不是纯科学，又不是伪科学，"如科学"。"如科学"是一个境界，是一个包含中国智慧的"类知识"，是

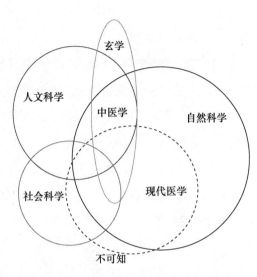

在科学之外开辟了一个新的维度，这个维度上，它既要科学化，又不可完全科学化。"如"是什么东西呢？名义上可以把它看成现代的"相似性"，实为"地方性"，科学讲求普遍性的规律，中医则是历史经验，是地方性知识，不是普遍性知识。它既非单纯的科学性，又非完全的科学性，就是这么一种别样的境界，中国人有一个很智慧的词叫"如来"，说来没来，说没来来了，"如来佛"可是法力无边的，孙悟空那么大本事也跳不出如来佛的手心。同样的词还有"观音"，生理学讲"听—音"，但神仙却是"观—音"，而且还能"观世音"，类似的传统智慧还有军事上的"不战而屈人之兵"，姜太公擅长的"直钩钓鱼"，陶渊明操奏的"无弦琴"，所谓"玄而又玄，众妙之门"。这些恰恰是中国文化的精华所在，那种用科学的"金标准"去横扫世界文化智慧的人是很难理解的。

鸦片战争以降,中华民族坠入危厄的深渊,风雨如磐,家国倾圮,痛定思痛,情理俱乱,经历了从文化焦虑、恐慌到文化自损、自卑的精神滑落,新中国将中华民族推举到一个前所未有的复兴高地,让中国人重新找回文化的自信。对此番历史的巨大变迁,有必要进行重新思考,发现其脉络,厘定其路标。第一个路标是"西学东渐",思想界展开中体—西用(道—器论、本—末论)的讨论,随着文化碰撞(对抗)的日渐加剧,"改良中学,适应西学"成为思想界的共识,期望中国文化完成创造性转换,实现中西合体互用,但遭遇了不可通约性,于是"全盘西化"的观点甚嚣尘上,成为第二个路标。在全盘西化论者那里,中国文化已经僵化/僵死,甚至彻底破产,与之对应的是一系列文化自贬、自弃行为,无论是砸烂孔家店,还是废止中医,都透出决绝传统、拥抱新学的偏激,背后有日本近代脱亚入欧的示范效应,满目都是新—旧对立,传统—现代的差异归于高—下、优—劣,清—浊的较量,非黑即白。殊不知,西方的现代化并未贬弃柏拉图、苏格拉底、亚里士多德等先贤,古典学系、古典学说依然是世界名校、学术名流的精神源头与价值堡垒,现代医学依然不舍"蛇杖精神",依然尊崇古希腊医圣阿斯克勒匹俄斯、希波克拉底。那些以为彻底抛弃传统才能步入现代化的想法与看法恰恰是历史虚无主义的幼稚与狂躁,如今,中西文化双峰并峙,二水分流,互鉴互学,对话交流,步入"古为今用,古慧今悟"的第三期,中西学术由融会逐渐到贯通,通过部分融通过渡到深度融合。总的趋势是倡导对话,而不是对抗。新传统观秉持两点论,既尊重传统、发掘传统,又质疑传统,批判传统。当下中国文化的使命是返本开新:既要返本,重振民族文化自信;又要开新,开启文化创新的航程,二者保持必要的张力。当然,现代中医行进在历史的钢丝绳上,一方面要回应科学化与医疗技术进步的挑战,又要接受科学主义与技术主义的苛责;另一方面既要坚守文化自信,也要防范民族主义、江湖异化、迷信歧化的挠扰。

一百年来,造成中西医学认知落差与好恶的基点之一是概念内涵的指向性偏差。在大众认知惯性中,中医总是与传统为伴,传统又与玄学有染,其实,中医有两面,既有传统中医的一面,也有现代中医的一面,既是玄学(玄妙)的中医,也是科学(内涵)的中医,但人们总是盯着一面发难。相形之下,西医总是与现代、科学相缀连,于是,中西医选择便演变为传统与现代、科学与玄学的抉择。中医也常常被称为草根医学、民间医学、祖国医学,但是,"五四"以来,文化根脉已经被无情割断,草根已经满目凋零,外来文化强势占优,民间不再淳朴,祖国也已经被某些世界主义者"抛弃",这样的名实关系解读自然显得苍白。此外,中医译名寓意的褊狭也构成挨骂的缘由,因此,传统中国医学(Traditional Chinese Medicine,TCM)应该正名为中国范式(类型)的生命、健康、疾病调适与干预体系(Chinese Style Medicine,CSM),屠呦呦借以摘取拉斯克奖、诺贝尔生理学或医学奖的青蒿素项目就是一次类型意义的突围,源自《肘后方》的青蒿素抗疟路径显然有别于西方的金鸡纳抗疟路径。TCM将自己定格为传统范畴,将1930年代之后的中医科学化努力与成绩完全排斥在外,辩护的空间很有限,仅限于"妙"的传统,活的手艺。其实,即使在中国传统学术流脉中,中医也一直秉持实学(格致)立场,反对空谈性理,实学恰恰是最早与西学携手的本土知识与方法体系。CSM 的辩护空间加大,强调其类型意义,一方水土养一方人,凸显中国意识,中国范式的健康观、生命观、身体观(别样的经络体验)、疾苦观、救疗(救渡)观,中国路径的临床思维,剿抚并用,三分治七分养,内病外治,外病内治,上病下治,下病上治,同病异治,异病同治,经络护理等等。总之,凸显中医的类型意义在于摆脱时间维度的古今、新旧的意念纠缠,将中西分野还原为健康生命认知方式、医疗思维路径及行为模式之别。

20 世纪的艺术教育中,如何处理传统与现代,中与西关系曾经引起激辩。中西绘画,艺术思想、意境可以互学互通,但技法不可轻言融合,因为油画用油彩,画在麻布上,国画用水墨,画在宣纸上;一个重写实,一个重写意;一个讲笔触,一个讲笔墨。笔墨不是笔触,笔墨寄托了更多中国人的审美诉求和精神性内涵,象征着中国人独特的文化心理结构与审美情趣(物与神游)。在中西绘画交集与对话语境中,国画巨擘潘天寿先生有"中西绘画要拉开距离"的睿思,这一论点对中医未来发展也富有启迪意义。当时画界一种观点是中西融合论(徐悲鸿、林风眠),另一种观点是中西距离论(潘天寿),但前者受到普遍的拥戴,是画坛与医界崇尚的主流观念,后者则相对落寞,是沉寂的思想支流,其实,两者并不矛盾,因为中西要融合,必须认清拿什么(优势)去融会,继而融合,融会—融合点在哪里?必须在两者相离的状态下才能仔细甄别出来,没有距离,就没有主体性,也就没有主体间性;草率融合,莽撞而粗泛,庸俗融合,被技术主义、消费主义劫持,不如保持距离,各自沉淀精华,累积特质,相互欣赏,分享优长,撞击火花,方能融会融合。于是,潘天寿先生又提出"(中西)两端深入"的观点作为补充,"拉开距离＋两端深入",构成一个完整的传统画风、技法在守成中发展的策略,并且在中国美术学院切实推进。在潘天寿先生看来,崇古、习古并非泥古,回到古法,更不是抱残守缺,而是在与古人的心境契合、精神交集、价值对话之中自我创新,不只是古为今用(今人可用的或许不多,也未必会用),更多的是古慧今悟,守正出新,在妙悟中前行。其子潘公凯先生后来主政中央美术学院,也尝试推行这一路径,不管日后中西绘画是否融会、怎样融合,"中西距离论"都为其各自发展开启了二元选择的道路,不必困于"中西融合论"一隅,甘阳先生在评论中西距离论时提出,这一路径选择应该扩大到整个思想、学术领域(包括中医),作为一个总纲。

　　21世纪中医的命运如何? 道在心中,路在脚下,要前行,不要停滞;要虚心,不要心虚;要自信,不要自负;要坚守民族性,但不要民族主义;要追求科学性,但不要科学主义。依照其在20世纪的生存与发展惯性推演,中医的演进大致有三途:一是甘居二流,继续成为补充/替代医学;二是为源自西方的科学化、技术化的医学奉献生命体验、临床早期经验、研究灵感与素材,成为待验证的假说库;三是学术主体性的充分张扬,成为中国类型的医学,在某些领域(亚健康调养、老年疾病、慢病、失能诊疗)赶超西方类型医学,创造新的诊疗特色和市场格局。

第二章

医学的真谛与哲学洞悉

第一节　何为医学的真谛？

医学的真谛，简而言之，就是对医学内涵超越时空的本质性把握或驾驭，医学的本质特征就是学科的杂合性与复杂性，中医先贤有"医者易也"（变化的学问），"医者意也"（思辨的学说），"医者艺也"（艺术化的技术）之说。近代医学大家威廉·奥斯勒（Sir William Osler）认为医学是不确定的科学与可能性的艺术，由此标定了医学与经典科学的差异性。大凡科学都追求并捕获自然的确定性，驯服偶然性，但医学却似乎无法抵达这一彼岸，尤其是临床医学，具有类同于艺术创作的无限可能性。特鲁多（E. L. Trudeau）将自己对医学的本质思考刻在墓碑上："有时，去治愈，常常，去帮助，总是，去安慰"，谆谆告诫医者不仅要明是非，还要知敬畏，疗愈只是小概率事件，陪伴、见证、抚慰、安顿才是大概率事件；照顾比救治重要,昔日征服传染病进程中的霞光未必能在老龄化社会慢病重疾的救助境遇中重现,未来的日子里医者依然会遭遇无力、无奈的尴尬,依然要知进退收放。

现代医学思想家佩里格里诺(Edmund D. Peilegrino)认为医学本质上是二元互洽的,既是科学之途,也是人文之径,而且是科学中最人文、人文中最科学的学科,但科学、技术与人文的关系却很难协调好,就好像左右手的关系,两手都要硬,但如今人们总是一手硬一手软;再打个比喻,有如两条腿走路,应该先左脚,后右脚,不能只迈左脚不迈右脚,但如今的技术与人文的关系却如醉汉的步态,一脚高一脚底,一脚深一脚浅,亟待修正。在佩里格里诺那里,人文也不是抽象的信念,而是对人类苦难不可遏制的关注、关切与关怀;因为患者是怀揣一串心事来求助的弱者、伤残者,还是失能者、失智者、失落者、失意者、失败者,他们的每一个诉求都是苦难中的需求。医者心中应该永远有智慧与德行权重的纠结,良心、良知、良能的拷问,新知未必是良知,名医未必是良医,能人未必是善人。医疗(手术)是良心活。这个指标该不该查?这个手术该不该做?这个钱该不该收?这些抉择都考验着医生的道德良知,必须有一口理想中的生命甘泉,不息地流淌着德性,洗涤心灵,规范言行。

人文的迷失常常与技术飙升伴行。半个世纪以来,纷至沓来的生命科学新技术、医疗新奇迹让人眼花缭乱:婴儿可以设计了,基因可以编辑了,大脑可以移植了,病残器官可以3D打印替换了,治疗可以精准(打靶)了,濒死的身体可以冷冻了(来日复活),不病、不老、不死的生命图景似乎越来越清晰，目标越来越接近……技术的进步却扰得哲人们坐不住了，纷纷从生命哲学与伦理角度质疑技术提速的前景，是美妙新世界？还是深渊险壑？弗朗西斯·福山在《我们的后人类未来：生物技术革命的后果》中将其历史终结论拴扣在科技疯狂的战车上，告诫人类："除非科学终结，否则历史不会终结"，并进一步警示世人"生物技术会让人类失去人性……但我们却丝毫没有意识到我们失去了多么有价值的东西"。迈克尔·桑德尔发出《反对完美》的宣言，直接对基因改造、定制婴儿、生化药物创造体育奇迹开火，吕克·费希在其《超人类革命》中勾勒了"生物进步主义"（他眼中的"超人类主义者"）与"生物保守主义"之争的对垒形势，这位曾经做过法国教育部长的哲学家一方面质疑医学的目的究竟是改善还是增强？人类是否应该敌视衰老与死亡？但另一方面，他也相信那些热爱生命的人，以及所有害怕死亡的人，一定会像接纳优步（共享经济）软件一样热衷并推进这场超人类革命。好一幅"天要下雨，人类要革命"的图景，在他看来，强化监管是苍白的，价值选择的坐标如何矫正才是正道。这个坐标的原点在哪里？难道生命认知与干预就没有边界，医学就没有罩门？人文学者们大多信奉，从历史的"后视镜"里可以洞悉未来。后视镜与未来，表面似乎不搭界，但熟练的驾驶员们都知道，正是后视镜积累了人车关系的镜像距离感（车感），司机才能妥善规避前方风险（或减速，或绕开），历史的后视镜则建构了人与自然的基本关系准则，这份基线认知在遭遇"革命""奇点"时有助于人们保持一份清醒，建立规避人类演进过程中战略性风险的洞察力。如同航母上既需要起飞时的弹射器，也需要降落时的拦阻绳；孙悟空神通广大，紧箍咒是他的罩门，现代医学千帆竞发，也需要有一道哲学罩门。

叙事医学的创始人丽塔·卡伦(Rita Charon)是临床医学人文的倡导者，她从临床实务出发，认定患者有强烈的个体性、独特性，每一位患者都是唯一，因果偶然性(因缘、宿命)常常超越因果必然性，医疗活动有着鲜明的时间性、伦理性，医患之间在救治的时间节点、临床获益、风险的判定标准方面截然不同，因此，医者不仅要关注生命的客观性(事实)、眷顾主观性(价值)，还要关注主客间性(同理心)。也就是说临床医学中的客观性是不可穷尽的，主观性是漂浮不定的，唯有主客间性(由共情而派生的医患水乳交融)的佳境偶成才有医患交往的和谐。叙事医学虽然明面上只是鼓励大家讲故事、写故事，生命书写，继而倡导共情、反思，本质上却具有强烈的反建制倾向，它将文学化的虚拟、虚构、情感、意志、信仰等手法和元素引入医学，挑战了逻辑实证主义的传统，拓展了以求真务实为基本诉求的坚硬的医学实证价值，构成与现行循证医学体系的对垒、互补情势。如丽塔·卡伦所言：仅有证据是不够的，故事也是证据。这样的价值导入必定是痛苦的"蜕变"历程，绝不是轻松的知识谱系的拓展或者现有临床认知条块的整合。丽塔·卡伦曾经在叙事医学原理的叙述中忽明忽暗地亮出过她的底牌，那就是要凸显"主客间性"，这个词最早由哲学家胡塞尔提出，通俗的解读如同男女恋爱中的"秋波"，并非所有的异性都被这一缕秋波所撩动，它只会在某些异性的心扉里产生选择性撩动。这一现象被许多研究者忽视了，轻慢了，因为我们很长一段时间里的思维镜像就是客观性、主观性的二水分流，要么用客观性去取代主观性，要么用主观能动性去抗辩绝对客观性，不曾琢磨过主观客观之间还有什么"间性"。推而广之，大到科学与人文，小到观察与体验，都有间性需要丈量，需要解读。如何拓展"间性"思维，需要思维"搅拌器"。或许，间性思维会让许多临床一线的大夫望而生畏，丽塔·卡伦本人就是一位实实在在的临床大夫，她没有疏远临床实践，而是贴近临床探索出一种实践理性的路径，那就是多元思维（MDT）、问题思维（PBL）之外的并行思维，具体操练就是书写"平行病历"，背后隐含着并行诊断、并行决策的双轨思维，由此抵达共情、反思的临床觉悟与解放，实现医患和谐（共同决策）。平行病历也是并行病历，在思维板结的标准化的技术化病历之外实现人文突围，病情不离心情、社情，也是疾病中情感、意志、信仰维度的还原。平行病历的要害在"平行"（并行），推而广之，不仅病历可以平行，病理也可以平行。有细胞病理、基因病理，病理解剖、病理生理，那就一定会有一个"人文病理"，包括心理病理、社会病理、文化病理，这样的演绎一定会引起病理科专家的不悦，病理学是临床医学中的科学主义与技术主义的坚固堡垒，素有"医生中的医生"的美誉，要在这块领地里打入楔子，谈何容易。好在由作家、医生与患者共同建构的肿瘤文学已经开辟了肿瘤人文病理的新天地，医疗剧也不断地将人文病理的理念延展到急诊、重症、护理等境遇，唯有这样，才能真正破解临床"沟通"的困局。其实，一切临床沟通的困境都在于医者眼中只有生物病理，而对人文病理视而不见，听而不闻。推而广之，临床药理也可以平行，实验室药理之外还有人文药理学（心病还要心药治，安慰剂的妙用），药物代谢动力学之外还有药效心理动力学（服药的依从性）、文化动力学。我的理想是不久的将来，医学院在开设病理学、药理学、诊断学的学期里，并行开设人文病理学、人文药理学、人文诊断学。

无疑，对医学真谛的叩问必然抵达哲学的视域。提起哲学，人们常常联想到哲学智慧、哲学思想、哲学态度、哲学眼光、哲学境界、哲学反思等，这份联想也映衬出哲学所具有的精神价值，包含人类智慧、思想、态度、眼光、境界、反思等智力活动与学术关怀。

医学哲学聚焦于医学职业的精神困惑，表现为医学的终极关怀与医者的命运关切。从学术上阐释，医学哲学大致有三重内涵：一是医学中的哲学问题，可细分为三种层次：医学实验探索与理论钩沉中的哲学思辨、临床诊疗中的哲学洞悉与彻悟、医学教育中的哲学导入与引领；二是步入哲学（思辨）化幽境的医学或医者，较之于非哲学化的医学（医者），他们显得更深刻、更开阔，有更多哲学境界的开启，更醇厚哲学气质的养成；三是医学与哲学两大学科主体的交集与交流、相互参照与相互渗透。放大语境，可扩展为科学与人文、技术与人性的对话。

医学哲学作为哲学大家庭里的一个学术流脉，具有与生命、健康、疾苦、救疗相关的主题和领域，如身体哲学、生死哲学、苦难哲学、医疗技术哲学、医学道德哲学、女性主义医学与哲学、进化（演化)论医学等等,医学哲学的掘进为元哲学提供了独特的视点和智慧开阔。譬如生死关怀,应当归于人的终极本质与终极关怀。现代哲学的话题谱系与学术路径呈现出某种专业(形式)化倾向,离具体生命与真实生活越来越远,医学哲学的研究旨向恰恰十分贴近生命和生活,具有鲜明的理论还俗(接地气)价值。

从学科特质而言,医学学科具有特定的生物学、心理学、社会学、人类学语境,有别于科学哲学主流的物理学语境(当下科学哲学大多偏于数理化及技术层面哲学命题的探究)。同时,医学学科内也有源于认知情境的不同的哲学话题。实验室哲学研究转化医学、精准医学的哲学问题;临床哲学关注新诊疗范式中的哲学基础与反思,如循证医学的哲学基础与反思、叙事医学的哲学基础与反思;公共卫生(预防医学)哲学视野广大,更关注人类疾病与自然环境(生态)的关系,疾病概率背后的偶然性、偶在性与必然性。医学现代性困境的探究是横断性的现代哲学命题,有助于医改的理论建构。

第二节　医学的哲学隐喻

哲学不仅仅是高头讲章,也可以是世俗化、生活化的智慧隐喻。以熟语或成语形式表达的隐喻里包含着辩证思维的智慧,即对传统语境中生命"存在"与客观"本体"的挑战,揭示其内在的矛盾性(异化)与否定性(反思),使得在传统形而上学那里被凝固、板结、僵化的生命存在与本体灵动起来，从而激活人们的惯常思维，抵达生命认知自我超越的新思域。

中国古代哲人喜欢用寓言的方式展现生命的隐喻，揭示医学的窍门，人们熟悉的许多成语故事里都富含着生命的哲理与医学的洞识。譬如《左传·成公十年》中的"病入膏肓"，膏肓之间是一个无法抵达的绝对空间，喻示医学存在着永恒的盲点，无法抵达全知、全能、全善之境，一切试图跨越这个不确定性的边界，抵达膏肓彼岸的人都是痴妄之徒。无独有偶，一百年前的美国医学泰斗奥斯勒也认定"医学是一门不确定的科学，可能性的艺术"，由此才有了特鲁多大夫的忠告："有时，去治愈，常常，去帮助，总是，去抚慰"。如果有一天医学能够抵达"膏肓"，实现"总是，去治愈"，那就无需人文关怀了；《庄子》中的"混沌之死"寓意深刻，混沌面目模糊恰是其生存的本相，当它被倏忽二神一厢情愿地开窍之时，便是它的死期，隐喻生命存在着永恒的不确定性，不可归结于实证主义路径的绝对真相，不确定性的驯服，偶然性、偶在性的消灭恰恰催生出生命的末日；《庄子·养生主》中以解牛为业的庖丁手中那把刀用了十年，仍然跟新刀一样，原因在于他善于用刀，从不以刀刃去硬劈骨头，而是穿行于骨节之间，喻示生命中有许多风险，只有规避那些林林总总的生存风险，才能游刃于无骨之间，无伤真气元神，长生久视；陶渊明笔下的《桃花源记》中，樵夫穿越的秦人洞分明是一条生死隧道，洞外的"桃花源"分明就是奈何桥外的极乐世界，在那一方净土上，不仅生命空间得以转换，时间、身份也全都丢失，隐喻生命的轮回，遁入另一个更美妙的世界,死亡不足惧,甚至还有些可爱;《长阿含经》卷十九中的"盲人摸象"则暗示,在自然面前,人类的认知总是相对局限的,无法包罗全貌,碎片化的认知视野只会使人做出以偏概全的判断。

西方文化资源中也有大量类似的隐喻:

其一,"医神之死":救死扶伤与起死回生间有一道不可逾越的深壕。

古希腊人创造了丰富的神祇体系,诸神诞生,才有百业传承。医有医神,他叫阿斯克勒匹俄斯,健康女神则是美丽的少女海吉娅,他们都是太阳神阿波罗的后代。阿斯克勒匹俄斯是太阳神阿波罗和宁芙仙子科罗妮丝的儿子,他的经典形象是手执蛇杖,目含神圣,从容而淡定地迎击人类疾苦。古往今来,医界都将蛇绕木杖作为职业的象征。海吉娅则手持装有蛇的银碗,身旁环绕象征吉祥平安的橄榄枝。相传,海吉娅是医神阿斯克勒匹俄斯的女儿,因此,才沿袭了蛇的图腾。相传阿斯克勒匹俄斯操蛇杖救死扶伤,几乎抵达起死回生的高度,未料想其精湛医术引起众神之王宙斯的忧虑,担心他的起死回生术会改变人类生死格局,因此医神被宙斯以雷霆处死。阿斯克勒匹俄斯之死告诫人们,医生是人,不是神,神尚且不敢僭越生死的界限,何况非神的医者;因为,在救死扶伤与起死回生之间有一道不可逾越的深壕,虽有一往情深,难逃万般无奈,苦难、生死都是人类宿命,无法逾越。那些试图踏平苦难、消灭疾病、征服死亡、永葆健康的乌托邦念头还是趁早放弃为妙。

其二，柏拉图的"洞穴囚徒"：虽置身现场，却未必就知道真相。

在《理想国》第七章中，柏拉图构筑了一个永恒的"洞穴"，人一生下来就是"囚徒"，被囚禁在这个洞穴里，手脚被（固有观念、意识、习俗）捆绑着，躯体与头颅都不能自主动弹，他们的眼前是洞壁，背后是舞台，舞台背后是篝火，火光将舞台上的表演映射在洞壁上，身在现场的囚徒便以为他们看到的影像是绝对真实的，其实，那只是影子，与幻觉无异。柏拉图要告诉我们的是"可见的不可见性"，没有绝对真相，即使你在现场，真相在火光、映射、影像中早已丢失，我们捕捉到的只是光影，是被建构的镜像关系，是真如，而非客观的真相或本相。在当代，思想家苏珊·桑塔格复活了柏拉图的"洞穴囚徒"隐喻，告诫人们不要迷恋影像空间里的真实，尤其是医学界，不应该陶醉于那"并非真实本身而仅仅是真实影像"的虚拟世界，警惕"拍片"对这个世界真相的篡改，此像非彼相，有影像未必有真相，摄影"既是核实经验的一种方式，也是拒绝经验的一种方式"，"既是一种虚假在场，也是不在现场的标志"。临床诊疗中，遭遇痛苦是一回事，向拍摄下来的痛苦影像讨生活是另一回事，影像泛滥会造成医者心灵的"钝化效应"，对苦难的关注、敏感会下降，同情、共情能力变弱，道德麻木的结果是人性的迷失。

其三，"勾勒姆医生"：用第三只眼去审视医学的目的和被异化的创造物。

勾勒姆是犹太神话中人用黏土和水制造的怪物，它强而有力，遵从命令为主人工作，但它无法克制与控制自己。医学也是一个被人类智慧建构的勾勒姆，它的错误也只能由人类来买单。面对生命本身的多样性、复杂性、不确定性、偶然性，医学这个勾勒姆可能因为自我（技术）惯性或狂妄、莽撞而产生异化，继而给人类带来不测。由此牵出医学目的与价值分野的争论，持科学价值诉求的医学讲究真理性，持救助手段价值诉求的医学讲究实用性，医学究竟是一门以群体利益、长远成功率为重的纯科学，还是一种以个人利益、短期效益为上的救助手段？两者不可通约，发生冲突时如何平衡？由于"勾勒姆"的隐喻对医学界而言比较陌生，需要进一步的诠释，因此，《勾勒姆医生》的作者不厌其烦，通过安慰剂效应、江湖医生得宠、扁桃体诊疗、替代医学的接纳、雅皮士流感、纤维肌痛、心肺复苏术（CPR）的无奈、艾滋病激进主义分子的权益、疫苗接种与父母的权利等案例从社会建构维度揭示了医学作为纯粹科学、乐观技术的荒诞性，给人们展示了哲学叙事的路径与修辞空间。

其四，"弗兰肯斯坦"：医生不可能也不应该充当上帝。

《弗兰肯斯坦》是 19 世纪初叶在英国流行的一部科幻小说，作者玛丽是诗人雪莱的后任妻子，故事里的男主人公和怪物都叫"弗兰肯斯坦"。男主人公是一位聪慧而自负的医学家，他背离科学共同体的伦理原则，凭着强烈的探索欲与创新冲动，通过盗墓窃尸获得优质的局部器官（教授的大脑、铁匠的骨骼肌肉），拼接出一个有生命的怪物，并以自己的名字为他命名，成为这个怪物生命制造意义上的"父亲"。后来这个怪物为了复仇残害了弗兰肯斯坦医生的亲人和朋友还嫁祸于人，最后，他们殊死搏斗，先后毙命。弗兰肯斯坦本人连同怪物都死于这场创新的游戏,他也成为疯狂、邪恶科学家(医学家)的代名词。他的悲剧给科学共同体留下两个巨大的问号:一是人类是否能轻率地启动人造人的技术进程? 二是为什么高新技术不仅可以造福人类,也可能祸害人类,技术双刃剑锋利的剑刃如何接受伦理剑鞘的约束? 科学家能否扮演或充当上帝,如果僭越自然位序,撕去生命的神圣面纱,抛弃敬畏之心,去充当上帝的角色,就必然要承受这个世界赋予的道义秩序责任。如今,器官移植在技术上已经没有多少瓶颈约束,能够发生的技术创新就应该发生、必然发生吗? 再生医学、基因编辑实现人类功能增强,脑移植创造奇迹,低温技术追求死后复活的种种诱惑正在考验着医学界的道德水准。非不能也,实不敢妄为也。

其五,"老虎机与破试管":医学正在大量吞噬金钱,却只绘出支离破碎的生命图景。

《老虎机与破试管》是 1969 年诺贝尔生理学或医学奖得主卢里亚的自传的书名,他以其一生的微观研究洞察、彻悟出一个道理,那就是医学界的技术竞赛如同往老虎机里塞角子,大量消耗社会资源,结果如何? 只不过在还原论的光环下造就了一只"破试管",即医学研究大量吞噬金钱,却只绘出一幅支离破碎的生命图景。在实验研究还如日中天的时代敢于剑指还原论的研究纲领,尤其需要学术勇气,更需要理论洞察力和穿透力;不过如何逃离还原论的羁绊实现范式突围,作者并没有给出合适的建议和解决方案,不过即使如此,也十分难能可贵,要知道还原论背后强大的理论支撑是实证主义、证据主义、客观主义、机械论、对象化、数据化。在基因组学、蛋白组学、细胞组学、循证医学、大数据研究风行一时并构成巨大惯性的当下，卢里亚的哲学隐喻实在是一副难得的清醒剂，要真正悟透卢里亚命题的价值启示还需要时日。

其六，战场伦理的异数：给重伤的战友补上一枪，不是哗变，不是伤害，而是成全。

战场上，奋力杀敌、牺牲自我的自杀性袭击都会得到鼓励，牺牲者通常被尊为战斗英雄，获得军功。但枪口不能对准自己的战友，何时可以例外？只有基于战友尊严的他杀、自杀与协助自杀才被默许，譬如部队奉命转移时，通常要处置那些丧失了战斗力且无法转运的重伤员，这一行动会得到本人的认可甚至恳求，"兄弟，给我补一枪吧！"战地指挥官也会即时认可或默许，这里没有发生内讧，更没有叛乱或哗变，而是内部协商下、深情依恋下的自裁。大家都深知伤员死在自己的阵地上远比死在敌人的残忍折磨下更舒坦，此时，执行（补枪）者也通常是他们的战友，开枪时没有任何罪感，反而认为是成全友人。由此类推，当癌症晚期患者经受着巨大的痛苦煎熬，且现有的医疗水准无力阻止病情恶化、解除身心痛苦的折磨时，死亡才是唯一的解脱之途，医护能否应患者或家属的请求提供慈善助死服务？如果战场伦理能够在医学上得到论证与认可，也就消解了医者危难救助的"单行道"思维，软化永不言弃的立场。此事关涉医者的尊严与价值，也牵系着他们的伦理底线与情感跌宕，没有足够的反思精神和无畏的职业勇气则无法面对这一课题。没有医生与护士会否定临床行为的价值,深陷技术主义泥沼的人们有一千条理由为自己辩护,诸如医者救死扶伤的天职,百分之一的希望、百分之百的努力……积极抢救原则指导下的心肺复苏(CPR)是本分,尊重患者意愿的不选择积极抢救(DNR)则是大逆不道。现代医学认定一切死亡都是病魔作乱的非正常死亡,都有抢救的空间,都应该借助技术的力量予以抵抗和阻断;没有圆寂,没有寿终正寝,唯有高技术抗争。救过来,皆大欢喜,救治失败,无限遗憾,人财两空的局面更是无法接纳与平衡;或者造就了技术支持下生存的植物人状态,欲生不能,欲死不甘,家人与社会投入巨大,患者本人生命质量与尊严低下。医学总是在无限危机与有限治疗,生之诱惑与死之宿命,生命(神圣)无价、医疗有价之间荡秋千,英勇的医者不必像战士一样战斗到只剩最后一颗子弹,而要像将军一样,既要与死神决战,也要与死神讲和。

《叙事医学》作者丽塔·卡伦曾经询问同为医生的父亲,自己名字中的"Charon"何意,老父亲深沉地告诉他,Charon 本意是"冥河摆渡人",生死之间有一条冥河,医生家族的子弟就是穿行于这条河流的摆渡人,摆渡人的工作不是绝地反击,也不是逢凶化吉,而是深情地陪伴、呵护、见证,给病人带去魔法般的欣慰,让病人在陪伴中与死亡和解。在陪伴中,陪伴者也发现生命的意义。在老卡伦看来,好医生不是能够彻底击退疾病和死亡的人,而是能够帮助病人面对疾病与死亡威胁却仍然充满勇气的人,绝症病人最绝望的事不是疾病、病痛本身,而是极为强烈的被抛弃感、无意义感,这让他们难以自拔,痛不欲生。

诚然,在生死、苦难、诱惑面前,人们晓轻重、缓急,辨利害、得失,却未必知进退、收放,且生命的隐喻可识,实难豁达,医学的罩门可破,终难彻悟,这一切都在考验着万物之灵的人类。

第三节　医学的哲学特质与范畴

一、医学的哲学特质

医学立足于探究生死、疾苦、健康、救疗、预防、康复这些独特的人类生命境遇,必然有一些基于这些生命境遇的认知基线,构成医学哲学的核心观点、基本原则。

1. 生命的多样性与丰富性。生命多样性不同于生物多样性,它要揭示的真理是每一个生命都是唯一,每一个个体都有自己不同于他者的指纹、基因图谱、脑像图、心理特征、行为偏好、灵性觉知;所以,信奉普遍性原则的现代医学必须学会谦卑、敬畏,在许多认知与诊疗场合尊重疾病的个别性;外科大夫要知道,有些阑尾炎患者的阑尾长在左边,甚至还有全反位的解剖镜像;内科大夫也不要把感冒药"白天吃白片,晚上吃黑片;大人吃两片,小孩子吃一片"的医嘱滥用。每一个患者需要量身定制一个诊疗方案,而非照葫芦画瓢,千人一药,万人一术。

2. 对生命的神圣感与敬畏感。接受生命的多样性与丰富性并不难，在现代诊疗装备面前仍然接纳生命的神圣感，继而接纳医学的神圣感却不容易。什么是神圣？那就是基于生命多样性、丰富性的神秘、神奇、神灵、神通，圣洁、圣明。坚信在生命的深处有一个不可抵达的黑洞，人类必须保持谦恭、虚怀若谷。唯有保持这份神圣感，才不会在现代技术的催化下过度膨胀，才会在医学探索中、诊疗实践中永葆敬畏、悲悯、共情、关怀。

3. 疾苦感受的意向性。 人类疾苦既是镜像，更是境遇（遭遇），具有鲜明的主体性、亲历性、体验性、默会性，而疾苦体验常常因人而异，且不被理化检测所捕获。既然不可测（无法检测出阳性指征），痛苦就无法显影，也不可言说（词不尽意），多以"难受"之类的模糊语言来形容，他者很难体验和感受。因此，对于苦难的同情不是共情（入情，同理心），对于苦难个体而言，仅有肉身的穿越（其间）是不够的，还需要哲学与宗教（精神）的超越（其上），才能实现拯救和救赎。

4. 医学的不确定性。 它包含了诊疗局面的复杂（混沌）性、生死的偶然性、医患之间的主客间性、临床干预的双向性、医学认知的无限延展性。生命永远存在一个不可知的盲点，真理的彼岸不可终极抵达。也就是说疾病不会在医学探索和技术拷问面前吐露全部秘密，医学总是有缺陷的，不可能做到全知、全能、全善。这份生命觉悟是敬畏之心的理论基石。

5. 诊疗活动的艺术性。 奥斯勒认定医学具有"科学—艺术"的二元性，康德就将艺术判断力看作超越纯粹理性与实践理性的认知形态,杜威是实用主义的鼻祖,但其晚年的体悟却是"艺术即经验"。在炉火纯青的艺术境界中,没有绝对的主客两分,主体性囊括了客体性。其实,任何临床操作都不是机械重复的工艺流程,而是"心摹—手追"的手艺活,每一天的太阳都是新的,每一台手术都是初次,因此,手术大师每每追求"心手合一""出神入化"的境界,在这里,直觉、灵感、悟性才是成功的引擎。高明的中医大夫(意匠)也会在临床中追求"医者意(艺)也"(主客一体)的境界。

二、医学的基本范畴

医学的哲学洞察有一个特点,就是不拘于现象的纷繁变迁,运用范畴思维来透视事物的本质,追求并完成从现象到本质的认知跃迁。范畴是精神对话、交流和思想对垒、交锋的媒介,许多观念之争都源于范畴的对话与抗辩。

1. 生命与生物(物理化的生物)之别;医学究竟是生命科学,还是生物科学,生命等同于生物吗? 以上这些在生物技术飞速进步的今天依然是待估和不断重估的命题,生物学境遇中,生命的内涵如何伸张?医者是应该认同人是万物之灵,因为人在各方面都超越了动物,有灵性觉知、灵然独照、灵魂安顿,才有生命神圣与敬畏生命的意识;还是认同人是机器,这是拉美特利的著名观点,强调人的理化、纯生物特质,薛定谔后来做了些修正,不是普通的物理学、化学特质,而是更高的、更新的生物物理学与化学特质。但是生物物理不是生命物理,生物化学也不是生命化学,它们不能充分揭示人类生命的全部奥秘，由此产生了著名的**活力论与机械论**的范畴（之争）。此外，生命神圣的语义中包含有神秘、神灵、神奇、神通的内涵，因而才圣洁，究竟是生命无常，还是冥冥中命数（宿命）已定？由此又产生了**偶然性与必然性**的范畴之辩，即使有"生死有命"的宿命的约束，人们也面临各种长生、不老、不死的诱惑和纠缠，尤其是财富社会、高技术时代里，这份欲求更加炙热，于是，**宿命与诱惑，财富、技术与生命极限**的纠结也凸显出深刻的范畴意义。

2. 医学的科学与人学之辩。即医学的科学属性与人学属性之争，当今时代，人们基本上都会不假思索地认定（公认或默认）医学是一门科学。但是，在 100 年前，医学大师奥斯勒却不曾将医学看成是一门纯粹的科学，而是称之为"不确定的科学"，这似乎有些耐人寻味，不确定如何还是科学？生命是一个谜，是一个灰箱，真相无法大白（甚至都无法"中白"，只能"小白"），相当多的病因、病理不明确，病情的进展不可控，疗效不确定，预后（向愈、恶化、残障、死亡）不可测。美国医学哲学家穆森更是认为医学不应该成为科学，一旦成为科学，就会必然遮蔽、偏离医学的职业愿景、目的与精神、价值与终极关怀。在奥斯勒眼里，医学也是"可能性的艺术"，艺术即个性，即经验。譬如同样的疾病，不同医生的诊疗应对有别（同病异治），即使运用同样的疗法及药物，有人效果显著，有人却人财两空，这样的个体性差异，构成临床诊疗的不确定性，因此，现代医学是不完善的，更是不完美的。诊疗节目是必需的，花费是必需的，而且越来越多；医院、医生的技术、精力投入是必然的；医疗探索与职业进取是积极的,依然不能改变这个"不确定性"的现实困境。对于某一个患者和家庭来说,可能的局面是以确定的(高昂的)经济支出与难以忍受的苦难体验换来完全不确定的疗效和生死预后,甚至可能出现人财两空的结局。至于医学科研与教学的不确定性的案例比比皆是,无须一一列出,因此才有随机应变与因材施教的呼唤。

3. 医疗的技术与人性之辩。即医学的技术化生存方式与人文(艺术)化生存方式的选择。"二战"期间发生了纳粹医生与731部队医生以医学之名屠杀人类,23位医生遭受纽伦堡审判的职业丑闻,对此,战后反思的核心是人性先于、高于工具理性、知性。人性在临床医学中具体表现为医患交往中感受的差异性,这份感受的差异性来自个人经历、社会关系、心理禀赋以及灵性修炼的不同投射以及生命信仰与生死观、疾苦观、健康观、诊疗观的差异;因此,在诊室里、病房里,同一种疾病、同一类病人的病态、心态、求医行为截然不同;因此,同一位医生,其医患关系可能千差万别,有人感恩,有人抱怨,有人结缘,有人结怨。因为人不仅只是生物学层面的躯体,还是社会交往复杂的公关人、心理感受丰富的情绪人,更是具备灵性开阖的万物之灵。因此,医疗技术比一般技术的半径要大,一般技术追求有理、有根、有用、有效,医疗技术除了这些诉求之外,还必须追求有德、有情、有趣、有灵,才能在跟患者的交往与交流中入情入理、情理交融,技术与人性丝丝入扣。

4. 医生职业生涯中**理性与经验、理性与良知的冲撞**,以及背后流淌的客体与主体、客观与主观、躯体与灵魂、知识与信仰、绝对与相对、真理与真谛、真相与真如、正确与正当、理性与感性(情绪、意志)、观察与体验、经验与概率、经验与超验、理性与猜想(假说、想象)、理性与悟性(直觉、顿悟、意外发现)、循证与叙事、全球化与本土化等一系列认知与行为的纠结。临床医学的历程绝非只是"求真务实"的本质还原,而是雾中花、云中月的不断澄明,真可谓行医越久,临床哲学的谜团越多,当然,深究起来的思维乐趣也越多。而且医疗业很长一段时间走的是技术创新谋发展的路子,在德性与伦理、服务与管理方面提升明显不足,硬件太硬、软件太软的问题十分突出。医疗的本质不是卖药、卖手术,而是对人的关怀与服务,是苦难的呵护与死亡的抚慰,患者在乎的不只是医院楼有多高,技术有多先进,而是医疗过程中有无仁心、人性,医患之间有无共情,医护人员有无同理心和耐心,医疗服务有无温度。

三、医学前沿的哲学洞悉

医学如果不直面前沿话题,就没有理论生命力,但是,要界定医学前沿话题并对之进行哲学思辨不是一件容易的工作,以下列举的主题仅是近30年来生物技术聚光灯所映照的学术强光带里的几束光环,并非当代医学思想史的全部峰峦。尽管如此,也为医学哲学的时代之辩提供了难得的挥洒之地、编演舞台。

1. 医学模式(medical model)的演进趋势与奇点(Singularity)谋变:医学模式是对历史上某一时期与阶段的医学认知特征、研究类型与学术发展水准做出的归纳与刻画,也是一种知识与价值的建构。从古至今，自然哲学医学模式、神灵主义医学模式、博物学医学模式、机械论医学模式、还原论的生物医学模式、生物—心理—社会医学模式、身心社灵全人照顾医学模式之间存在明显的递进关系，但医学模式之间并不存在绝对的优劣之分和替代关系。譬如传统中国医学秉持的自然哲学医学模式与博物学医学模式依然具有强烈的类型意义和研究空间；同样，生物—心理—社会医学模式与全人照顾的新医学模式标志着身—心—社的递进，灵性空间的开启，在价值倡导上占据优势，但在实践指导层面却并未与对象化、客观化、证据化、大样本、随机化、统计化的循证医学无缝对接，展现出超越还原论的生物医学模式的理论活力，因此，现代医学依然秉持生物医学模式。何时出现认知变化的奇点（拐点）和库恩所期待的革命性的范式转换，还需要冷静观察。

2. 基因组学（genomics）的哲学寻根：人类基因组计划的成就是生物医学在还原论认知原则的惯性驱使下所取得的巨大勋业，使得人类疾病起源（深度回答"人为什么会生病"）的解释获得了一张新的科学地图，随后的基因治疗个案成功的星火更为生命内源性疾病解读与干预的路径选择提供了有力的支撑；但是，内在化与外在化（基因与环境）、内在化与内在化（基因图谱与心理龟纹、灵性觉知与灵然独照）、微观与宏观、局部与整体（单基因与复合基因）、简约化与复杂性的张力依然令基因生物学家困惑与不安。无疑，基因是还原论放歌的牧场，但基因之下（亚基因）是否还有可供还原的层次？未来转场的疆域在哪里？还原论认知是否已经抵达了生命无限细分的天花板(极限),如果是这样,如何寻求哲学突围,恐怕都会在一定时期内让基因组学研究者辗转难眠。

3. 转化医学(translational medicine)的哲学审视:转化医学旨在激活医学研究各部门与上下游之间的边际效应,基础与临床、学术与应用、实验室与病房、实验室与市场,早年的办法是把实验室建在病房里,但是,随着实验室建制的日益精密化,后来不得不独立出来成为专门的研究所或研究院等部门,由此,产生了一类有别于临床医生的临床科学家。这是一群职业研究者,他们在这个平台上汲取现实需要的动力与养分,研制了许多新药和新器械。转化医学的哲学范畴包含着探索性与应用性的张力及漏斗效应,包含从转化到精准、确定性与混沌性、先锋性与可操作性三大张力。转化医学的哲学基础是医学科学与医疗技术之间的适度融合,即科学的技术化与技术的科学化。不过,真理诉求不会与效用追求完全重叠,医学探索性研究的独立价值(纯粹价值与定力)与实用理性之间也必须若即若离,保持必要的张力,这是一份哲学清醒,不能因为功利诱惑而刻意压缩科学探究和技术应用的距离,必须在马拉松式的长距离上、续跑耐力上保持基础研究的定力。

4. 循证医学(EBM)的哲学基础:循证医学被誉为 20 世纪医学发展的里程碑。现代医学理性化的哲学内涵不外乎躯体化、对象化、客体化、客观化、数据挖掘、占有充分、必要的证据与资源,循证医学便是这种理性精神坚定的倡导者、实践者。循证医学坚信,实事(证据)才能求是(推理、决策),没有证据(调查)就没有发言权。

循证医学从 20 世纪 90 年代初兴起,如今已发展成能认识到证据局限性,并更多强调要结合证据的严格评价、病人的价值观和偏好来共同决策;求真务实是循证医学的哲学基础,相反,对循证医学的哲学批评也针对其实证的拘泥,如对象化、客体化、数据化倾向,致使实证主义、实用主义、证据主义矫枉过正;换言之,统计崇拜、证据至上,唯客观论、唯证据论的迷失可能导致循证医学在应用中剑走偏锋。循证的表层诉求是确定性最大化的追求,冰山底座是理性与表象、绝对与相对、群体与个体、内在化与外在化、技术与人文、生物医学模式与全人医学模式的张力。无疑,临床思维具有非线性、混沌性、朦胧性、不可知性,现实的诊疗悖论常常会动摇证据决定论的根基。原因在于:首先,证据总是有限的,而且,有效证据未必带来合理决策,有时医者手中握有充分证据,却做出了不合理决策与无效治疗。医学的真谛是永恒的不确定性、限定性、艺术性,不确定就是不完美,既包括证据的不完整,也包括决策的不合理。生命有盲点,无法取证,苦难无法显影,灵魂、膏肓、经络皆无法还原,也无法做形态—功能—代谢的病理取证;因此,大卫·萨基特关于循证医学最新也是最完整的表述是它既追求最好的证据、充分的资源,也要顾及患者和社会的价值(伦理、哲学、人生)取向,这是对证据主义立场的自我修补,循证不应该只局限于躯体指标,还要兼顾卫生资源考量、伦理考量、价值观评估,但感受、方法、路径差异性很大,无法轻松整合。

5. 叙事医学(narrative medicine)的哲学基础:叙事医学是新世纪钟声催生的临床医学新学说,它重新定义了医学的目的,不只是完成疾病的生物学干预，还要努力回应、见证、抚慰患者的痛苦，通过解除或缓解疾病，让患者重新获得尊严。叙事医学理论通过时间性、独特性、因果偶然性、主体间性、伦理性的辨析开启了临床哲学的新视野。首先，它倡导临床叙事（讲故事、听故事）以实现客观性与主观性的对话；其次，通过"共情"与"反思"挖掘主客间性的丰富内涵，软化医生坚硬的他者立场，推动医患共同决策，和谐医患关系。叙事医学的鲜明特点是重视医患之间的相遇，通过相遇，医者更加全面深入地认识患者，尊重并见证（医护、亲人在场，知晓、共情、抚慰的过程）他们的痛苦，给医学带来更多的尊严与公正。在叙事医学的价值谱系中，医学无法承诺治愈、康复，但是可以承诺倾听、尊重、见证与照顾。叙事医学完成了从观察视域到体验视域，从生物科学视域到人性视域，从疾病关注到生命关怀，从信息、知识、技术交流到情感交融、意志交映的身—心—灵的整体互动。总之，它推动了临床医学的转向，也推动了临床哲学的提升；推动了临床思维从一元（躯体）到多元（全人），临床研究的焦点从客观性到主体间性、从疾病关注到疾苦抚慰、从寻找证据到倾诉—倾听苦难故事的转向，由此去洞悉患者的价值取向（包括健康观、生死观、疾苦观、救疗观）；临床医生也从价值中立转为参与、对话、体验、移情。临床医学从事实描述、证据采集到疾病意义的诠释、建构，从追求科学，崇尚技术到彰显人文，表达了一种人性的转向。

作为精神桅杆、思想风帆的医学哲学正在为医学巨轮的远航提供更厚重的价值引领、更深沉的精神塑造，让这一时代的医学书写出超越技术、超越现实的思想画卷。

第四节　德性与理性的张力

古往今来,医学的职业价值一直摇荡在道德秋千上,穿行在德性与理性、神圣化与世俗化(本质上是去神圣化)、利他与利己、职业纯粹与杂念丛生之间,它关涉医学中全部的人性追求,关涉敬畏、悲悯的生命观,关涉诊疗活动中的职业姿态、对弱者的尊严与他者的关怀。古典主义与新人文主义都执着地将神圣性与纯粹性置于职业信仰与人格、德性的高度予以坚守,认为医者为医,德性高于理性,德慧高于智慧。而现代性的本质却是世俗化、技术化、物欲化,因此,必然逐渐消解、弱化医学的神圣性,强化医学的世俗魅力。在现代化语境中把握医学的神圣性与世俗性的张力是一道伦理学难题,我们已经遭遇了背弃与逃离神圣性的道德迷失与迷乱、道德贫血与失血,这种境况已经引发了愈演愈烈的职业道德失范,造成医学污名化、医生妖魔化、医患关系恶化。因此,当务之急是在神圣性与世俗性之间寻找新的价值张力,来维护、加固医学的精神殿堂,重建一份符合时代特质的职业神圣与纯粹。

在职业精神重建的理论谱系中,对医学"神圣性""崇高感"的呼唤,不仅是爱与尊严的基础,也是职业精神的基石。它不是简单地强调道德教化,而是要协调好德性与理性的关系,很显然,关于神圣、崇高等德性与技术、财富等工具理性之间张力的阐释还不足以揭示生命伦理与临床伦理境遇的丰富性。

神圣性高于理性,标志着生命的独特性、不可还原性,以及自然(生命)奥秘无法被完全揭示的复杂性。在人类的洪荒时代,生死无常让人们体会到生命的神秘,唤起心中的虔敬、悲悯与敬畏,病魔置身于原始技术无法抵达的"膏肓之间",良医也无可奈何,疾病的兴乱充满了变数(偶然性),死亡(死神)如影随形地尾随着每一个人。原始医学缺乏成熟的知识、技术和资源,显得十分无力,面对病人的无助、无奈,只能进行慰藉与安抚,而且,远古时代的治疗者一直扮演着祭司的角色,很显然,此时的神圣只是一种信仰向度的生存关注,并不是专业知识的探索。因为信仰并不是建立在客观性基础之上的真理,神圣性也并非理所当然(真理性),而是情有所系,魂有所牵(精神性)。因此,医学的神圣最早是作为一种宗教叙事,医生是上帝的助手,疗灵(安顿灵魂)第一,疗身(治病疗伤)第二。今天,人们依然称医生护士为白衣"天使",暗含着对这个职业圣洁性的期盼,但填充了世俗化的伦理内容。希腊神话体系中的医神阿斯克勒匹俄斯似乎只是技术英雄,未涉及道德化的叙事,传说中他是阿波罗之子,以医术精深而著名,老师是世俗的马人喀戎。他甚至能起死回生,形象酷似宙斯(Zeus),常常拄着一根有蛇盘绕的手杖,蛇杖如今已成为医学的基本图腾,世界卫生组织的标记也以蛇杖为中心。可是,他后来被宙斯用雷电劈死,理由恰恰是他的起死回生术,宙斯认为这种技术破坏了神定的秩序,僭越了最高神祇的权威。这就反映了古希腊人对技术的两面认知,一方面高度崇尚,一方面不希望其越位。希波克拉底的《誓言》及道德训导内容虽然都是世俗化的规训，但誓愿的对象依然是阿波罗等众神，并未抛弃神圣性，希波克拉底还特别强调神圣的场域效应，因为"神圣的东西只有对神圣的人才能显露真相，亵渎神圣的人，即使他们进入科学的殿堂也不能脱离迷津"。在远古中国，世俗主义始终占据上风，传说中尝百草一日遇七十毒的神农最后还是死于断肠草的剧毒，但《周礼》一书将医生列入"天官"序列隐含道德尊崇，孙思邈的"大医精诚"关于医者职业行为操守的论述不仅是一份世俗规训，还有对"苍生大医"的恭敬与期许。

近代德国现象学家舍勒（Max Scheler）将"神圣性"阐述为生存价值的升华与抵达，舍勒认为人的生命价值有五个层级（位序），神圣居于精神海拔的巅峰，是人类生命企及的最高价值；居于底端的是感官价值，人们无时不在追求适意（惬意）、愉悦；其上是使用价值，算计有用与无用，利害与得失；使用价值之上是人的生命价值，健康或病弱，强壮或羸弱，青春或衰老，蓬勃或萎靡；更高的追求是人的精神价值，处于这个价值层面上的人开始在乎心灵的感受、体验，懂得判别高下、明暗、美丑、是非、真假、喜悦与悲伤、喜欢与厌恶、尊重与蔑视、充实与空虚；最高追求是灵魂（宗教）价值，感悟神圣，安顿灵魂，穿越省思、敬畏、悲怆、悔悟，实现救赎，还原生命的坦荡。后来，人文主义心理学家马斯洛（Abraham H. Maslow）用"金字塔"来形象地描述人的精神发育，他将"人类需要"分为基本需求（生理需要，安全保障）、社会需求（爱与归属，发展与尊严）、精神需求（真善美领悟与表达），最后是灵魂需求；不过，马斯洛没有像舍勒那样迈向神圣的语境，而是停留于美好生活、理想人格、优雅人生。

医疗活动的庄严和神圣，最初派生出精神化的人道价值原则与行为准则。到了中世纪，医学、神学、法学三种职业不仅被视为神圣，还被视为"有学识的职业"，医生被赋予社会精英的身份，职业精神被作为人道主义价值原则得以延展和重新诠释，其一表述为严格的知识、技能训练与道德、操守养成的专业门槛，其二是无须证明的"利他主义"禀赋与乐善好施的行为准则，这也是后世"患者为中心"医疗信念的价值原点。

现代医学职业神圣的论据源自"代理决策制度"的考察。在医疗活动中，患方只是疾苦的诉说者和医疗服务的求助者、启动者，并无能力介入医疗决策，患者可以选择医院、选择医生，但一旦进入诊疗环节，则只能遵循医者的指令，医者正是通过这一代理决策机制（自由裁量权）单方面定义服务项目、内容、价格标准，解读预后与结果。此时，可能的约束主要来自职业规范与道德良知，医生若在技术与商业驱动下炫技、求利，天下无与其争，必以神圣之镜约束之（以克服职业傲慢、冷漠、贪婪）。由此医生需要培育自身强大的行为自律与灵魂自省能力，以有效制止道德出血与道德贫血，并给予社会以庄重（神圣）的承诺。同时，社会必须对其进行严格的职业甄别。

医生的这种道德自觉一方面来自行业的集体警醒，一方面来自医学大师的劝诫。威廉·奥斯勒曾这样定义医生的职业："行医是一种艺术,而不是交易,是一种使命而不是商业(行业)。""医生的天职是抚伤、救穷、治疗,按希波克拉底的标准:用知识、技能、爱心与正直去承担最艰难的工作。""一方面,专业教育将医学生训练成为专业英才,另一方面,一种内在的教育使他们成为一个真正的好人,方方正正,没有瑕疵。"很显然,奥斯勒已经意识到箴言式的宣示不足以唤起持久的职业神圣感,容易陷于空壳化与知行两分(伪神圣),必须通过教育将职业神圣具体化,通过伦理生活实现道德内化。中世纪的英国,将医学与神学、法学从业者定位为社会精英阶层,强调这些人要有更多、更广的社会责任感。1912 年,路易斯(Louis Brandeis)大法官将"Professionalism"(职业素养)的内涵诠释为三个基点:一是专业的技能培训与达标、二是利他情怀、三是不以利害得失作为成功标准;同样是在那一年,美国医学教育改革家弗莱克斯勒(Abraham Flexner)将医生的职业素养分述为智力活动(专业化的服务、学术水准的发展)与个人责任(人道、利他、自律)两个侧面:"社会化的沟通技能,倾向于自我组织与自律,在执业动机上凸显出利他主义的特质"。于是,医学的职业素养不再空洞,而是具体表现为一种沟通技能、利他主义情怀和超越世俗功利的自我约束能力。

北京协和医院在总结好医生培养之道时有一句名言广为流传:"什么是好医生,一颗人文心,一副科学脑",这颗人文心和这副科学脑不是书本教出来的,而是在协和医院的场所精神中"熏陶"出来的。因为,以德性与理性的张力为特征的道德养成具有很高的难度，医生不是靠背诵或详解医学伦理学四原则（不伤害原则、获益原则、自主原则、公正原则）就能熟练应对五光十色的临床境遇，也不是在实验室里高悬"敬畏"标语就能规训大大小小的伦理失范行为；相反，道德养成是一系列默会知识与技能的养成，无法模式化、标准化，更无法速成。"默会"概念 1958 年由波兰尼（Michael Polanyi）引入认知哲学，有着明显的存在主义与现象学（意象认知）痕迹。为了刻画默会认知的结构与路径，波兰尼提出其著名的知觉理论：默会知识的展开源自辅助觉知，逐步过渡到焦点觉知，从而完成认知的飞跃。随后，维特根斯坦（Josef Johann Wittgenstein）将默会知识分为强默会知识（如能力之知、亲知）、弱默会知识（如普遍性的结论、共识、规范、指南）。分析哲学家赖尔（Gilbert Ryle）提出默会能力型知识（默会能力、辅助觉知）概念，包括驾驭不确定性技能的习得（教练—教育—教化）、鉴赏（境界）力、综合判断力、领悟（直觉）力。在默会知识的培养上，范例先于规则，故事先于证据，感性先于理性。类比思维与范例推理是传递默会能力的基本方式，其优势在于建构了一条从个别到个别、从特殊到特殊的创造性过渡（递延）的能力。"默会知识习得模式"开启了"心领—神会"特色路径的研究。

临床生活中，常常听患者抱怨：好医生都躲到哪里去了？这句牢骚话的背后包含了好几重意思：一是名医未必是良医，二是良医总是越来越稀缺（断档），最后才是遭逢良医颇为艰困。更深层次则是对好的医学职场风气与好医生生长机制的呼唤。"好医生越来越少"的印象也发端于某种军事共产主义的怀旧情愫，很长一段时间里，人们循着大众媒体（白求恩 Style）的标准认识好医生，这些被树为典型的好医生形象大多表现为绝对化的奉献（毫不利己，专门利人），基本上没有自我的诉求，终日沉浸于职业劳作，奉献不辍，积劳成疾，不是累死，就是病死；按照这个绝对化的标准，好医生不是退休了，而是退场了。新登场的是谁？职业成长与责权利双双计较者，信任我挂我号的专家，而非免费义诊者；他们奉行先利他后利己，既利他、又利己的人生哲学，不越雷池。另一个隐形原因是个人英雄主义的诊疗模式已不复存在，再好的医生离开他的团队和技术支持环境将一事无成，从这个意义上看，未来只有好医院、好科室，再无好医生。而现代化医院和高精尖的技术支持系统又是一架老虎机，大量吞噬钱财，要是遇上疗效例外、疗效不显，患者有可能赔了钱财又搭上命，造成人财两空，好医生的形象会立刻遭遇打脸、减分，"什么好医生，都是不靠谱的货色"，甚至把交往中的友善当虚伪。于是，好疗效还是好德行成为分裂好医生形象的指标，人人都想德艺双馨，不过，鱼与熊掌，谈何得兼。

　　近年来，德性与理性的失衡以医界职业倦怠与职场耗竭的名目、形式表现出来，常常被归因为外部环境的恶劣与挤压。这不是完全没有道理，但不完整，缺乏医者自我角色的挖掘、适应与超越。共情耗竭（burnout）一词最早出现在 1981 年，词意是燃烧殆尽。其后，查理斯·马斯拉赫（Charles Maslach）制定出《情感耗竭问卷》（Maslach Burnout Inventory，MBI），萨缪尔·奥斯布（Samuel Osipow）制定出《职业压力问卷》（修订版）（Occupational Stress

Inventory-Revised，OSI-R）。MBI 关注三个面向：情感耗竭、人格解体、自我实现不能，触及本我、人生价值主题，ORI-R 也关注三个面向：职业压力、心理疲劳、应对资源不足，此外，ORI-R 有三个亚量表针对职业疲劳、生理疲劳、心理疲劳、人际关系疲劳。对于医者而言，医患关系的紧张是主要压力源。ORI-R 还有六个亚量表针对职业角色变异：1）角色过载、2）角色不足、3）角色模糊、4）角色边界不明、5）责任心衰退、6）外界环境恶劣。解决方案为四个资源协调指标：娱乐节目、自我料理、寻求社会支持、理性与认知稀释。如果我们在测评时能够顺着这些主题深入反思、反刍，共情耗竭的两个关键因素：燃烧（burn）、耗尽（out）都能够得以合理建构，人生必须燃烧，燃烧即意义，但不可以短期内燃尽，之所以燃尽，一是可燃的蜡烛太短，二是烧得太猛，应该为漫漫人生寻求更多的可燃物，更适宜的燃烧速率，如李商隐的佳句"春蚕到死丝方尽，蜡炬成灰泪始干"。

真正要根除共情耗竭，必须从个人职业信仰的维度做深入的开掘。为此，心理学家艾福瑞·萧托姆（Everett Shostrom）提出个人定向问卷（POI），包括 150 道双项选择题和行为判断，深层次的修补工程是要改变生命的失重、失意、失落境遇，完成精神空虚的填充（失重—复重，失意—意义重建，坠落—升腾），灵魂的复活。POI 有十个亚量表，分别为：1）自我价值实现（神圣感）、2）存在感（精神性）、3）情感活跃度（开放性）、4）自主性（独立性）、5）自我关注（自省力）、6）自我接纳（自信心）、7）建设性（积极人生）、8）协同性（共享共担)、9) 攻击接纳性(容涵度)、10) 亲密交流能力(情感释放空间与能力)。很显然,注重精神性是 POI 的一大特色,其精神性(灵性)内涵有三:神圣境遇(宗教、皈依)中的精神性、文化滋养(传统、习俗)中的精神性、心理支撑(情感、意志)中的精神性。此三点着眼于精神补钙与价值输血。人格定向作为共情耗竭的价值重建策略,包括两个方面:一是内在定向支持,建设性地进行自我引导的能力;二是时间把控能力,在应对(享受)当下的同时展望(憧憬、规划)未来。这两个点都超越了外部归因的惯性思维,将共情耗竭的解脱纳入价值分析与伦理解决的轨道,对于中国医学界来说,是一次精神的涅槃。

第五节　现代医学的承诺

现代医学如今是一个庞然大物,高大的楼宇,昂贵的设备,繁复的建制,巨大的信息流与商业流,构成高速运转的超级知识与产业集群,在它面前,人们反倒感到自己越来越渺小,生命越来越脆弱,疾病越来越复杂,死亡越来越可怕。医生们也愈加茫然,为何"做得好了,形象糟了","做得越多,抱怨越多",医患关系成为一潭浑水,医学与公众之间,隔膜越来越深,对抗心理越来越强,持民间立场的媒体甚至公开拷问现代医学的道德底线与技术选择的合理性,剑锋直指现代医学行为的正当性。

现代医学的正当性受到挑战，如何回应时代的挑战呢？

医生需要真诚地承诺，这种承诺不是简单的功利允诺，而是一份使命承担，要通过"承诺"来消除公众对医学的误解，不负百姓以生命相托的期许，反思医学高速发展中的迷失，重新评估与建构医学的价值，重申现代医学的真理与道德双重追求，突显现代医学"正当性"的内核，重建神圣的职业尊严。

也许，这样的表述无法解开人们的心头之结，我们需要理清以下三点："我们为什么要承诺？"（职业承诺的充分必要理由）、"我们都应该承诺些什么？"、（职业承诺的内容：技术、道德、政治、商业？），还有"我们应该如何去承诺？"（承诺的艺术）。

一、承诺的理由

首先，承诺是医患"共同体"的基础。一张挂号单缔结了医患之间的服务关系，此时，承诺就是现代社会的一种契约（信用）行为，由于医疗承诺关乎他者的痛苦与幸福，它是责任，而不是义务。现代医患关系就是"信任（选择）—诉求—承诺—履约"的循环加速过程，其核心是信任与承诺。

在医学的历史长河里，庄重承诺是一项伟大的职业传统，古往今来，医生用各种承诺来回应患者生命的托付、隐私的开放。它既是病人的权利保障，也是医生职业美德（自我约束）的宣示。历史上最早的医学承诺就是"希波克拉底誓言"（Hippocratic Oath）。全文仅 300 余字。

我谨向阿波罗神、医神、健康女神、药神及在天诸神起誓，将竭尽才智履行以下誓约：

视业师如同父母，终生与之合作。如有必要，我的钱财将与业师共享。视其子弟如我兄弟，彼等欲学医，即无条件授予。口授箴言给我子及业师之子，诫其恪守医家誓言，不传他人。尽我所能诊治以济世，决不有意误治而伤人。病家有所求亦不用毒药，尤不示人以服毒或用坐药堕胎。为维护我的生命和技艺圣洁，我决不操刀手术，即使寻常之膀胱结石，亦责令操此业之匠人。凡入病家，均一心为患者，切忌存心误治或害人，无论患者是自由人还是奴隶，尤均不可虐待其身心。我行医处世中之耳闻目睹，凡不宜公开者，永不泄露，视他人之秘密若神圣。此誓约若能信守不渝，我将负盛名，孚众望。倘违此誓，或此时言不由衷，诸神明鉴，敬祈严惩。

这一誓言如今看来内容已稍嫌单薄，但包含着理想主义的因子，侧重于道德与行为方面，包括"以病人为中心""不越伤害性治疗底线""保护患者隐私""杜绝差错"等核心内容。因此，在西方，许多医学院校毕业典礼上仍然宣读此誓言。它也是千百年来医生获得社会信任的道德基石。在《希波克拉底文集》中，"论可贵的品行""论箴言"等篇章中也传达了同样的道德训示，希波克拉底教导医生应当具备优秀哲学家的品质：利他主义、热心、谦虚、高贵的外表、严肃、冷静的判断、沉着、果断、纯洁的生活、简朴的习惯、对生活有用而必要的知识、摈弃恶事、无猜忌心、对神的信仰。还特别叮咛:爱人之心与爱技术之心应该平衡。不过,当年希波克拉底也曾担心誓言或明或暗地被背弃,口是心非在随后的时代的确一度十分流行,他也只好祈求神明惩戒了。

时至近代,北美现代医学教育的开拓者(约翰·霍普金斯大学医学院的创办人与主导者)奥斯勒秉承希波克拉底的精神衣钵,在医学教育、职业生活拓展和职业精神塑造方面拓展了医学的社会责任。他系统揭示了近现代医学的三大困境:一是历史洞察力的贫乏,二是科学与人文的断裂,三是技术进步与人道主义的疏离,并在临床医学教学体系中推行了一系列改革。奥斯勒认为人的教育必须先于技术教育,他将医学职业生活的理解和建构融入医学教学之中,告诫他的学生:"行医,是一种以科学为基础的艺术,是一种专业,而非一种交易;是一种使命,而非行业。"这段话富有强烈的理想主义色彩。他始终觉得一位医生"绝不只是在治疗一种疾病,而是在医治一个独一无二的人,一个活生生、有感情、正为疾病所苦的人"。他深信"我们的职业承担的是万世不变的人类悲伤和痛苦,如果我们不能奋起创造奇迹,纾解人类面对的悲剧,这一永恒的伤口就将成为难以承受的苦难"。只有认识到这一点,医生才能在职业生涯中找到宁静和幸福。尊崇这样的职业观,他对医学生的思想与行为有严格的规范,譬如:医生必须有"整体的眼光与宁静的心灵",临床工作中三条基线是"思路清晰,心地善良,心灵平静"。医生应该是那种"胸怀理想,眼界开阔,于历史渊源有过深入涉猎,能够洞察生命底蕴"的人。他还告诫他的学生,从事医学职业必须心存敬畏,"不仅是对真相心怀敬重,而且在追寻真相的过程中,对于我们所遭受的困难虚心面对"。医生的三大敌人是无知、冷漠、堕落。他最先意识到医学科学与医学人文之间正在失去平衡,他认为人们"过分地强调科学,很容易就会忽视医学的人性关怀与怜悯,如何在科学和艺术之间找到平衡点,对医学院的教学提出了新的挑战"。恰恰是"现代科学的异常发展有可能毁了自身,专业化在今天是大势所趋,但已经把专业切割得七零八落,人们困在琐碎的迷阵中失去了整体感,无论在哪个领域里,人们都陷在以利益为前提的小圈圈中,而且目光短浅"。正是由于像奥斯勒这样目光、胸襟阔大的医学教育家的努力,才使美国的医学从"欧洲的徒弟"一举超越其师,成为当代世界医学新的制高点。

就在奥斯勒的时代里,有一位名叫特鲁多的大夫曾经把他关于医学的理解与承诺刻在墓碑上。

有时,去治愈;常常,去帮助;总是,去安慰。

这是一个高尚而诚实的承诺,医学除了治愈之外,更多的是帮助与安慰。关于这一点,大概医学圈内与圈外都不会有什么异议,分歧点在于"有时、常常、总是"这些时间副词上,似乎有些消极,这恰恰是特鲁多大夫的诚实之处。康德曾说过"唯一绝对善的东西就是善良意志",我们所做的事情的后果往往是我们所不能控制的,它会受到我们无法预测的事件的影响。有一个比喻,说医学与疾病(背后是上帝)之间有一场"军备竞赛",医学永远是输家,所谓"医生一研究，上帝就发笑"。远的不说，就说 20 世纪这一百年里，医学早已跑上了快车道，人类用于医学的投资也相当惊人，维生素、抗生素、激素等"特效药"的发现，器官移植、变性手术等魔术式技术的出现将早先的疾病谱上显赫的营养与代谢性、感染性疾病掀到马下，但随即上升的心脑血管疾病、恶性肿瘤、艾滋病却一个比一个更难对付。如今分子生物学研究如日中天，诺贝尔奖颁发了数十次，但医学界对基因缺陷所致的数以千计的遗传病仍茫然无措。这似乎契合了托马斯·刘易斯在《最年轻的科学》中的判断："能够成功地做出诊断和说明预后，被看作是医学的胜利……我们对真正有用的东西了解甚少。我们虽然繁忙地对疾病进行分析，但却无法改变它们大多数的进程。表面看来很有学问的医疗专业，实际上却是个十分无知的行当。"我想，明白这一点不是为了丢掉自信，放弃探索，而是要丢掉一些人由无知而派生的无畏，多一些职业的自省和对生命的敬畏，打消一点因科学至上与技术崇拜所产生的职业冷漠。在生老病死面前，我们的医学永远是有限的技术，无法承诺或解决一切医学与保健问题。然而，我们虽然无法包治百病，但可以善待百人，情暖百家，抚慰百心，安顿百魂。不过，人们依然期望医学技术不断进步，能将"治愈"这个在特鲁多大夫那个时代的小概率事件推进到"常常"这个中概率事件层面，甚至达到"总是"这种大概率境界。无论如何，也不要丢掉帮助和安慰。

在中国，不赞同甚至反对进行职业承诺的声音依然很大。个别人出于鸵鸟心态，甚至职业傲慢，刻意回避职业的社会承诺，理由是防止授人以柄,在实际医疗生活中陷于不义。另有一种观点出于理性思考,譬如无价的生命与有价的医疗之间,无底(限)的医疗、保健需求(医学的生活化、奢侈医疗)与有限的卫生资源(资源短缺论、资源有限论)之间高度不对称,如何可能建立起承诺的对等关系呢?显然不可能。还有一种偏激的观点认为:在一个社会诚信相对破产的环境里,对以怨报德的个体做有义的承诺如同农夫对蛇、东郭先生对中山狼的承诺,只会招致更多的道德困境。还有一种观点与之正好相反,认为,医生与患者,一方是占有专业知识与技能的强者,一方是对专业相对无知的弱者,他们之间只有前者对后者悲悯,无法建立平等的理解和承诺。

当今社会,医药利益集团在技术承诺方面比较普遍,甚至是放纵,动机一方面来自商业炫耀,一方面来源于当下流行的科学主义思潮。有人出于被技术至上所骄纵的职业无畏与商业招徕,无条件地溢美甚至夸大新技术、新理论、新药物的功能,刻意将技术的局部进步夸大成整体突破,将技术的可能性夸大成技术的必然性,将探索性成果夸大成实用性成果,将未来的技术突破夸大成今天的常规技术,将现代医学打扮成手到病除、可以任意改变生老病死进程的科学"上帝"。其实不然,生老病死是必须"敬畏"的自然规律,当代先进的医学科学和医疗技术可以有条件地改变它,但无力颠覆它。而且技术的代价和风险都是巨大的。不把技术的或然性与高代价、高风险如实地告知服务对象,一旦培育病人的"大无畏"思维,必然承担"承诺破产"带来的巨大"道德清算"与"商业清算"。

作为民主社会的福利项目，医疗、保健水准关涉民生、社会福利、国民健康、生活质量，国家机器必须进行政策承诺、政府责任承诺，并对技术、产品品质、风险进行强制性的行业承诺。毛泽东时代的医疗卫生事业就有"救死扶伤，实行革命的人道主义"的道义承诺，"毫不利己，专门利人"这个借助于道德楷模白求恩的事迹得以传扬的职业道德承诺，"把医疗卫生的重点放到农村去"的卫生政策承诺有着城乡医疗福利均衡化的鲜明指向。因此，现代医学的社会承诺不是有与无的命题，而是技术与道德、激进与保守、积极与消极、虚韬与笃实的命题，我们别无选择。

二、现代医学终将承诺什么？

在佛家眼里，人生有四谛，分别为苦谛、集谛、灭谛、道谛，由此来揭示生老病死的真谛和解脱路径。在佛陀眼中：世间是苦海，生老病死是人的归宿、解脱、轮回与升华（涅槃）。而在世俗社会中，人生的过程有诸多的不平等，不平等的身世、境遇、财富、名誉、地位，甚至还有不平等（等级）的医疗、保健服务，病房里待遇不一样，殡仪馆里的哀荣不一样；但一旦被投入焚化炉里，化作一缕青烟，或下葬入土，众人离去的那一刻就全都一样了，身后的路则取决于你生活中的功德积累，积善者善报，积恶者恶报。因此，佛家教导人们不仅要看破红尘，坦然地面对生老病死，坦然面对人生的痛苦；同时要积善遏恶，期待从轮回、涅槃、寂静中寻找新的生命意义。这是佛陀对生命的彻悟和承诺。

现代医学走的是另外一条技术进取和承诺的道路，它沿着科学真理的路径探索人生痛苦与生老病死的生物学、心理学、行为学与社会学规律，不断揭示痛苦与生老病死的宏观与微观奥秘。一大批疾病因果的路线图及可能的"路线图"，生理、代谢与病理发生、演进的"框架图"被各路医学家们抢先绘制出来，大体层面的，器官层面的，细胞、亚细胞层面的，分子层面的，如今已绘制到基因层面。各种生物、心理、社会干预计划、预案正在酝酿和探索之中，包括最新的干细胞克隆技术的运用。科幻作家也来献计献策，建言世界上每个人（或社会精英人群）都在某个离岛上储备一个克隆人备份，以备某个躯体器官失灵时所用，不再为器官置换的供体犯愁。不过，困惑也会接踵而至，按照今天的微观（分子、基因）病理排查手段和分析精度，世界上已经没有一个健康人了。而政治家们正在国际峰会上达成"人人享受健康"的共识，倘若要全数处置这些林林总总的不符合健康标准的病理偏差与身心痛苦，恐怕全世界经济总量（GDP）再放大十倍也将捉襟见肘。无怪乎卢里亚惊呼现代医学的"老虎机与破试管"。而且，要在人口爆炸的地球上找到安置备份克隆人的离岛也十分艰难，何况，谁也不能保证不走漏风声，万一某个"解放克隆人"的人权组织煽动克隆人起义，上演电影《逃离克隆岛》那样的悲剧，后果便不可想象了。

还是让我们回到现实中来吧。医学的科学化、技术化，已经初步描绘了医学的乌托邦图景：愈来愈发达、精致、复杂、昂贵，高科技的医疗技术将解决一切与疾病相关的医学问题（不仅可以祛除痛苦，而且可以助长欲望、快乐和幸福，赠送长寿、性欲、快感），只要你愿意承担技术的商业代价。器官移植（伴生着器官非法买卖）、试管婴儿（伴生着代孕母亲）、基因治疗（伴生着基因档案的保密与泄密）、干细胞克隆技术（伴生着克隆人地位之争）已经进入临床应用阶段。此时，我们仍然在不加思考地欢呼医学新技术的诞生。

无疑，有识之士意识到当代生物技术进步与道德承诺的脱节，滋生出对新技术的丝丝恐惧和忧患。可不是吗？克隆技术日新月异，从无到有，从动物到人，越来越快。

1938 年，人类才萌生克隆的设想，汉斯·施佩曼提出从发育后期的胚胎中取出细胞核，将其移植到异体的卵子中，这个奇异的实验就是"克隆"。1952 年，人类首先用青蛙开展克隆实验。1972 年，实验取得突破性进展，培育出蝌蚪。1981 年，成功地培育出克隆鼠，但实验无法重复。1984 年，培育出第一只胚胎克隆羊。1994 年，晚期胚胎细胞中培育出克隆羊。1996 年 7 月 5 日下午 5 点，维尔莫特报告，用取自一只六岁半的成年羊的乳腺细胞成功培育一只克隆羊，取名"多莉"。1997 年 2 月 27 日，《自然》杂志发表了维尔莫特等人的论文《源自胎儿和成年哺乳动物细胞的可存活的后代》。这个时间点距 1938 年还不到 60 年。

当务之急是医学如何面对这个打开了的潘多拉魔盒？就在克隆羊多莉诞生不久后，法国科学家推出克隆牛"玛格丽特"小姐，美国科学家宣布克隆牛"杰弗逊"先生诞生。一场克隆人的恐惧冲击世界舆论——从理论上讲，人类身体中的任何一个成熟细胞都可以用来再造一个"自己",生命的孕育不必再基于未分化的生殖干细胞,由此彻底牺牲生物与人类生命的偶然性、多样性和神秘性。1997年6月9日,白宫发言人发表一项声明,"克隆人的企图对于孩子具有不可接受的危险性,是我们的社会道德所无法接受的"。克林顿总统要求国家生命伦理咨询小组研究克隆技术在法律和伦理方面可能产生的影响,90天之内向他汇报。联合国教科文组织随即表态,现阶段任何情况下都不能克隆人。各国也迅速做出反应,英国下院举行克隆技术听证会,法国总统希拉克要求全国伦理委员会研究无性繁殖所带来的法律后果,提出法律修正案,以便限制在人类身上试验无性繁殖。意大利卫生部长宣布在本国禁止进行克隆试验。阿根廷议会拟立法限制克隆研究。丹麦暂停克隆研究。日本制定克隆技术指导方针,规定成年动物体细胞的克隆仅限于青蛙。然而,民主政治的"天气"是多变的,2008年美国新任总统奥巴马一上台,就取消了前任对干细胞研究的限制。

　　最新的研究成果是:2007年10月,美国科学家首次从灵长类动物猿猴身体上克隆可存活胚胎,同时发现这项技术并不比克隆牛羊复杂。2007年11月20日,《科学》《细胞》同时发表论文称,日本京都大学的山中伸弥与美国威斯康星大学的汤姆森等人领导的研究团队分别利用人类皮肤培育出具有类似干细胞功能的多潜能干细胞,给再生医学带来新的前景。2008年1月,英国纽卡斯尔大学宣布卡里姆·纳耶尼亚教授领导的小组利用干细胞培育精子取得突破,这项计划可以让女性(自产精子)"单性繁殖"。

当前,人类要追问的是:无约束的技术会带来什么?过度干预生命的必然后果很可能是社会秩序、人伦关系的错乱,生物谱系错乱,我们将无法选择是克隆死人,还是克隆活人,如果克隆逝去的领袖,随之而来的是历史的颠覆,历时行演变成共时性,历史的偶然性将消失。

英国作家赫胥黎 1932 年创作了一部小说《美丽新世界》,书中预言如果无性生殖技术被滥用,无异于打开了"潘多拉魔盒"。20世纪百年历史的启示还在,优化生命必须面对的后果就是纳粹德国的优生学与大屠杀,新的风险可能是基因档案带来基因歧视,或者是实验室基因入侵与基因叛乱。因此,现代医学必须承诺,对待生命,保持一份敬畏之心;对待历史,保持神圣感;对待各种新技术,保持几分怀疑、几分反思。既积极,又持重;不狂热,不盲从。

同样,我们应当如何对待衰老和死亡呢?

我们身处一个青春崇拜的时代,人们无法正视衰老,抗拒衰老、渴望延缓衰老,并存在严重的老年歧视现象,甚至存在一种"讥老文化""恐老文化"。在文学作品里,在影视屏幕上,老年人大多是保守者、吝啬者、病弱和性无能者,生命与生活正在走下坡路,逐渐丧失了健康、权威、财富、智慧,依赖社会救助而生活,或者即将成为累赘,被晚辈和社会遗弃,老而不殁的长寿几乎是一份罪过。譬如,在诊室里,当老龄患者向医生诉说自己的不适时,医生往往回答是:"我知道了,不过,您也要知道您已经不年轻了"。更有不善沟通的医护人员会呵斥:"你都老成这样了,怎么会不出 XX 症状呢?"面对这样的社会意识,医学的力量、医学伦理的调节力量往往是苍白的,需要有更强有力的社会与政治力量的介入,更有效的经济杠杆来调节,要像近代解放黑奴、解放妇女、解放病人运动那样来重建我们社会的敬老文化,切实解决老年人的权利与福利(包括爱、性、教育、家庭)的诸多问题。每一个人都会老,甚至我们的社会也将步入老龄社会,没有理由继续低估老年人的社会价值。其实,衰老是每一个人都无法回避的生命进程,即使是青春妙龄男女,也会遭遇到局部组织、单个细胞的衰老和死亡(如血细胞只有 120 天的寿命),而多器官的衰老、躯体的僵硬、行为的徐缓、心理的迟暮、社会角色的淡出将人们推进整体衰老的行列,开启了人生新的暮年阶段。

对于无法逆转的衰老进程,人类本能地表现出不情愿,不适应,想方设法去延缓,去抗争,于是,有了抗衰老的知识与技术,有了老年学与老年医学,有了老年福利政治与老年健康产业,也有了各种"理解老年"的学说与观念。目前,世界抗衰老医学会(WAAAM)在全球范围内约 110 个国家有约 55 000 位医生在从事基础与临床方面的研究。他们提供的人类衰老研究地图侧重于四个层面:衰老的功能性生物学指标研究、衰老的细胞生物学研究、衰老的分子生物学研究、衰老的基因研究。具体学说有:自然衰竭过程说、神经—内分泌理论、基因控制理论、自由基理论、废物堆积理论、细胞树木有限分化理论、海弗利克极限理论、致死荷尔蒙理论、线粒体理论、损伤与修复理论、冗余理论、交叉理论、自体免疫理论、能量抑制理论、基因变异理论、存活率理论、有序到无序理论、端粒酶老化理论。

　　抗（延缓）衰老医学的三大目标是拒绝生病、拒绝衰老、拒绝死亡。具体使命有四：一是建立一种能够超前检测、预防、治疗以及扭转老年性功能紊乱、失调和其他相关疾病的基于先进科学和医疗技术上的医学学科。二是建立一种促进科学研究与创新以及延长人类健康期限的保健模式。三是建立健全的医疗体系，与其他预防医学专科的应用一致。四是强调高级生物医学技术应用，侧重超前检验、预防和老年性疾病的治疗。投入使用的治疗新技术有激素替代疗法、治疗性克隆——实现衰老器官的替换，纳米技术，给药装置的细微化必定带来药物代谢效用的提升，基因工程技术——通过控制衰老基因来阻止衰老，或通过基因技术实现基因片段的置换。

　　面对衰老，人的姿态应该是达观的，顺应，接受，却不消极；延缓，阻抗，但不蛮强。诚然，面对老年危机的渐进性与不可逆转性，我们不仅仅需要承诺（医疗技术承诺、社会福利承诺），还需要灵魂的抚慰与安顿，因为任何的承诺（劝慰人们不要听信那些天花乱坠的关于阻断衰老的医疗新技术、灵丹妙药的宣传）都无法阻挡死神的脚步，人需要向死而生的超然，这是一种心灵归途，一份宗教情怀。90 高龄的亚瑟先生在他的《岁月时光》一书中花费许多篇章论及死亡哲学，无论生死，人都应该有尊严。死亡不过只是一次人生的远足，跨过一座生死桥，到天的另一端去翱翔。无疾而终固然安详，与病同行驾鹤西去也存有一种宽许。唯有放下生死的人，才是大彻大悟的人。从某种意义上讲，理解医学就是理解死亡、读懂死亡,只有做到这一步,我们的人生大课才算毕业了[1]。

　　2008 年,英国的天空纪实频道播出了一部纪录片,展示了一位患神经元疾病的病人克莱格(Craig Ewert)在他人的帮助下实施安乐死的过程。这是对医学,尤其是老年医学发誓阻断死亡使命公然的挑战。节目还没有播出之时就在英国引起了很大反响,人们争论的焦点首先当然是安乐死的问题。尤其是在英国不久前有一个类似的案例,一个全身瘫痪的橄榄球运动员在父母的帮助下,去瑞士的一家安乐死诊所实施了安乐死。在英国帮助别人自杀是犯罪,但是检察官认为,这位橄榄球运动员的父母将不会被起诉。其次,人们争论的另一个焦点是这个节目是否应该在电视上播出(具有帮助公众理解死亡的教育意义,也带有公开挑衅医学使命的意味)。这段节目公开播放时,人们从电视上看到克莱格在临死之前和妻子告别的情景。妻子说:"我爱你。"丈夫说:"我爱你,非常爱你,再见(see you sometime)。"这一幕生离死别的情景非常震撼人心。

　　这段视频告诉我们:人死的时候一定要有尊严,死亡的过程应该是平静的,安详的。正是出于对生命本身的尊重,越来越多的人才会赞同出于绝对自愿的安乐死。生命是最珍贵的,也是最尊贵的,他们不愿看到生命被病痛折磨得满目疮痍。

---

① 参见亚瑟:《岁月时光》,刘朝晖等译,商务印书馆,2009 年,第 1、114 页。

三、承诺的艺术

在许多医学从业者心里始终有一个冰结,那就是"承诺恐惧"(来自长期以来家长制医患关系养成的职业傲慢),他们认定承诺就是医—患利益博弈中单方面的无条件让步,就是自断退路。其实不然,这里有一个"反弹琵琶"的艺术泉眼。作为契约化的承诺一定是有限承诺、封闭承诺,对双方有对等的约束。相反,没有承诺的索求、期许空间最阔大,最张狂,成为无限索求(漫天要价)的心理动因;而且,承诺的宣示过程是公众理解医学、形成共识的过程,是公信力、美誉度培育的过程,是医患关系危机化解的前提。

美国医学界率先领会了"反弹琵琶"的道理,近十年间一改在医源性伤害问题上回避、沉默的态度,组织专门的委员会进行公开讨论,系统调查,行业承诺,强势宣传,艺术地解决了公众诘难最多、声讨最烈的"医疗差错与病人院内安全"问题。

医疗差错为什么会发生? 如同"善良的意志与动机为何会造成恶的结局"的道德命题,首先它不是一个有无问题,而是一个概率大小的问题。医疗是高风险部门,"医生是人不是神,处方、手术,孰能无错"成为一个共识。据专家测算,全美每年因发生在医院里的医疗差错而死亡的人数高达 9.8 万人(伤残人数远高于这个数字),高于车祸、乳腺癌、艾滋病的死亡人数。面对这个令人惊叹的数字,美国医疗卫生保健质量委员会和美国医学研究所组织、动员全美卫生系统启动了一项"创建更加安全的医疗卫生保健系统"的计划,从

1997 年开始，持续十年，终于完成。这项计划内容包括广泛（强制与自愿结合）收集医疗差错和病人安全的案例与统计资料，精细分析其中的行为与制度因素、规律，推荐一套严厉的改进预案，最后，以《孰能无错》（*To Err is Human*）为名出版了第一部研究报告。这部报告没有将矛头指向发生医疗差错、直接危及病人安全的医护人员，撕裂医患关系，而是力求设计一个更加安全的医疗卫生保健系统来制度化地减少医疗差错，改善病人安全；当然，也包括帮助直接责任人从自身的差错中寻求经验和教训，努力帮助他们走出阴影，为更多的从业者创造一个更加安全的医疗保健工作环境和执业氛围。

这份报告认为医疗机构和个体关于改善病人安全的承诺（无论隐性还是显性）有很强的道德约束力和制度约束力，有助于卫生保健提供者重塑职业道德标准、规范和安全期望值，克服不良动机与行为，致力于主动改进外部环境，消除差错隐患，降低责任事故的概率。

这项计划有两个鲜明的特点：一是广泛吸收非医学专业人士参与解决方案的研讨和制订，借鉴其他行业的安全改进措施。美国医疗卫生保健质量委员会中有一位委员庇斯葛德（J. Cris Bisgard）来自亚特兰大联合航空公司保健服务部，另一位顾问拜林（Charles Billings）博士是美国"航空安全报告系统"的设计者，这个系统将一切安全隐患警示于控制人员，并予以强制性限制，如飞机在逆行道上就无法启动，飞行员一旦进入躯体疲劳区间就即刻被换下……该系统正是通过对安全缝隙的细密修补十年间将空难概率从二百万分之一降低到八百万分之一。二是重视公众教育，提升公众理解医学的水准，让公众成为安全隐患的警示者，同时，告诫病人与家属，风险意识就是认同生命现象千差万别，疾病过程风险迭出，医疗操作不可能零风险，也不应该零容忍，只能在法律的轨道上处理意外事故。对于玩忽职守者，相信法律会公正惩罚①。

两年后，该项目又推出第二部报告《跨越医疗质量的裂痕——21 世纪新的医疗保健系统》，提出一系列关于新世纪医疗卫生保健系统病人安全改进的实际指标，更有针对性地颁布了十条指导病人和医生相互关系的新原则，将病人安全原则置于首位，随后才是有效、以病人为中心、及时、适宜和公平原则。其中不同于以往的是将"透明度"列为医患关系的新原则，这个原则与患者的隐私保护并不矛盾，与知情同意也不完全等同，也有利于不同服务机构之间的信息共享，更好地控制风险。报告还引入最新的循证医学原理和成果来改进病人的临床信息系统和安全应急措施②。

然而，在我国，对于"医疗差错与病人安全"关系的审视、讨论也可能朝着怀疑、对抗的方向发展，发生偏转的原因很多，首先是医学界的姿态与表达艺术——迟钝、被动。事实上大多数医务工作者都为保护病人安全、降低医疗差错做出了不懈的努力，可是，因为他们

---

① 参见美国医疗卫生保健质量委员会：《孰能无错——创建更加安全的医疗卫生保健系统》，王晓波等译，中国医药科技出版社，2005 年，第 1—19、79 页。

② 同上书，第 27、49 页。

不愿意为这个目标进行社会承诺,不善于利用承诺的过程对公众进行卓有成效的风险教育,对内进行制度创新和安全裂痕修补,甚至文过饰非,这样一来,病人和社会的怨医、仇医情绪就会滋长,甚至不能容忍任何低概率的医疗差错,加之地方黑社会的介入,许多不可控的医疗差错甚至发酵成为医患冲突的恶性事故,放大成人命官司,最终造成医患关系的持续恶化和医生执业环境的全面恶化。

对待医疗差错,我们到底应该持一种什么样的态度? 这里讲述一个真实的故事。当事者可都是名流、名人、名医、名院。1926 年 3 月,梁启超因尿血症久治不愈,住进当时北平城里著名的协和医院,经医生检查确定为右肾肿瘤,建议割除。他不顾朋友的反对,毅然决定接受手术治疗。3 月 16 日,刘瑞恒教授(后来做了国民政府的卫生署长)为梁启超作了肾切除手术。但术后检查,切下的肾脏并无病变,梁启超仍然不间断地尿血,靠输血维持生命,稍事劳顿病情就会加重。此后,梁启超多次入院治疗,1929 年 1 月 19 日,终因救治无效而溘然长逝,享年 56 岁。对于这一手术,当时社会人士和梁启超的家人多有责言,但梁启超本人却十分通情达理,并无苛责。在他看来,医师并非有意为之,医疗事故无法绝对避免,加之协和是美国人创办的医院,是当时医学界的权威,不能因为自己的手术失误而使国人怀疑科学。他还在 1926 年 6 月 2 日《晨报》副刊上发表《我的病与协和医院》一文,详述了自己此次手术的整个经过,替协和医院辩解:"据那时的看法罪在右肾,断无可疑。当时是否可以'刀下留人',除了专家,很难知道。但是右肾有毛病,大概无可疑,说是医生孟浪,我觉得冤枉……"梁启超壮年早逝,引起社会各界的猜测,但尊重当事人的意愿,没有人再起事追究,几十年后才有知情人出来澄清真相,此时,当事人都已作古,也就无从再议了[①]。

在英国,曾经有人做过一个列表式的问卷,调查医生、病人不同的医学观念,以及应该达成的新共识。调查结果是这样的:

来自患者的观点——

现代医学几乎无所不能,应该治愈我的疾病。

医生通常可以了解我体内的所有情况,知道我的健康问题出在哪里。

医生知道所有应该知道的专业问题。

医生大致能解决患者所有的躯体疾病问题,甚至还包括一部分社会问题。

因为医生的能耐大,社会才给予他们较高的待遇和地位。

来自医生的观点——

现代医学所能解决的疾病和健康问题是有限的。

到医院来看病是要承担风险的。

一般医生无法解决所有的躯体疾病问题,更别说社会问题。

医生绝不是无所不知,但医生知道许多问题解决起来十分棘手。

---

① 参见丁文江、赵丰田编:《梁启超年谱长编》,上海人民出版社,2009 年,第 694—695 页。

医生的医疗实践充满风险，成功与失败之间只有一步之遥。

工作中沉默比饶舌主动，这样不至于让病人知晓太多真相而失望，还可能因为投诉太多而失去职位。

医生与患者应该达成的共识——

生病、痛苦、衰老、死亡都是人生必须面对的事情。

医学不是万能的，尤其解决不了社会问题，而且医疗实践是有很大风险的。

医生绝非无所不能，他们需要做出决断，需要得到病家的理解和支持。

在疾病面前，医生和病人目标是一致的，应该共同承担。

遇到疑难问题，医患双方要保持信任和沟通，不要把所有的难题都推给某一方。

医生应该对患者坦言相告，哪些事情（疗效、预后）办得到，哪些事情办不到。[①]

很显然，医患双方从各自的理解到共同的理解，在有些人那里距离很近，在有些人那里距离很远。但医生一定是沟通的主动方，是努力缩短距离的人，因此，身为医生，必须掌握承诺的艺术，经常用温暖、善意的承诺消融医患之间的冰河。

---

① 雷恰德、史密斯：《医生为什么这样不愉快？》，《英国医学杂志中文版》2002 年 2 月，第 5 卷第 1 期。

第三章

医院与患者

第一节 人类为什么需要医院

人的一生与医院有不解之缘,现代人生在医院,死在医院,于是有人发出"要么在医院,要么在去医院的路上"的人生感慨。诊室病房不仅见证人生苦难与炎凉,凸显道德困局,还是哲学家的摇篮,是彻悟生命意义的地方。如今,医院也是医患共同的伤心之地?

一、医院是什么地方

毫无疑问,医院是公共空间,但它是一个不寻常的公共空间,在这里要交谈私密话题;医院是陌生情境,但在这里要缔结亲密关系;医院里的人素不相识,却要以生命相托。因此,医生的精神气质与职业行为也是医院环境的一部分。场所精神就等于医院环境气场加上医者的人格气场,旨在营造、引领,改造患者(沮丧)心绪、(忧伤)心情、(敬畏)意识。医患之间存在三重信任：职业道德信任、人格信任与技术信任。得意可以忘言，乐而可以忘忧。场所精神预先导入道德与人格信任，为技术信任奠定了基础，为快速沟通预留了空间，帮助医生克服快速沟通中的冷漠、傲慢、贪婪、抱怨，使患者能认同医者的紧张、忙碌、辛劳，接纳医者的快速处置，甚至原谅忙碌中的小差错、小失误。

现代医院里，患者的活动空间可细分为三重：第一重空间为诊室、手术室、治疗室、检验室、病室，是医疗行为的发生场所，患者在这里接触的大部分是直接责任医护人员。这里更强调专业感、神圣感、责任感；第二重空间为特定专科病区，门诊部、住院部，是患者与家属的医疗活动区域，患者在这里接触的大部分是非责任医护人员。这一空间更强调友善与尊重、公平；第三重空间为整个医院院区、医疗园区(生活配套设施、散步步道与休闲区域)，患者在此接触的大多是生活服务及管理人员，这一空间更突出友善、舒适与便利。无论第几空间，基调是专业感、友善、慈爱、尊重。

一般医院有正向三度(吸引)，也有负面三感(排斥)，正向三度为生理舒适度、心理好感度、社会认可度。提升这三个指标可以强化患者的访问动机，甚至转化动机——就医不是为诊疗，而是为享受保健服务以及医院优雅环境、和谐的人际交往；看医生不是为躯体疾痛的治疗，而是心理疾苦的咨询。负面三感(排斥)为陌生感(滋生逃避心理)、冷漠感(萌生放弃意识)、不安感(警惕医者的傲慢、贪婪)，负面三感得不到缓解就会逐渐积累、升级，产生医患冲突。俗话说远亲不如近邻，人们常常倚重非血缘关系的街坊邻居，而非相隔甚远的亲戚。在医院，亲情不抵医情，人们更信任非血缘关系的医护人员，好的环境气场可以引导医患之间快速进入亲密阶段，交谈敏感话题，甚至达成生死攸关的性命托付，而非忐忑的托付，事后的追悔。而医患信任为什么破裂？一方面源自医疗行为/后果的期许与评估落差。另一方面源自冷漠的环境，使得患者的恐惧与焦虑无法释放，身心紧张度陡升。

如果在医院的厅廊里与音乐相遇？无论是背景音乐还是治疗音乐，患者都会敏感地意识到那是人性的关爱，是温暖、放松，是可接纳的第一沟通，令人体会到被他人关爱的感受——这所医院很在乎我。音乐叙事可以推动公众理解医学/手术，理解生老病死，培育敬畏与悲悯、感恩心与勇气。同时，医生也会感受到职业的高雅（没有职业噪音）；感悟到生命的神秘、圣洁，生命甘泉的清澈，流淌着医学技术之外的关爱；领悟医院中服务契约的协商性、协同性（和弦，共鸣）。音乐叙事直抵医学的真谛：有德、有情、有灵，医者通过音乐叙事重新确立职业信念、体验理想人格、优雅人生，品味崇高，开掘幸福的甘泉。

任何有过求医经验的人都会发现，置身于医院，心理感受不同于商场、影院，也不同于宾馆、饭店，会不自觉地紧张、焦虑，甚至恐慌、无助，这一份心理感受源自医院特有的场所精神，在这里看见了什么？红十字与白大褂，病人愁容满面、步履蹒跚，平板床、轮椅代步的危重、失能患者……听见了什么？痛苦的呻吟，悲惨的呼号，焦急的脚步声,急救操作的动静与设备的运转声响……闻到了什么?
脓臭味,血腥味,来苏水消毒的刺鼻味……还不止这些,医护人员的
脸色、眼神、做派、情绪所构成的场所精神,对病人和家属也会有很
大的影响。

在现代医院里,病人最先感受的是红十字。医学是红色的,那
是"红十字(红星月)"旗帜的颜色,它闪耀着人道主义的光芒,热烈、
奔放,同时又慈悲、善良。在战地,在灾区,垂危的伤者,奄奄一息的
病人,只要举头相望,还能看见飘扬的红十字旗帜,生命就有希望,
红十字精神的伟大在于救助不分阶级、政党、信仰、意识形态、种族、
肤色、性别、年龄、尊卑、贫富、美丑,展示了一种博大无私的爱与
纯粹。

作为现代职业象征,医学也是白色的,"白衣天使"给人的第一
印象是洁白的大口罩、整洁的白大褂,背景是白病房、白床单、白机
器、白药片,它暗喻着无菌、敬畏、肃穆、神秘、距离、服从与纪律、巨
额的消耗与艰难的支付,也飘来几丝淡淡的寒意,同时透出浓烈的
技术主义的肃杀与消费主义的沉重。其实,很多医院现在已经开始
将白大褂、手术服换成蓝色,这源自一项心理实验,这项实验发现患
者在蓝色面前会变得安静,尤其是儿童患者,看见白大褂就反射性
地哭闹、躲避。在梅奥医院(Mayo Clinic),儿科甚至给大夫一点特
权,接诊儿童患者时可以不穿白大褂。

作为生命与人文的寄托,医学是绿色的,它是大自然的本色,绽
放着蓬勃,涌动着生机。人类在自然医学阶段,治病疗伤,内服外敷

的药物大多是生鲜草木（虽有动物、矿物入药，但绝大多数是植物药），医患眼里一片绿色的天地。它也昭示着人与自然、病人与医生之间的和谐关系。

作为心理关怀，医学是蓝色的，疾病常常伴随着焦虑，甚至是恐惧，蓝色可以给人以安宁、恬静、温情，让人面对生命的陡峭山坡与悬崖时，不再沮丧，不再忧伤。

在现实生活中，医学的颜色是朦胧的、杂色的、对许多人来说是无意义的。人们对医院的视觉体验似乎已经失去了人文的记忆，这是令人悲伤的。我们不是一群思想的动物吗？但细细一想，也许这种追问完全是一种苛求，不是人们不愿意思考，而是缺乏精神拷问的径路，毕竟当下医学人文的空气是稀薄的，人文思辨的"扫帚"还来不及清扫职业底色的"房间"，我们需要来一次彻底地重新清扫。

我们常常用"变色"来表述革命与颠覆，描述社会的转型与政权的易帜，其实，医学的"变色"也是近代社会转型中的一道特有的风景（暂且不去追索远古先民由"本能的医学"向"经验的医学"的演进）。17世纪中叶以来，人类医学在短短的一百年里，就完成了从"经验的医学"到"实验的医学"的变色与转型，在中国，这个进程晚了200年，但大戏照样演，只是剧本有些改变。19世纪初，西医大举进入华夏，中西交锋，也用了100年，医疗与保健主体易位，传统中医不断地边缘化。无论是最早发生在欧洲的那场"变革"，还是发生在中国的这场转型，都是一次变色，其基本模式是知识与技艺方面由"绿"（自然主义）变"白"（技术主义），人文主义追求与道德实践方面由"绿"(人本主义)变"红"(人道主义),同时也在不断变"黄"(拜金主义、消费主义)。变而化之,蔚然成风。因此,从思想史的"有色眼镜"看去,百年医学的激荡变迁是政治体制、思维观念、人文、社会、科学、经济生活巨变的一个混合反应,一个鲜活的变色标本,它对东西方来说都是人文传统的失落史,是科学建构的突进史,还是人文传统与科学建构的冲突史。也许它的表征只是服用的药物由"绿"变"白",医疗场景由家庭转到医院,由徒手的望闻问切、视触叩听到声光电磁的探头包围、血气液津的精细化学分析,由简陋的刮骨疗毒到精妙的器官移植。我们征服了大量微生物族群的叛乱,我们也替换了许多失职的人体"零部件",甚至我们已经从基因层面破译了生命与疾病的密码,不久将可以随性控制生老病死的进程和扳机,这一切都是不争的事实,我们有理由欢呼,有资格加冕;但是,我们还不能说人类医学完全掌控了生命的波澜壮阔,在疾病讨伐的地图上,我们已经占领了若干"交通要冲",但离全面"光复"还很远,何况疾病的版图还在不断地扩张。最应该反思的是在一路高歌的突进中,我们还需要谦卑与敬畏吗? 我们也需要盘点我们当下的技术进步曾经付出了多么沉重的社会代价,我们还应该丈量曾经、即将面临的"思想沼泽"有多远,我们将如何跨越? 譬如:技术主义的异化如何限制? 消费主义、拜金主义的贪婪(另一种白色污染)如何遏制? 技术完美与道德完美的分裂如何弥合(红与白的交汇)? 失落的医学人文传统如何找回? 又如何创造性地重建新的人文主义大厦? 这无疑是一次医学角色与视野的重新确立,我们这一代医学家大概不能只是技术前沿的"狐狸"（智者），而应该成为背负提升人类生命质量、创造社会福祉重任的"大象"（圣徒）。

二、患者为何非要住院？

生了病要住院似乎是一个常识，但许多人并未深究过。进医院除了能得到诊断与治疗之外，还获得了病人的身份。我们高速运转的社会将病人认定为身心有缺陷的人，需要治疗的人，是弱者，是受保护、需要照顾的人，无须工作的人，无须面对现实困境的人。病人角色就是对正常人角色的逃离与禁闭（强制隔离或隔绝）。

什么人可以（应该）入院？回答当然是病人，而且要够严重，够危急，还有具有特殊需要的健康人（孕妇），需要管制的躯体健康人（精神障碍者）；在一些廉价健保地区和高福利体制下还新增了一部分"医院消费者"（Hospital Shopping，有人形象地译为"逛医者"），这些人放大自身的不适与疾苦，小病大诊，或无病呻吟，过度消耗社会公共医疗资源，这类人已成为医改的蚕食者、破坏者、嘲讽者。

有过住院经历的人都知道，同为病人，虽病种（急症/慢病，小病小灾/大病绝症）不同，病房（普通病房/干部病房/VIP病房）、医院（综合医院/肿瘤、传染病、精神病专科医院）各异，却是人生与命运的见证。不同的医院境遇，不同的医院风景，映衬出命运的差异，以及身份、地位、财力的差异，这种种差异拷问人类普世价值（自由、民主、平等、博爱），拷问人性（世态冷暖）。

不管怎样的环境与心境，医院都是哲学家的摇篮。人生中有四种生命境遇可以催生哲学家,分别为失恋(弦断情殇)、生病(遭逢痛苦)、撤职(官场失意)与破产(商业失败)。其中以生病更具有恒常性,唯有病中的苦难咀嚼可以让一个坚强的人领会到生命的本质,品尝痛苦煎熬的滋味;同时还可能眺望死神,直面死亡,洞彻、感悟人生真谛,明白只有向死而生,才会转身去爱,知晓生死无常,务必快乐当下;更希望在与死神的对峙中,升腾出悲悯与慈悲、和解与宽容、恩宠与勇气来。

平心而论,医生也是人,他们也会生病,甚至生大病,被无情地抛向生死关头。严格意义上讲,每一位医生都是生过病的医生(医生本质上是病人)或者身为病人家属的医生,所以,医院也是医生第二身份的彰显之所。柏拉图曾经说过一句有几分刻薄的话:"只有生过病的医生才是好医生。"中国古代有"三折肱为良医"的民谚,都在表达一个"同病相怜"的朴素道理,这样的医生对患者容易产生同理心与同情心,容易移情、共情,感同身受。

美国医学家刘易斯·托马斯(Lewis Thomas)曾经这样感慨:在病床上,我更近距离地审视了医学和外科手术,甚至更近距离地审视了自我。生过病之后,我比以前更加了解医院、医学、护士和医生,我也更加相信技术的有用性,越高的技术越有用。在生病期间,我多次看到自己身体内部……但我还是仿佛处在一片黑暗中,我并没有觉得以一种新的方式与自身建立了联系,这种自我距离好像还增加了,我比以前更加分裂,对于构成我的那一个个结构,我更加没有发言权了。

三、医院悖论：来自陌生人的照顾

哈佛大学查尔斯·罗森伯格（Charles Rosenberg）教授的专著《来自陌生人的照顾》（*The Care of Strangers*）揭示了医院制度的变迁，由诊所巡诊到医院坐诊，医患关系发生了根本转变，也导致了现代医院服务的先天缺陷。在他看来，现代医患关系本质上是"陌生人"对"陌生人"的求助与救助，也是一次"陌生人"之间涉及药品与医疗服务的交易活动。他一直不能理解的是，健康的人们生活在适意、温情的家庭和社区氛围之中，尽情地享受来自亲人和友朋的照顾与心灵慰藉，而一旦病魔缠身，躯体与心理遭受打击、发生困厄时，恰恰要撤走原有的亲情支撑，被从原来的生活圈中推出，交给一群陌生的人们，去接受"孤寂""落寞"，重新适应一切，甚至连获得一次额头抚摸的机会都显得十分奢侈（ICU 病房里出来的病人最希望得到的是拥抱）。毫无疑问，科学的医学有千百条颠扑不破的理由来解释这种选择，如传染病隔离的需要、技术设施便捷使用的需要、专业化与职业服务的需要等等；甚至连人文医学也来打圆场，宣称医护从业者们早已向希波克拉底庄严宣誓，他们心中有百倍于常人的同情心和人性、人情，只需插上针头或掀动按钮就会适时足量地、不分彼此地输送给患者；即使遭遇情感的"冬季"，也会有"代价论"出来说话，像劝说孩子打针一样，"有点痛，没什么，过一会就好了"。其实，这一切理由都难以自圆其说，为什么受苦受难者要迎接更多的苦难？在技术并不发达的巡诊时代不是这样的，那时医生的服务半径小,对患者及其家族的病史、社会角色、心理负荷了如指掌,无论是躯体呵护,还是心理疏导、社会支持系统的调适,都处在泛亲情格局与友善之交的融融暖意之中。两种医患关系之间,在亲和度、信任度、满意度与忠诚度方面的落差不小。对于后者,需要有庄严的个体承诺(契约),更需要有制度弥合与文化弥合的补救措施。

其实,全球化时代的商业交易活动绝大多数都发生在"陌生人"之间,"坑蒙拐骗"的危机时时刻刻都需要防范。于是,交易前会安排冗长的谈判期,交易双方的信息知晓度落差相对不大,同时为规避交易风险,会有精细的防范措施,譬如订立严密的贸易合同,对货物、服务数量、质量、交割时间进行严格的核定,对价格、付款方式有细致的规定。即使双方诚信不足,交易制度与商业法律也会充当"守护神"。

因此,医患之间的"交易"显得十分"异常"。

首先,我们不把医疗活动视为一次纯粹的"交易",而是一次带有强烈公益性色彩的人道主义服务(即便是西方资本主义国家也如此)。就医行为本身带有强烈的突发性、偶在性,不可能有事前的充分沟通和谈判,也不会有合同文本。其实,即使安排谈判也无法进行,因为医患双方在医学、医疗服务的知识、信息占有上落差太悬殊,诊断、用药、手术、护理的等级价格决定权全操控在医生手中,病人无可选择。作为制度缺陷,医疗设备、药品、病房等硬件定价是刚性的,而医生、护士的智力、情感服务定价却是弹性的,无法反映真实的付出,使得这部分人力成本常常隐匿、转移到刚性成本中。由于医患双方信息的不对称,使得医患之间的博弈出现巨大的"剪刀差",一方面病人期望以最少的现实支付获得超值的服务,常常以"道德偶像"的人格标准来衡量医生的服务质量,以"人道主义"概念来抵付救助成本,甚至逃费赖账;另一方面,也有不少心存不善的医家为获取技术、药品"红利"而肆意滥用技术、药物,以科学的名义"坑蒙"病家,攫取不义之财;加之交易过程的制度监管缺位,各自人性的弱点张扬无敛。

其次,这种"陌生"情境下互不信任的交易关系无法承受"医疗意外"和"医疗事故"的道德清算。在今天,医学仍然是一项生命科学的探索事业,医生、医院、现代医学本质上都无法逆转生命的衰亡,都难以完全杜绝过程中的概率失误与探索挫败。在一般商业交易中,结果的失败可以导致项目清盘,支付归零,但医疗活动却不同,它需要委托方(病家)承担诊疗失败的悲痛与医疗成本的支付。当然,在法律上有必要明确事故的不可抗力以外的责任,但是,这也是一道无法简单厘清是非的难题,从临床案例的分析看常常是既有人为因素,也有不可抗力成分,孰是孰非,需要公正、专业的第三方机构介入,以明辨是非、责任;需要公正、理性的大众媒体进行公众"讲述"。然而,我们无法得到这种"质朴""纯粹"的法律、舆论环境,于是,社会的"仇医"情绪在一个个偶然事件中积蓄、爆发。

究其源头,在于医患双方闯入"陌生化"情境,带来巨大的心理失落、价值迷乱。健康人生活在适意、恬静的家庭氛围之中,尽情地享受着亲人的眷顾与温情,而一旦病魔缠身,躯体与心理遭受伤害时，却要暂别亲情的环绕，被抛入"陌生"的环境，去向"陌生人"求救，并接受"陌生人"的救助与照顾，这始终是一个悖论：越需要亲情的时候，越是要隔绝亲情。当然，职业理由振振有词，譬如传染病隔离的需要，有利于技术设施的便捷使用，专业化、职业化服务的集中提供等等，况且我们的宣传机器曾经一再承诺，这些为病人服务的"陌生人"实在不寻常，他们都是职业的人道主义者，都身怀绝技，又慈悲为怀，他们中的许多人像白求恩一样，"毫不利己，专门利人"，是一群"高尚的人，纯粹的人，脱离了低级趣味的人"。但市场机制下的医生、医院无法扮演人道主义"圣徒"的角色，病人也无缘接受战时"白求恩"式的服务，病家一旦遭遇现实的"冰霜"，立即化为心头的"火焰"。

医患双方闯入"陌生化"情境，还面临一个巨大的文化习俗落差，中国人倚重血缘、亲情，信任"熟人"，迷信"关系"。君不见，医院的走廊里，"一类"病人都是在白衣天使的"陪伴"下步入诊室，经过"同事"一番郑重"托付"之后才进入诊疗环节，"二类"病人也是手握某人的便条，或有事先的电话"托付"，与医生一番交代核实之后方才谈论病情。随后，医患双方轻松交谈，坦诚诉说，气氛怡然。

我们无法弄明白每一对"托付者"与"受托者"之间的"特别关照"的内容，细究起来一定十分丰富，但总归有一些"共同诉求"：一是"认真"，拜托受托者发挥其医术的极致，二是"适度支付"，请求受托者不要上那些心知肚明的"高创收"诊断项目与药品，三是"超值选择"，譬如选择一些花费不多，但诊断、治疗效果可靠的检验指标与药品,同等价格安排安静、通风,宽敞的病床等等。这三项基本诉求在"陌生人"的诊疗关系中是不容易获得满足的。其实,现实生活中,从"陌生人"到七拐八托的"熟人"诊疗关系的建立也需要巨大的成本支出,但是,病家宁肯花费巨大,也要寻求"熟人"诊疗,因为这不只是医疗服务质量高低的选择,也是在选择一份心灵的安妥,一份与医者平等对话的尊严,一份相互信任、没有欺瞒的和谐。

四、医院如何治病救人

发生在医院里的救助是这样一部生命搏击的大戏。

首先是沟通,包括倾听、感受、需要、请求四个环节。临床沟通的特征是沟通话题大于沟通言语,沟通人格大于沟通技巧,人文沟通大于技术沟通,生命关怀大于疾病关注,生命信念大于诊疗资讯。医生不仅要眼睛盯着各项指标、各种仪表,还要关注患者的疾苦、煎熬的体验,叙事与宣泄,希望与觉悟,绝望与豁达;关注他们的求生欲望(恋生恶死)与自我放弃(悲观厌世),濒死恐惧与彷徨,死后的归途,未了的心愿;给他们注入敬畏与悲悯,希望与勇气;关注他们长期患病时心志的安宁,临终时节的安详,灵魂的安顿,尽可能地让失能(失智)之身舒适、体面、尊严;帮助他们面对亲情、友情的冷暖、疏离与断裂;体会他们被抛弃、被冷漠对待的恐惧,对陪伴的渴望,被见证的希冀;帮助他们应对财务短绌与破产的担忧与恐惧,打消他们连累家人与家庭的罪感,厌世情绪和自杀意识(伤医与自伤)。

接下来是救助,作为一种基本的医疗行为,救助如今已经泛社会化了，医生与患者、集体与个体的关注点大不相同。首先，从医疗活动的技术、社会属性看，救助即干预（战争模型、替代模型，干预即风险），救助即消费（消耗原则、代价原则、利益交换原则）；其次，从医疗活动的人道、人性属性看，救助即呵护（人文姿态），救助即拯救（身心一体），救助即救赎（主客一体），救助即幸福（利他、利己的统一）。医者常常强调医疗活动的风险（不确定性）与代价，患者往往看重关怀与照顾以及内心的感受，于是有"医生来自火星，患者来自土星"之说。相互指责是无益的，换位思考甚至换位体验才是解决心理纠结之道，目的是让医生更关注人情与人性，患者更关注代价与风险。

以手术为例，手术千差万别，既有预期的、有商量的择期手术，也有突如其来、风云突变的急诊手术；有平平常常的皮肤引流术，有风险重重的心脑直视手术、神奇的机器人手术；有痛并快乐的剖宫产手术，有重现光明的眼科手术，重建运动功能、生活品质的骨科手术；有无奈的（挤压综合征）截肢手术；有沮丧忧伤、忐忑彷徨的肿瘤手术，肿瘤晚期保守的姑息手术，肿瘤早期扩大化的清扫术；有生死两茫茫的危急诊手术，有冰火两重天的器官移植手术。手术室存在 N 种可能性，可能手术成功，恢复正常，重返社会，柳暗花明；也可能发生波折，出现并发症与后遗症，失能生存，完全康复无望，心理、社会问题迭出；还有可能手术过程中或术后 4 小时内发生死亡，人财两空。因此，手术室内外危机四伏：技术危机、设备危机……心理危机。患者及家属等待时间一长就会焦虑，不如意就会抱怨，失败就会失望。手术意外与失败常引来伤医毁院。

手术室里常常产生伦理悖论，医者要履行不伤害原则，但手术本身就是躯体完整性与功能元状态的伤害，如何处理相对不伤害与绝对伤害之间的冲突。患者坚持获益原则：期望小伤害（代价）博取大收益，但实际上也可能大伤害（风险）获取小收益。双方要恪守自主原则与公正原则，但急性（诊）手术因情况紧急存在医方代理决策的情况，无法做到知情同意。且优质手术资源短缺，使得就诊、候床、择期、择人存在巨大的人为空间，只能遵循先到原则、重症优先原则、特需/竞价优先原则、社会身份地位优先原则。

临床救助的境遇是千差万别的，有时时间紧迫，救在旦夕，不容迟疑；有时气若游丝、命悬一线，预示生命脆弱，需悉心呵护"丝""线"；有时如同"多米诺骨牌"，一触即溃，预示前程险峻，必须悉心保护；有时多器官危机，险象环生：面对这类复杂性危机，务必统筹兼顾，才有可能化险为夷，整个救治过程中，医生团队都在全力与死神掰手腕，不过病情仍处在十字路口，存在向好、恶化的两种可能，或守位待援，期待拐点，或挽危亡于既倒，绝处逢生，置之死地而后生（起死回生）；但终归"道高一尺，魔高一丈"：我们无法战胜死神，根绝疾病，适时顺应才能心安意静。

面对这幕惊心动魄的生命搏击的大戏，不仅躯体反应莫测，情感、意志的顿挫也是气象万千，病者是痛苦（身心）的承担者，是蒙难者，有人敏感，有人隐忍，有人恐惧，有人坦然。究竟是接纳自然宿命，怀抱宗教敬畏？还是一味秉持技术崇拜、金钱崇拜做鲁莽的抗争？背后是疾苦观、生死观、医疗观的自我观照。正确的疾苦观就是对疾苦的降临给予理解、接纳与化解(苦尽甘来)，豁达的生死观就是对死亡持正视、理解与接纳(悲欣交集)的姿态，合理的医疗观就是对医疗、医生、医院与疗效给予适度的期待与理解(医生可能妙手回春，也可能回天乏力)。家人是疾苦的情感共同体，面对意外，难免惊慌、恐惧，萌生求偿心理，愤懑中行为失控，结果只能于事无补，甚至徒生事端，最好是理性应对，化忧伤为镇定，协同，信任。

救助活动中，患者感受至深的或许不是技术与技巧，而是医生的气与度，知与行，谋与断，行与言，尤其是面对医疗困境的心理、行为素质。同样是无计可施(不可救药)的局面，同样是有技难施的困顿，有技误施的尴尬，患者速生(胜)不能、速死(败)不甘的困境，高明的医生会以缓兵之计去相持周旋，使游丝之气，细而不断，多米诺骨牌，倾而不倒，与病魔掰手腕维持胶着状态，终"以时间换空间，积小胜为大胜"，而不是慌乱、无序，大起大落。

现代医疗救助大致有四种模型：战争模型(单因型、确切型、有备型)：多表现为你死我活，鱼死网破，绝地反击，背水一战……姑息—妥协模型(多因型、复杂型、混沌型、无备型)：多表现为暂避锋芒，保存实力，渡过危险(期)区；替代模型(单一器官衰竭，或多器官衰竭早期)：多表现为保存器官残存功能，渡过危险(期)区；顺应模型(多器官衰竭晚期)：医学干预回天无力及生命质量和尊严严重低下时，放弃救助，尊重生命的自然归程。

临床医疗救助有三个境界，第一个境界是救治，着眼于躯体存亡,技术干预;第二个境界是拯救,着眼于身心兼备,倾情关怀;第三个境界是救赎,着眼于主客一体,彻悟升华。彻悟什么?《相约星期二》告诉我们:医院是人生的最后课堂,在这里,我们共同彻悟生命的真谛。

> 生命不过是一段旅程,肉身无法永恒
>
> 死亡是肉体生命的归途,精神(爱)永恒
>
> 向死而生,短暂的生命才有意义

五、医院的前世今生

追溯医院的前世今生,可以了解到现代医院制度的历史其实很短。传统医疗模式中医生在医院外(自己家中、村头、药房、上门服务)。医院制度的创生大约始于 313 年,当时基督教在罗马成为合法宗教,救死扶伤成为基督教会慈善事业的重要组成部分,325 年,基督教第一次大公会议(尼西亚会议)规定,凡建立教会之处必须配备慈善场所,凡建教堂之处都要有医护馆舍。巴勒斯坦地区的凯撒利亚主教巴西里乌斯(Basilius von Caesaria, 329—379)在凯撒利亚城门旁边建立了第一所基督教医疗护理所(医院);在欧洲,法碧奥拉修女(Fabiola, 399 年去世)在罗马城,兰德里主教(Landry, 664 年去世)在巴黎也相继建立起医疗护理所。进入中世纪,在欧洲,凡教堂必有医护所。

在美国,早期医院仅仅作为宗教活动与贫民救助的场所,由慈

善、宗教人士主持,提供非功利服务。是战争中的战地救护强化了医生与医院的结合,也凸显了医院的护理职能。美国的第一批医院始建于18世纪,1713年,威廉·佩恩(William Penn)在费城建立了美国第一所慈善医院,主要的功能是济贫,其次是照顾病人。以治疗为主要功能的医院是1751年由本杰明·富兰克林(Benjamin Franklin)和周边居民共建的宾夕法尼亚医院。1794年之后的50年中,医院逐渐成为医学教育和研究的中心,成为医学知识的温床,医院在医学职业机构中的地位大幅提升,继而成为医学权威的堡垒。20世纪以降,随着声光电磁等物理技术向医学和诊疗技术的渗透与转移,辅助诊疗设备、器械在医疗中的功能与地位增强,医院的技术强势地位被强化,医生与医院的傲慢与偏见也被强化。如今医院已演变为医疗技术中心与商业、营利中心,集中服务,专科细分,现代人生在医院,也死在医院。随着老龄社会的逼近,安宁疗护的兴起,医院作为临终者(hospital,源自hospice)之家的职能又开始复兴,医护职责从躯体照顾延伸到心理抚慰、灵性照顾。

东方没有医院救疗的组织传统,中国历史上虽然有六疾馆、养病坊、安济坊(院)等机构,但都不是现代医院的格局,中文"医院"一词最早出现在1830年,专指传教士在商埠成立的医疗机构。日本历史上,明治维新之后出现"病院"一词,第一所病院可以追溯到1557年由耶稣会士路易斯·阿尔门达(Luis de Almeida)创立的"悲悯圣家"。在医院的进化历程中,南丁格尔是一位重要的推手,同时也是一位清醒的思想者,众所周知,南丁格尔(Florence

Nightingale)是现代护理学的开创者，其实她也是现代医院的管理者，现代医院制度的反思者、变革者，她对现代医院的反思与变革主要聚焦于"治疗与照顾"（Cure & Care）的关系上。她的不朽著作《护理札记》积极倡导以照顾为中心的专业化服务。在她看来，医院的核心价值是人性的呵护，是周到的生活料理，是身心灵的照顾，是配合治疗的养护，是病中的温暖和舒适，是沉沉夜色中希望的星光，是残缺生命中有意义的圆满（身—心—灵的舒适）。而她的另一部重要著作《医院札记》则开启以舒适为中心的设施改造运动。因为，她深知疾病不只是身心受损的结果，而是一个身心蒙难的痛苦历程，完整的治疗一定不是只着眼于器质性损害的阻断与修复，而漠视焦虑、忧伤、沮丧、失望甚至绝望等身心苦楚，更不能让病人生活在污浊、阴冷、肮脏、嘈杂的空间，食用不堪入口的糟糕饭菜。医院首先必须提供良好的"生活"境遇，然后才是良好的"治疗"环境。

如果我们再往哲学深处去潜游，从普世价值的高度去反思现代医院的困境，不难发现在一系列人类价值秋千上，医院里的价值诉求与境遇常常是趋恶而不是趋善，趋劣而非趋优。譬如自由与管制、民主与专制、仁爱（博爱）与冷漠、帮助与自理、平等与等级、和谐与冲突。此外，医学的不确定性，执业个体职业水准的不确定性、人格修养的不确定性更使得医院场景中的伤害与救疗、刺激与安抚、茫然无措与胸有成竹也变得迷离起来，一个鲜明的历史悖论是：低技术时代，患者普遍秉持低期待，病情有改善即满意，那时医院是救渡生命的"挪亚方舟"，如今进入高技术、高消费时代，患者常常高期待,却迎来了低满意度,因此,在媒体报道中、患者群落的集体意识中,医院反而成了谋财害命的"黑店"。因此,如今很难用一句话说明白医院究竟是最安全的地方还是最危险的地方。

现代医院制度的困境勾起人们对理想医院的遥望之情,人们期待医院疾病、创伤的救疗(救死扶伤)的职能不断放大,迈向却病、扶伤、乐生、善终(追求生命质量与尊严、生命的意义与价值)的新境地,不仅实现对痛苦的疗救(心理的抚慰、舒坦与平衡),还能抵达对苦难的救赎(灵魂的安顿、救渡)的境界。

医院今日之制度道德困境很明显,它本质上是技术、财富高速行进中的精神眩晕,是思想清贫、哲学贫困、智慧残缺所导致的,因此,更渴望职业的大智慧。什么是职业的大智慧?老祖宗的箴言是"医者意也",不靠学靠悟。因为医学不仅只是知识体系,还是生命信仰;不仅面对患者的躯体,还面对患者的心灵。科学与人学、技术与人性、工具与价值的关系的思考应该伴随医者一生。

第二节　患者何患?

一、"患者"的词源寻踪

有专家称"患者"一词源自东瀛,搜览文献,并非如此。细细追溯,发现"患者"一词最早出现在中国古代文献中,大约在唐代(中日文化交流的早期)流传到日本。翻览手边现成的文献,"患者"一词首见于《妙法莲华经》"如来寿量品第十六"篇章,经文为:"我亦为世父,救诸苦**患者**,为凡夫颠倒,实在而言灭,以常见我故,而生憍恣心,放逸著五欲,坠于恶道中"。这里的患者是世间苦难的承受者,因为他们有太多的颠倒想(乐—苦,益—损,得—失,利—害,存—灭),放纵心欲,不知持戒,坠入邪门恶道。《妙法莲华经》(简称《法华经》)是大乘佛教的重要经典,人们熟悉的观音崇拜就源于《法华经》,敦煌壁画中的许多画面也源自《法华经》经文。现存的《法华经》有三个版本,分别是公元 286 年的《正法华经》,公元 406 年的鸠摩罗什译本《妙法莲华经》,公元 601 年的《添品法华经》。中国和日本佛教界一直使用鸠摩罗什译本。在北京房山石经山的雷音洞内,嵌置着世界上现存最早的、完整的中文版《法华经》。雷音洞建成于隋炀帝大业十二年(616),至今已有 1400 年的历史。佛教经中国东传日本,浙江天台(天台宗圣地,以国清寺为基地)是重要的中转地。据历史记载,隋代高僧智越在浙江天台山国清寺创立天台宗,影响波及海内外。鉴真东渡前曾朝拜国清寺,805 年,日本高僧最澄(767—822)来天台山取经,修习天台宗,从道邃大师学法,离开时带回佛学天台宗经典 460 卷和《史记》《汉书》等典籍。回国后,最澄大师得到天皇赏识,令其在日本琵琶湖比睿山建延历寺,创立了日本天台宗,同时尊中国天台山国清寺为祖庭。为探明这一历史源流,我近期亲赴天台山国清寺,在后庭看到一座报恩塔,此塔建于 1985年 9 月,高约 3 米,塔顶为黄铜宝顶,紫铜瓦盖成,塔体为录岩,呈四方形,正前方为日文"南无妙法莲华经(日莲)"碑名,另三面各嵌有经文(恰好就有"救诸苦患者"一句)。这座塔由日本莲宗信徒捐资修建。因为天台山是最澄大师当年留学过的灵址,日莲僧人(山田是谛,1982 年曾率团回访天台山)坚信《法华经》的源流是天台国清寺,因而捐资建塔,以表"知恩报恩"的深意。

从文化交流史角度看,这段中日之间关涉"患者"内涵的佛经交流反映了中日之间名词术语的相互借用、互通有其历史渊源,中日文化存在着哺育(中—日)与反哺(日—中)的关系,日文中许多核心概念,尤其是天皇年号、名字均出自中国古典典籍,如"靖国"(出自《春秋左传》)、"明治"(出自《周易》)、"维新"(出自《诗经》)、"厚生"(出自《尚书》)。日本至今还有年度汉字评选的习俗。文化的交流与双向渗透是东亚(儒家文化圈)文化建构的一大特点,应该客观、冷静地对待,不能轻易地贴上文化侵略的标签。唐代以降,以鉴真东渡为标志,日本大量引进中华文化(文字、典籍、建筑、医学),借用汉字形意,形成与中华文字学相近相通的日语语义学体系,但近代以来,明治维新的日本在西洋化(现代化)进程中领跑于大清帝国,晚清民初,大批留学生赴日学习自然科学与社会科学,现代化进程中形成一股"东洋化"热潮,也带来新名词的日译倾向,一些重要的概念均来自日文,如政治、经济、组织、干部、革命、管理、科学等,医学中卫生、健康、防疫等词也来自日译,如今这些词已融入中华词语库,不可因为源头为日译而排斥。

二、"患者"与"病人"的语义之差

患者，罹患疾病的人。患，从"串"，从"心"，指怀揣一串心事的人，患者常常根据自身的不适体验与敏感（忍耐）度定义疼痛与痛苦，"患"的时间跨度比"病"要宽大，求医之前就会有各种"患"的感受，难受（"蓝瘦"）想哭（"香菇"）即有"患"（如病前综合征，病后综合征，中医的"虚症"，有各种不适的感受）未必有"病"（各项生理指标并未偏离正常值），有"病"必然伴随"患"的体验。**病人**（病员、病号，病家）指生病的人，或人在病中，根据医生的观察与诊察，专业知识＋现代诊断设备（影像、生化实验等）确认其疾病的存在与程度。"病人"与"患者"两个概念之间存在着客观性与主观性的差别，病人有指标（生理、心理指征），患者有感受（疼痛、难受、折磨）。因此，医生眼里有"病人"，诊疗目的是"医—病"关系，病家眼里有"患者"，求医的目的是解决"医—患"关系。

英文里有**"疾病"**（Disease）与**"疾患"**（Illness）之别：疾病是依据具体病因、特别的症状、实验室及各种现代医疗仪器探测出来的阳性指征所做出的偏离正常（健康）态的临床判定。病患则是疾病个体诉说的痛苦经历和身心体验。因此，在医生那里，同一个疾病的诊断就是一套指标体系（指南或共识），而患者的感受却千差万别，一千个患者有一千个感冒（感受与表达），如同一千个莎士比亚的读者，就有一千个哈姆雷特。在中文里，"者"与"人"有尊卑之别，人们在对某人表达尊敬之意时呼"者"，如老者、智者、行者、长者、为师者、讲者、学者、医者、患者、蒙难者、临终者、逝者；"人"则是不带情感的平常、平视之呼，如男人、女人、旅人、常人、凡人、健康人、病人，甚至有贬低之意，比如罪人、犯人、贱人、贼人、濒死之人、死人。

患者是谁？怀揣一串心事的求助者、弱者、伤者、残障者、濒死者、被抛者、沮丧者、忧伤者、失败者、破产者、失能者、失智者、失眠者、失望者、失落者、失意者、失宠者、失速者。患者的需要是立体/多元的：同情、共情、帮助、照顾、救助、救济、陪伴、见证、抚慰、安顿。英文中病人为 Patient，而非 Diseaser（or）或 Illnesser（or），Patient 与 Passion 都源自拉丁词根"Pati-"，意为遭受（患）、忍受折磨的内在体验、躯体感受（主观体验与价值判断，更接近于"患"之意而非"病"之意），包含着疾病解释的文化维度，如患病说明、症状解释、病况解读（映衬出疾病观），患病经验、体验、感受的描述，不对劲、不舒服、难受、痛苦、悲伤、悲恸，以及与疾病相关的各种品质（坚强与脆弱，敏感与麻木）、行为模式（强忍型、呻吟型）与体制规训（反映某种医疗观。生物医学模式、身—心—社—灵模式），当然也包括病因分析、因果链条的追索。由于文化差异性的存在，使得疾病命名与分类的客观性、真理性发生动摇，单纯生物学的疾病观、医疗观遭到质疑。

三、"患者"与"病人"的临床体验之差

由于"患者"（不确定的主观体验的疾病感受，尚未确定的病人）与"病人"（对患者不确定性的澄清，是确切的疾病载体）称谓之间存

在着主体性与客体性、主观性与客观性的内涵差别，似乎可以约定一下两者使用的合理范围，专业文献（教材、参考书）、诊疗场所与情境中应该使用"病人"，非专业场合、大众语境（卫生科普）中则应使用"患者"。

　　然而，事情并没有那么简单，同样是医疗行为，其背后有医学模式的分野，生物医学模式（聚焦躯体）的临床循证过程比较适合使用"病人"，而生物—心理—社会医学模式（兼顾身心社灵）的临床叙事过程中则呼唤"患者"的回归。21世纪新兴的**叙事医学**，其追求在于将"找证据"与"讲故事"结合起来，构成客观与主观、观察与体验、生物与生灵、技术与人道有机的统一，这又让"患者"这个词的语境选择复杂起来。身患疾病的哲学家图姆斯（S. Kay. Toombs）曾指出："医生，你只是观察，而我在体验"，揭示只有"病"没有"患"的医学观察的不完整性。思想家苏珊·桑塔格更是大声疾呼"苦难无法显影"。哈佛大学医学心理学家、社会学家阿瑟·克莱曼（Arthur Kleinman）教授认为"疾病"（Disease）与"疾患"（Illness）是两个不同的世界：一个是医生的世界，一个是患者的世界；一个是被观察、记录的世界，一个是被体验、叙述的世界；一个是寻找病因与病理指标的客观世界，一个是诉说心理与社会性痛苦经历的主观世界。他批评当下的临床路径只有病，没有人；只有公共指征，没有个别镜像；只有技术，没有关爱；只有证据，没有故事；只有干预，没有敬畏；只有告知，没有沟通；只有救助，没有拯救……叙事医学的首倡者、美国哥伦比亚大学的丽塔·卡伦教授认为：在人类生命经验的构成中，有客观事实与主观意义这两个层面的区分。疾病作为人类生命经验的一环也不例外。疾病客观呈现的生理症状与个人主观的生病/罹患体验是并存的。罹患突显疾病的生成意义与丰富的个性化体验，不是为了否定生理症状的事实，也不是要众人漠视医疗的功能，而是为了唤醒人们去"洞观"生理症状背后的心理与灵性层面的变化，关注两者之间的平行关联。从这个意义上看，"患者"与"病人"的并用才是临床思维完整性的呈现。也就是说，"患者"的认知不仅不能取消，还应该在新医学模式的语境中得到加强。

四、在医学术语规范化的背后

从深层次看，以"病人"替代"患者"，一个坚强的驱动力是客观性继而普遍性、规范化的追求，这是当下流行的循证医学的认知与思维惯性，因此，应该认真清理循证医学对现代医学认知大厦的冲击，厘清临床中实证主义（表现为对象化思维、客观主义、证据主义）的认知偏失，把握好对象化与主体化、外在化（指征）与内在化（感受）、客观与主观、普遍性与特异性、证据与故事、实证与现象的张力。因此，"患者"与"病人"的概念之争（内涵的弹性与刚性辨析），本质上是循证医学与叙事医学之争，医学中的技术与人文之争，也是对疾病、健康征象与本质的认知分歧，是哲学上的实证主义与现象学之争。

无疑，当今的临床叙事的确存在各种**词不达意、词不尽意**的情形，常常陷于修辞的困境，加之临床医生大多敏于行，讷于言，语言

（概念）或多或少呈现混沌、短绌现象，无法充分表达生命的意向与意象。适度的术语规范化、标准化是必需的，但是，也要意识到医学是人学，不是纯粹的科学，其哲学特质决定了临床语义的弹性与漂浮，及认知、理解的分歧。首先，生命具有神圣性（神秘、神奇、神灵、神通、圣洁），哲学上的超验性、精神性，不能只在物质（躯体）层级揭示生命的奥秘，必须从身—心—社—灵的递进关系中把握生命。无论健康，还是疾病凸显、死亡降临都具有不确定性（或然性）与偶然性（无常），医学在不懈地追求确定性，但是无法彻底揭开不确定性与偶然性的"无知之幕"（医学存在着"膏肓"之蔽）。奥斯勒一百年前有言："医学是不确定的科学与可能性的艺术"，中医有"医者，臆也，易也，艺也"之言。其次，医患之间存在**主—客间性**（丽塔·卡伦），**一半客观性**，一半主体性，流淌着不纯粹的客观性、不充分的主体性。再次，每个人都是别样的生命个体，只会相似，不会相同，可感性大于客观性。最后，医疗活动具有技术—人文的**共轭性**，一方面追求有理、有用、有效、有根（因果），另一方面又追求有德、有情（共情）、有趣、有灵。医生的职业行为是一种既具有客观性、社会性、对象性、群体性，又具有个体性、体验性（情感化）的主客交集的社会活动，需要以在实践探索中逐步形成，同时在实践中得到表达、修正的概念加以描述。

第三节　现代医院的使命转向

长期以来,医院的使命锁定在两个方面:一是医疗安全,二是患者安康。如今,老龄化造成的慢病重疾正在悄悄地消解这两个坚硬的使命,很大一部分患者转向安宁、安详、安顿,转向缓和医疗(Palliative Care)与安宁疗护,也称"姑息治疗"。

一、被误解的姑息治疗

生活中,一提及"姑息",就会想到姑息养奸、姑息妥协、姑息退让等带有贬义的词汇,基本上表达的是一种不那么积极的策略,所以,我们首先要回答医学意义上的姑息的内涵是什么;其次要回答姑息医学是干什么的,还有姑息医疗又是怎么一回事,它是怎么走进我们今天的医学体系之中的。现代医学顶天立地,顶天就是内容抵达医学发展的前沿,倡导新理念;立地就是内容要接地气,回应医患的现实关切。

积极与消极是一对范畴,对立而统一。用辩证思维来考察生命终末期的干预,究竟应该积极还是消极? 姑息是不是应该归于消极的范畴? 我的回答是,姑息确有不强作为、不妄作为的一面(准确地讲不是消极,是顺应,人们常常把对死亡的顺应看成是消极姿态),但本质上是积极的,因为它给垂危的生命带来了最后一缕阳光。

姑息强调的是顺应,尊重生命的自然进程,反对战争模型、替代模型的滥用,不是不作为,是不选择强作为、妄作为,包括临床上许多支持疗法,目的是提升患者的生命质量,而非一味地延长衰败的生命;因此,肿瘤早期也会选择姑息手术,开展姑息治疗,但是,在生死意识褊狭、普遍不接纳死亡、医患关系紧张的当下,姑息的确容易引起患者家属的不安,甚至可能会引起误解,认为医生背弃了救死扶伤的诺言,单方面放弃本该救助的生命。因此,换个名字,改称舒缓医疗,或安宁缓和医疗,人们可能更容易接受。

无论是姑息治疗,还是安宁疗护,都是要坦然接受现实的严酷,当病因治疗(根治性治疗)、发病学治疗不再显效时,病程进入不可逆的生命终末期,医疗团队改变诊疗战略,调整诊疗原则与方向,由病因治疗转为注重生命品质,制定帮助患者获得无痛苦及身心灵舒适与舒坦状态的一系列包括症状学处置、社会关系调适、心理与心灵抚慰等内容在内的方案。姑息治疗对象多为晚期肿瘤患者,失能、失智的老龄人群,罹患神经源性疾病的患者。姑息治疗不仅关注躯体失能、衰退,心理失忆,失智,还关心生命失速、失望、失势、失意,灵魂失重、失落。

疼痛的整体干预只是姑息疗法的一种,大凡医学治疗有四种模式:第一种叫病因治疗,使用抗生素就是病因治疗,用某一种抗生素把某种细菌给干掉。第二种叫发病学治疗,如同擦枪走火,枪也有,子弹也有,不让它走火就得保护好扳机,一旦触动这个扳机,就会出现危象。第三种叫症状学治疗,就是针对患者的不适进行干预,疼痛就止痛，呕吐就止吐，腹泻就止泻。最后一种叫安慰治疗，这是一种机理复杂的治疗模式，有虚有实，有心理暗示，也有意志力、信仰的激发。今天所讲的姑息治疗是复合治疗，基本上不拘泥于病因治疗，比如说癌症已达晚期，这个时候肿瘤病灶已经没法消除了，病因治疗不可能产生逆转性的疗效，但身心社灵的震荡却是综合浮现（涌现）的，比如肿瘤冲击下身心社灵交织的整体疼痛，它的疼痛分级不是最高的，但体验确实是最深沉的。生活中，最厉害的疼痛是牙疼、分娩疼，疼痛的烈度都可达到 12 级（最高级）。爆发性的肿瘤疼痛也可以达到 12 级，但一般情况下摇晃在 5—9 级之间，深究起来，跟情绪刺激，生活绝望，社会关系断裂，遭遇无效医疗、无望康复有关。由于病程进入不可逆的生命终末期，单纯止痛是不充分的，需要心理、情感、意志的介入，尤其需要信仰和尊严的力量。生命终末期伴随着强烈的恐惧、忧伤、不安、沮丧、失望、绝望（无意义），远比疼痛的内涵丰富，如果医者对这些情形不管不顾，只是有痛止痛，无痛不理，就无法洞悉患者的内心波澜。每个人都要经历一个生命的倒计时，倒计时就是从最后一刻往前推，有一个缓冲期，缓冲期的生活质量问题就是姑息治疗的发力点，这个阶段的姑息治疗有一个特定的名称叫临终关怀（不仅仅针对逝者，还包括针对逝者家属的哀伤关怀）。不过，姑息医学不等同于临终关怀，姑息医学的半径比临终关怀大，既然此时病因治疗没有什么效果了，那么我们就不再去杀肿瘤了，转而去提高患者的生命质量，所以它其实是一个更高、更复杂、更艰难的使命。但是，一般医生都信奉单向度的"救死扶伤"，都如同卒子过河，没有转圜的余地，其实，救死是非常不确定的使命，真正的死亡来了如雪崩一样，现代医学基本上回天无力，但扶伤就不同了，成功的确定性很大。

医学目的在转向，不再胶着于病因干预，更关注患者的生命质量，其实人活在这个世界上只是一个过程，目的地都是墓地，眼睛一睁一闭，从子宫到墓地，便是一生，但过程的光彩使我们活得有意义。

姑息治疗有一个特点是综合性，强调多元、多轨、多学科。姑息治疗光靠一个医生、一个学科发力做不好，必须有多学科团队共同施力。现代医学已经告别个人英雄主义的时代，一台手术做得好，除了外科主刀医生的努力之外，离不开麻醉师、护士，还有康复师、心理治疗师等。多学科团队是表，多元、多轨是里。它不排斥高科技的运用，但是医学人文理念与方法导入更重要；姑息治疗不把高科技作为唯一诉求，而是以人的舒适度作为医学诉求。姑息治疗还十分重视医者对患者的陪伴、见证、抚慰、安顿能力，没有这四种能力，就无法走进患者心灵去共情。

姑息治疗的介入手段非常丰富，可以有药物、手术，还包括物理（作业）疗法。关于物理疗法，处在老龄社会高峰期的日本做得很好。日本研发了全套的物理疗法器械与技术，对于老人、肢体残障患者的失能矫正很有帮助。康复疗法过去叫理疗，理疗就是物理（作业）疗法的简称，失能之躯的很多丧失的功能可以以器械来替代，以功能训练来增强、重建，这些器械和训练的背后是物理学最新技术（声光电磁）的临床运用。姑息治疗还是从情感共同体抵达命运共同体的过程，是信仰疗法的升华：人类信仰体系很庞大，有政治信仰、宗教信仰、文化信仰、职业信仰等等，但根子都是对生命本质的叩问，对生死境遇的回应，如何向死而生，我们要重建对生死的态度，改造我们的生命信仰体系。

随着尊严死理念的普及，尊严疗法开始得到重视，什么叫尊严疗法？通俗地讲，就是让每个人在离开这个世界的时候都觉得自己很有尊严，没有遗憾。当下的情形正好相反，许多人求医不甘，死不瞑目，总觉得没有别人活得好，死也没有别人死得安然，一拿别人来做参照，结果就是自己很亏，要补偿，产生了强烈的求偿心理，医生、医院成为求偿的对象，打医生砸医院的心理动机都源自这些念头；根源是对自己一生不满意，当对自己的一生不满意时，就表现出对自己的医生不满意。当生命逼近最后的时光，必须要问自己一些问题，这辈子怎么走过来的？有哪些事情值得回顾？职场中、家庭中有哪些事让自己最难忘？哪件事让自己最动情（感动、感悟）？哪些事让自己得到别人由衷的欣赏与赞许？医者从旁引导、启发，任由患者深情地倾诉，然后记录下来，可以录音，可以录像，然后进行梳理，总结出若干亮点、若干人生彻悟，结论是这辈子活得蛮不错，很充实，有意义，没有白活。让患者本人及家人都认可生命的光彩与光环，获得一份哀荣，这个过程大致就是尊严疗法的内涵。尊严疗法不是花拳绣腿的摆设，而是围绕患者的生存境遇进行改良，让病危者找回他活着的意义、生存的价值，一切细小的改进都关系到他生命的尊严、生命的品质。

姑息治疗不仅是一个医疗任务,还是维护生命、尊重生命的仪式,前提是把死亡作为生命中正常的构成和过程,这是一个豁达的生命观,也是医学观的一次重大调整,标志着临床医学从关注形态、功能、代谢,过渡到身心社灵的全人关怀;从技术至上、金钱崇拜过渡到人性、尊严至上。过去我们到医院觉得谁最牛?外科医生最牛,因为他可以做高难度手术。但未来不见得他们最牛,未来可能姑息医师最牛,他知道生命全要素、全流程、立体的关怀与照顾。从胶着于躯体干预到身心灵的抚慰;从循证医学到叙事医学;从找证据到讲故事;从全力抗击死亡、技术化生存,到坦然接纳死亡,全力解除苦难;从单纯追求医疗的安全、安康到心灵的安宁、安详、安顿。姑息医学逃出了"战争模型"——把子弹打光,然后拼刺刀,杀敌一千,自损八百,告别鱼死网破,主张生死两安。不是卒子过河,永不言弃,或者永不言败,而是自然接纳死亡,诗化死亡,陪伴、见证、抚慰、安慰、控制、缓解、解释,这一点都不消极,相反,是很积极的举动,整个社会都朝着这个方向走,整个社会都会充满着爱和悲悯。

二、如何直面最后的告别

身边的人翕然辞世,无论是幼年丧父,还是中年丧妻,或者老年丧子,都让我们心理上猝不及防,不断有人抱怨生活的残酷,为何常言道"好人有好报",现实却是"厄运总是降临在好人头上"?为何人们期待"亲人(好人)不死",现实却是亲人(好人)在我们最眷顾的时刻离去？

　　虽说恋生、惜生是人之常情，但死亡却是一种无法逃避的生命归宿。何为善终？何以善终？关涉生之欲望与死之恐惧，坦然顺从死亡是一种生命的大彻大悟。如同蒙田所言，与其说被死神追逐，不如停下脚步，邀死神共酌。不过，此话说起来轻巧，实行起来并不容易。因为死亡究竟是苦海深渊，还是天堂入口？是万劫不复，还是解脱苦难？是肉身消亡，还是化蝶遇仙？是医学无能，还是圆寂涅槃？面对死之将至，是无限惆怅，还是悲欣交集？是无限眷恋，还是决绝尘世？这些问题对于每一个生命个体都是一个谜团，一次生命意志的提撕。

　　这样的精神提撕是沉痛的，因而，关于如何死、如何尊严地死之类的命题常常被医学以技术的理由刻意回避。在临床上，逝者最后的岁月总是匆匆忙忙，一切节目都显得务实而具体，技术而世俗，围绕着抢救的程序、后事的嘱托、遗产的分割。我们不曾凝视亲人那双临终的眼睛，当那双浑浊的眸子突然一亮，给我们讲起他关于生死的感悟时，一定有人想说好死(痛快)胜过赖活(折磨)。然而，这份缘自身心体验，关涉信仰、意志的呼喊被技术话题严严实实地遮蔽了。对于醉心于技术救助的中国医学界，尤其需要深入开掘善终的国民文化心理结构，透过历史、哲学的审视，来寻求推进善终的社会文化内驱机制(引擎)。

　　向死的生命，百年来经历了从诗意到技术，从悲壮到悲切，从含笑面对到诚惶诚恐，从无知无畏到患得患失的社会、心理嬗变，这是一个从顺应死亡到反抗死亡的精神历程，究竟是进步还是迷失，它质疑着现代性（包括现代医学）的价值谱系。

从中国传统价值观看，视死如归与贪生怕死有灵魂高下之别，文天祥的"人生自古谁无死，留取丹心照汗青"成为千古绝唱，而即使草莽之身，也会有"砍头不过碗大的疤""十八年后又是一条好汉"的豪气冲天。不必要求每一个人都具有英雄主义的豪迈或豪侠，世俗百姓也有生寄死归的坦然。中文语汇中关于好死的词条十分丰富，譬如无疾而终、长眠不起、大夜斯安、百岁千秋（躯体百岁，精神千秋），士大夫阶层会有驾鹤西去、兰摧玉折、玉楼赴召、弦断琴殇、香消玉殒的隐喻，侠士们有落星、剑飞之叹，佛教传入之后，又多了示灭、涅槃、归寂、圆寂、入寂、灭度、遽归道山的意象。很显然，中国人曾经以诗意的盘桓、价值的取舍、灵魂的安顿、精神的永生来面对死亡。它们凝练了生寄死归（有如西方的"向死而生"）的生命信条，认定死亡是生命的归宿，死神的最后召唤是不可抗拒的，生命对于每一个人来说，都不是"有无"问题，而是"长短"问题、"高低"问题、"轻重"问题。阎王爷总是铁面无私，地无分东西，人无分贵贱贫富，归期来临，一律发配"西海"。即使有世间最先进的医疗条件、最优秀的大夫也无济于事。此时，坦然地接受死神的邀请，和他一起驾鹤西行，实在是人生的最后一次壮游。

但是，在今天的抢救室里，任何微弱的生命征象都是呼救的渴望，都是赴救的命令，人道主义的信条是借助一切技术手段，不惜一切（经济）代价，挽危亡于既倒；而不是劝慰死者坦然面对夜幕降临，踏上回家（回老家）的路程，回归祖宗的怀抱。不难看出，现代抢救文化一开始就将医学和医院、医生推向只许救活、不许失败，只许起死回生、不许适时放弃，只谈技术干预、金钱保障（迷信技术魔术，功利魔方），不谈生死皈依、灵魂安顿的单行道上，培育了技术主义的"管状视野"，重新塑造了贪生怕死的懦夫文化。在我们今天这个技术崇拜的时代里，不仅"死亡是什么"需要重新定义，同时，"我们如何死亡"也在重新建构，死亡的意义更需要重新诠释。死亡已经绑定医疗技术，尤其是器官替代与支持技术，从某种意义上讲，今天的死亡就是关机时间，抑或是停电时间，而不是生物器官或生命体的瞬间自毁进程，意念中的油尽灯枯（寿终正寝）。在技术主义、消费主义盛行的世俗社会里，生死不再是壮士豪情，也不是与生俱来的命运安排，而是可以超越的技术沟壑。死亡命题有了与上帝讨价还价的弹性空间，死神既害怕新技术，还爱钱财，死亡的降临（鬼门关）可以随着技术进步和支付水准人为地掌控与任意推延。于是，人们对于生死的达观变得暧昧起来，对于死亡的恐惧、恐慌、恐怖不断蔓延。这才有了赖活胜好死的社会意识。所以，现实语境中的"贪生怕死"是技术主义、消费主义土壤里滋生出来的社会意识。

笔者一次在南行的火车上偶遇一位急诊室的女大夫，她给我讲起一桩不久前自己亲历的事情，情节如同小说或电视剧一般。一对情深意笃的老人住在她负责的病房里，男人命悬一线，喘着粗气顽强地苦撑着，女人侍候在侧，那双浑浊的眼睛不时地给老伴递去深情，一只手伸进被子，紧紧握着男人的手，给他活下来的勇气与力量。终于到了启动 CPR(心肺急救)的时候,老人要转移到"抢救重地、闲人免入"的急救室,急救室门口,两只手紧扣在一起,于是,一个坚定的声音响起:"松开手,说你呢!"紧接着,一只手伸过来,硬生生地掰开他们握在一起的手,沉重的大门"砰"地关上了,30 分钟之后,推出一具盖上白布单的男尸,老人的眼睛不曾闭合,手也一直保持着半小时前握手的姿势。事后,这位女医生饱含歉意地对我说:当时,我们不应该把老太太唤出去,而应该让她陪伴着至亲的人,一直握着老头的手,用那苍老却坚毅的眼神去见证亲人的撒手别离,或许老爷子会走得坦然、安详一些。

　　听完这个故事,人们也许更在意的是那句"抢救重地,闲人免入"的警示语,谁是闲人,什么叫闲事? 正统的临床医学信念是医生护士之外的人都是闲人,医疗节目之外的事都是闲事。其实不然,此时此刻,再先进的救助手段也无法挽回亲人的生命,要说无用、赋闲的恰恰是那些医疗节目和技术设备,而亲人的陪伴、见证、抚慰、安顿则是最最贴心的,也是病人最最需要得到的生命滋养和温暖。不过,要违逆科学主义的救助观实在有些难为,此时,家属常常会抱有几丝幻想,坚信亲人不会死,只要急救技术的导入就会出现奇迹,于是一再催促医护团队加码,将十分珍贵而短暂的亲人之间道别、道谢、道歉、道情、道爱的时间悉数交给急救团队,交给如呼吸机、人工心肺机、叶克膜、人工肝、气管切开、特别护理单元(ICU)等伤害性干预手段。患者家属的心理转圜点在于丢掉亲人不死的幻想,正视生命的终点,接纳死亡的降临;将临终时节的节目单重新排定,优先安排展示逝者尊严与亲情依恋、诗化死亡的活动，医疗节目仅仅作为辅助手段，适当用一些止痛、止吐、平喘的药物，保持生命指征的相对平稳与无痛苦状态，直至生命的停摆。

要翻转急救过程中的主次、忙闲关系，最核心、最揪心、最痛心的莫过于急救室里的医生与护士，此事关涉医者的尊严与价值，也牵系着他们的情感跌宕。没有医生与护士会否定临床行为的价值，更不会承认自己是"闲人"，深陷技术主义泥沼的人们有一千条理由为自己辩护，诸如医者救死扶伤的天职；百分之一的希望，就得百分之百的努力；永不言弃是我们的信念等等，积极抢救原则指导下的心肺复苏（CPR）是本分，尊重患者意愿的不选择积极抢救（DNR）才是大逆不道。

无疑，但凡置身于急救室，箭在弦上，蓄势待发，医护就会陷入过度医疗与医疗不足的两难困境之中，无法准确把握。会感叹治病容易医人难，疗身容易疗灵难；随着阅历的增加，会逐步认识到面对终末期患者，照顾比治疗更重要，陪伴比救治更重要。面对生死困局，仅有技术是不够的，仅有爱也是不够的，要帮助病人建构新的自我，坦然、豁达地接纳痛苦与死亡。医学总是在无限危机与有限治疗、生之诱惑与死之宿命、生命（神圣）无价与医疗有价之间荡秋千，俗话说得好，道高一尺，魔高一丈，英勇的医者不必像战士一样战斗到仅剩最后一颗子弹，而要像将军一样，既要与死神决战，也要与死神讲和。

从某种意义上讲，ICU 技术就是一种"协助偷生术"（抢救的要害在"抢"),假定的竞争者是上帝或者死神。既然是"协助偷生",前提还是必须接受和顺应死亡的自然事实,干预总是有限的,有条件的,而不是万能的。ICU技术其实无力改变人类必然死亡的基本境遇,只能无奈(无能)中寻求希望(偷生、抢救),这样看待死亡不是消极被动的,恰恰是豁达的。我们讲生命神圣包含两重意思,一是生命无比圣洁,二是生命的历程神秘莫测。生命之花如此美丽,又如此易凋零;生命之火如此炽热,又如此易熄灭;生命力如此坚强,又如此脆弱,因为神圣,才会有对生命的敬畏。

因此,无论是好活、赖活,还是好死、赖死,都是生命的真实境遇,人类关于好活(乐活)的研究很多,有专门的学问,叫"幸福课",赖活也有人研究,叫"苦难课",好死(乐死)的学问比较冷僻,有人起名叫"优逝课"。生活中,"不得好死"是毒咒,一定要研究,就应该叫"劣逝课"。好死的另一种表述叫"善终",大多为非病非伤(也包含部分病情不凶险的慢病)的可预知的自然故亡,没有太多的痛苦(只有衰弱)和急救技术介入,临终时节,亲人绕膝,诉说衷肠,爱意融融,交代最后的遗言,了却最后的遗憾,揭开最后的心结,放下最后的心事。

善终,本质上就是走出技术主义、消费主义的云山雾罩,迈向人文主义的灵魂澄澈。

法国哲学家马塞尔有一个"亲人之死"的理论。1937年,在笛卡尔纪念会上,马塞尔提出"亲人之死"具有类型意义。"亲人之死"是一个参与"我的生命"、塑造"我的历史"的仪式。死亡不能同爱的奥秘分开。亲人不死，不是一种幻觉，而是一份割不断的情缘和依恋。马塞尔的观点不是亲人不死，而是他们死后既非永眠，也非虚无，由于亲人与自己的情感经验仍然可以在逝者与生者之间发生深厚的链接，两者之间依然有一份绵延"你和我"的存在关系，这就是爱延续亲情的理由。哈佛大学校长福斯特认为爱能让死者复活。死亡是一种特殊的人生经历，生命的终结并不意味着死者从幸存者的世界中彻底地消失，死者会以一种特殊的方式进入生者的记忆之中，延续自己的存在，左右生者的未来。恰恰是因为生者的需要，亡灵常常能够穿越生死的界限。生者为了有意义地生存，需要通过爱的遗产来构建对死者的记忆，让死者复活，继续与生者对话。《死后的世界》的作者穆迪发现，在临终陪伴者中，经常会出现一种"移情性临终觉知"，当心爱的人去世时，陪伴者常常会感觉到他们的身体往上飘，和他们心爱的人一起迎向美丽、慈爱的光，也能看到已经逝去的亲人前来迎候新逝的人。这一发现向通行的临终技术救助过程中的隔离亲属制度提出了挑战。应该鼓励逝者的亲属参与最后时光的陪伴，移情性临终觉知有助于他们走出哀恸，将这份亦真亦幻的觉知作为缔结爱的遗产的精神动力。

什么是爱的遗产？如何缔结爱的遗产？这是一项发生在病榻边的，针对临终患者的丰富道别情境的人文关怀活动或行为艺术，由社工、志愿者或医护人员发起，并得到患方家属的积极响应，在医院场景中共同完成。爱的遗产是法律意义上遗嘱的延伸表达，是逝者遗嘱中"五个愿望"中第五个愿望（希望谁与我共处）的具体化。

　　这项活动开展的必要前提是什么？事主有（宗教）灵修的基础，有情深意浓的家庭关系，渴望亲情跨越时空流淌、延续；逝者与生者之间必须是有情有义、有恩有爱而非薄情寡义、恩断情绝；其家庭成员有注重精神交流的人格特质，希望以信物方式缔结精神纽带。大家都希望走出世俗的物质关系，抵达神圣与崇高的生命境界。

　　爱的遗产的发布非常需要仪式感以培育神圣与悲悯意识，这样才能将库布克·罗斯的"死亡五步"跟跄（消极应对）化作大步跨越（积极创造）。操作中还需要有把爱说出口的训练，解决"心中有爱口难开"的失语以及"千言万语"不知凝练的辞乱。离有愁，别有怨，情难断，意难消，生活中亲友别离时折柳相送盼重逢，临终前叹喟生死别离，期待在天国重逢。与死者道别更需要语言的艺术！

　　哪些节目属于爱的遗产？首先是亲情时光共度的影像记录、老证件、老照片（铭记一份特别的记忆），精彩的人生故事：包涵着人生的彻悟与慧根，成就亲情关系的升华与圆满，解开藏在心底的疙瘩；还有人生知音的特别叮咛与感悟的书信、明信片，意味深长的临别忠告是剪不断的纽带，比金钱更重要；浸透生命体验的人生信条，独自创作的格言、箴言；老器物，包括贴身、喜爱之物，传家的古物、旧物，有体温的贴身饰物，器物即信物。总之，一切烙上强烈个人情感印记的物件，如图片、图书、音乐、影片，都是不可复制的、个性化的遗产。

　　电影《舞动人生》记叙了青年舞蹈家比利的成长故事。幼年时母亲就病逝了，给他留下一封饱含深情的信，激励他成为优秀的舞蹈家。信这样写道:亲爱的孩子:我对你来说是一个遥远的记忆,我不在你身边的日子很长很长,错过了欣赏你成长的机会,错过了看你笑、看你哭、看你娇嗔的机会,也错过了教导你成长的机会,无法分享你的艰辛与快乐。但请你记住,无论你走在哪一条路上,我都默默地与你伴行,为你喝彩。我很骄傲拥有你这样一位优秀的儿子。永远爱你的妈妈。

死亡并不是虚无,而是另一种新的存在,精神、价值犹存,我们应该也必须把握诀别的窗口,去道爱—道别—道歉—道情,尽可能杜绝不辞而别的遗憾,化解不欢而散的心结。这里尤其需要大胆创新,世界上没有完美的遗言,也没有创建爱的遗产的固定模式,真诚就好。

第四章

医学模式与研究纲领

第一节　医学模式的历史形态与演进

医学的研究纲领常常基于并归于医学模式,两者具有共轭性与共生性,因此,本节将两个命题合并介绍。一百年来,谨慎的医学史家都不曾用"医学模式"的分期与转变来笼统地勾勒医学的图景,唯恐这样会歪曲医学的本来面目。因为,在医学的历史建构中,始终有两个诱惑:一是"镜子",二是"水晶球",绝大多数医学家和医学史家都急于寻找或宣称已经找到了一面神奇的"镜子",他手握这面魔镜,依照历史的时序,平面、客观、真实、有序地记录了医学的演进历程;因此,医学史首先是事件的历史,其次是人物的历史,即使是观念的历史,也只是历代学术著作中观点的转述、归纳和展示,而非医史学家的辨析、评论和哲学书写,写作者唯恐落入"水晶球"(曾经被占卜者作为道具)的历史猜想和玄思的幻象之中,遭人诟病。因而,相对于其他学科的历史,医学史缺乏真正意义上的观念史,也缺乏有洞察力的思想史建构。由此看来,没有纯粹客观、写实的医学史,所有的历史都是一个时代意识的产物,所谓"一切历史都是当代史",在历史叙述与建构中,客观记录、考察(镜子)与思想史开掘(水晶球)不可偏废。

医学模式的叩问,的确脱离了具体的事件和人物线索,以一种鸟瞰式的眼光考察历史上的人们用什么观点和方法来研究和处理健康和疾病问题,是对健康和疾病的总体观照和哲思洞察,从而扼要地勾画出某一时代医学、卫生、保健的总体特征。其中不乏"水晶球"式的哲学把握和社会文化心理积淀的解读。医学模式研究有两个基本节点:一是疾病谱、死因谱和病因、健康危险因素的变迁,二是医学(哲学)观念和疾病思维方式的形成与演进。

历史上,医学模式的演进呈现三个主要特征。一是交叉重叠性:医学模式的演化并非是完全由一种模式替代另一种模式,而是有交叉重叠,只是某种模式在一定历史阶段中占据主导的地位。二是阶梯渐进性:由于医学的复杂性,医学模式的演化也呈现出复杂的曲线。总体看,医学模式的演化是渐进的而非革命性的。三是交互竞争性:由于几种医学模式的重叠、并存,自然会产生医学模式之间的竞争与博弈。

如果采取相对自由的思路,我们对于历史上已有的医学模式有如下的描述:

一、自然哲学的医学模式

这个模式出现在文化的轴心时代（古希腊、中国的先秦诸子百家时代），映射出古代人文主义的自然观、生命观、医学观，以及道德化的职业理解。它的研究纲领是哲学的，也是自然的。

在古希腊的先贤那里，医学是讲求功利的实用技术，是依附于某些能工巧匠的经验化的技法与艺术，同时也是有限度的科学。在当时，科学的价值取向主要为求知、爱智、理性，在古希腊学人那里，爱智不是一般的学习知识，而是摆脱实际的需要，探求那种非功利的超越的知识，以便与自然世界建立一种"自由"的关系。亚里士多德（马其顿国王御医的儿子）说：科学是"既不提供快乐，也不以满足必需为目的的学问"，是人类的一种智力生活。科学是"为知识自身而求取知识"，是"迫使灵魂使用纯粹理性通向真理本身"。

在医圣希波克拉底那里，医学＝美德＋技艺（技术与艺术），医术的第一要义是解除病人的痛苦，或者至少减轻病人的痛苦……要对病人证明医术不仅存在，而且是一种强大的力量。《希波克拉底文集》（72 篇，53 题）有两大主题：德行与技艺。文集中的《论艺术》指出："医术是一切技术中最美和最高尚的。"《希波克拉底文集》中最具影响力的内容是"希波克拉底誓言"，它是最早的医学职业道德箴言，尤其是对医生职业操守的规定（如禁止堕胎、坚守不伤害原则、保守秘密等）至今仍有现实意义。通览《希波克拉底文集》，其基本特点一是建立在自然哲学基础上的知识体系，记述了较为丰富的临床经验,在因果上有清晰而合乎逻辑的推理,二是具有奠定在崇高道德基础上的伦理观念。这一切都为医学的后续发展开启了道路[1]。

在中国,最早将医学定位为《易》学,其一,"医者,易也"(变化的学问)——医学是一门自然哲学;其二,"医者,臆也"(由臆达悟)——医学的方法是思辨与类比(观察);其三,"医者,艺也"——成败与否在个体修炼。后来,阴阳五行,五运六气学说纷纷加入医学的解释系统,增强了早期医学的玄妙特征。马王堆出土文献中"四医"的分类(医经[理论]、经方[临床]、房中[性保健]、神仙[保健、预防])体现了知识、技术与保健服务功能齐备的整体性特征。

我们在这里做一个简单的比较,不难发现传统的人文化的医学重视美德与艺术化的技术,注重(内在)体验、思辨性(内在叙述)、个别性(地方性、个体性、手艺),呈现一种混沌论、活力论的景象;而现代科学化的医学强调精细准确的知识与技术,注重(实验)观察、客观性(外在叙述)、普遍性(国际性、群体性、工艺),呈现出还原论、机械论的特征。

二、神灵主义医学模式

几乎与自然哲学时代伴行,上古的人们基于对流行性瘟疫等急

---

[1] 参见希波克拉底:《希波克拉底文集》,赵洪钧等译,中国中医药出版社,2007 年,第 1 页。

性、重症疾病暴发、失治与失控的极度恐惧，滋生了对于超自然神秘力量（上帝、神灵）的敬畏，以及对于自然界道德报应论（惩罚说）的猜度（未必基于迷信，而是出于无助、无奈和无知，迷信说的解释带有强烈的现代偏见），人们渴望得到上帝的庇荫，通过与神灵对话（所谓"交天地，通鬼神"），以消除疾病的心理颠簸与道德紧张（事实上获得了心理和道德上的疏解）。通过巫术，人们建构了疾病与生命的想象世界。无论在中国，还是在其他文明古国，巫医都曾经是医学的祖始，中国早期"医"字便源自"巫"或"酉"（酒），传说中的名医都以"巫"为名，如早期医学文献中出现的"巫彭""巫阳""巫凡"等，后来，在宫廷医学建制中还专设"祝由"一科。古巴比伦人认为蛇是治病之神，为了感谢他治好了人类的疾病，把他的形象刻在祭献物品上，时至今日，世界卫生组织（WHO）的标志仍然是一支蛇杖。对于原始人（包括现代社会里的原始部落）来说，神秘、荒诞（现代人的禁忌）是一种生活、一种精神想望和心理需要。原始医学的研究纲领既是唯灵论的、宗教的，也是体验的、冥想的[①]。

很显然，巫术及其宗教化的医学带有野性思维的印痕，是科学（现代）的医学知识之外的一类建立在某种体验（与冥思）之上的（异端）思想和学说，也包含了某些日常生活、艺术、宗教中拨动我们心灵的智慧，它们是一些拒绝被科学理性的概念和逻辑分析的"原发"体验与冥思（如经络感传现象，梵、道、太极、佛性、禅、悟等思辨境

---

① 参见何裕民等：《走出巫术丛林的中医》，文汇出版社，1994 年，第 50—90 页。

界），这类不寻常的体验往往给体验者以极大的激励、启示、信心和灵感，由此引发疾病的自愈机制，成为对特定文化心理结构的人群实施心理治疗的良方。在历史学家那里，客观与主观、感性与理性、荒诞与正常的映照、互补才构成一部阔大的史书，何况，历史的睡袋里不只是躺着真理的娇子。

三、博物学特质的医学模式

博物学模式的研究纲领既是自然的，又是人文的、心灵的。由于中国医药学所展现的医学模式属于典型的博物学路径，因此，不妨以它作为分析的范例。

毫无疑问，现代人大概都是由李时珍知道"本草"这个词的，因为他那本在中国医学史上声名显赫的《本草纲目》。以本草指代中药，通常的理解是因为草本药物占了中药的绝大多数，含有以草为本的意思。明朝的文人谢肇淛觉得另有原因，他认为是因为"神农尝百草以治病，故书以谓之本草"，最早的中药都是神农氏亲口尝出来的，还"一日遇七十毒"，先贤的这番辛苦和奉献当然应该被后人牢记，所以，应该以本草统称中药，大概这个观点容易被认同。

其实，深究起来，本草反映了中国人在医药认识上的一种特别的态度，主张人与自然交汇与交融，哲学家们喜欢称之为自然主义，说起来，还不能叫东方自然主义，因为在远古时代，西方也有类似的思维和作品，譬如成书于公元前 40 年的《德麦特雷亚医学全书》第五卷（药物卷）收集了地中海沿岸的 600 种植物药，后来，英国学者将它译成英文,书名干脆就叫《希腊本草》(*The Greek Herbal*)。从这个观点出发,再来分析"本草"的词义就容易多了,本草的要害不在"草",而在"本",本是根本,医学不是主张以人为本吗？草怎么也是"本"呢?,是的,在天地之间,自然万物是相互融通的,农耕社会出现之后,田垄里的稻黍果蔬成为供养人类的主食,山川的百草又为人们却病疗伤,敬畏之心、感怀之心悄然而生,草木有情、草木有灵的观念十分流行,追溯历史上那些美丽的中药传说,几乎都是人与草木通声息的模式。

最能体现这种主体—客体之间近距离关系的是众多版本的"人参的传说",这些传说可能故事情节各有不同,但主人公"人参"一定是大山里的精灵,通人性,知善恶,不管遇到多少困苦,它的终极使命就是拯救危难中的人们,最后舍身救人。同样美丽的故事情节还会出现在"灵芝的传说"(灵芝多是"一个美丽的仙女"的化身)、"冬虫夏草的传说"(一个令人感动欲泣的孝子故事)等药物传奇之中……它们寄托的是中国人特有的对于"绿色药物"的依恋情怀。

民俗(人类学、民族志)视野里的"本草"是十分精彩的,顺应四时的节俗多牵系本草的想象与应用,不仅是药物品性的有的放矢,而且是人类保健生活的抒情诗,充分表达了一个地域、一个族群对于身体与心志、健康与疾病、痛苦与拯救的美好想望。如——

正月里,元日,用"柏叶"浸酒,饮之,人身轻,(此说出自《礼记·月令》),《本草纲目》将"柏叶"列为"木部"之首,感叹其不怕霜雪,"得木之正气"。还有用"五木汤"洗澡的习惯(五木,亦称"五香",即檀香、沉香、鸡舌香、藿香、薰陆香)。古人认为以五木煎汤入浴可延年益寿。

二月里,桃花初绽,丁亥日,收花阴干,揉成碎末,戊子日,与桃花水一起服用,美容颜。想必《诗经》中的"桃之夭夭,灼灼其华"就是咏叹这一习俗。二月二,取鲜枸杞叶煎汤,晚上沐浴,使人皮肤光泽,不病不老。(此说出自《千金月令》)

三月三,荠菜煮鸡蛋,食之心地聪明,三月上巳日,采苦楝花(叶),铺放睡席之下,避蚤虱。

四月望日,宜饮桑葚酒。

五月五,端午日,门前插艾叶和菖蒲,辟邪气,防百虫。许多地方有佩带香囊的习俗。香囊系以色彩艳丽的丝绸缝制而成,内盛雄黄、朱砂、藿香等药物,用以辟秽祛邪。中药佩兰,既气味芳香,又花色艳丽,每被古时妇女、儿童佩带于发髻,故得其名。屈原《离骚》"纫秋兰以为佩"可为其佐证。

六月,饮乌梅汤,不渴……

九月九,重阳到,佩茱萸,饮菊花酒,避恶气,御初寒。

十月,采槐子,食之,去百病,长生通神……

十二月,除夕夜,制屠苏酒(取大黄、白术、桔梗、蜀椒、桂心、乌头、菝葜),制作新桃符。楚地还要用苍术、皂角、枫、芸诸香制作"避瘟丹",以辟邪去湿,宣郁气,助阳德[1]。

---

[1] 费振钟:《悬壶外谈》,上海书店出版社,2008 年,第 198—206 页。

什么是本草背后的博物学精神？在我看来，本草之本在于弘扬自然之道，《本草纲目》所倡导的博物学精神与方法是体验之途、实践之门。北京大学吴国盛先生曾指出：博物学是人类最古老的科学，它是人类与外部世界打交道的最基本方式。博物学是在人类与自然的直接交往和对话中产生的，它的内容既包括生活（职业）的手段，也包括生活（职业）的意义等。那么，本草是如何与自然对话的呢？

其一，上山采药：当年神农氏就是一群不屈不挠的采药人的化身，他们风餐露宿，"一日遇七十毒"也不退却，终于尝遍百草，留下了最早的本草观察、体验记录，开启了观药识形、尝药知性的研究路径。

其二，园圃种药：医家文人将野生药物移植到自家园圃之中，不仅驯化了一批野生药物，而且将种药与读书结合起来，完成了观药、尝药到品药、格（物）药、悟药、咏药的文化转化与升华；将自然化与审美化、心灵化结合起来，迈向"物与神游"的美学境界，当然，也步入玄虚与玄妙共生的异域。

其三，设坊制药：在古代，药师大多自己动手制药，摸索减毒增效的秘诀、临床用药的极限剂量，尤其是有毒药物的适宜剂量和组合禁忌，以及饮片的观感、真伪辨识、安全储存（防霉防蛀）技巧等。

其四，支鼎炼丹：怀有求仙之心的药师、方士都有这种技能。炼丹（最早的药物实验室）只是一种仪式，为的是与自然对话，与天神对话，外丹术开启了化学药物合成研究的先河，内丹修炼带来神仙术（延年益寿、气功）的理论化和程式化。不过，他们的解释姿态、语码与现代药理学大异其趣。前者是物我一体的融浑，后者是对象化、客体化的分析；前者是意会的感悟，后者是化学结构的解读。

其五，临证用药：古代医药不分家，药师临证，医师弄药；用药察效是古代经验药学的主要内容。如果说药物的毒性是神农尝出来的，那么药物的效用则是从医师、药师们千百年的临床经验中探索出来的。名家医案里充满了精彩的药论，讲诉自己用药过程中的细微体验，他们对于煎药"料理"大都十分讲究，不亚于茶道，这种艺术化的仪式感（其实也是心理治疗的一部分）是现代用药所不能类比的（大小白片，白开水咕咚吞下），譬如要选何种药引子，文火还是武火，哪味药先下，哪味药另包调服，什么时刻去上沫（药汤上的白沫），是否需要"啜热粥"以助药力，还有严格的食物禁忌与食疗配合。名家药论还不时修正传统理论的偏差，记录药物的新奇用法（跨类使用）和意外疗效。

本草的博物学历程是十分丰富的，其中既有自然主义、客观主义的采药、种药、制药、用药过程，使得本草知识技术化、体系化、序列化，也有心灵化、审美化、玄学化的品药、悟药、咏药过程，使得药通神灵。对于这些另类的学说，我们不必急于按照现代药物研究的模式判定其优劣，而是应该深入进去琢磨一番，寻找具有开启新知的类型意义。

四、实验主义医学模式

实验主义模式的研究纲领是还原论,由于早期还原论是从物理学"引渡"过来的,带有明显的机械论痕迹。众所周知,文艺复兴开启了欧洲的近代化进程,这是一场由科技革命、宗教改革与世俗化推动的社会转型,也带来了西方实验医学的勃兴。不过,早期的实验研究只是实证研究的代名词,真正借助于大型、精密仪器和数理统计分析方法的生物实验研究则是 19 世纪、20 世纪的亮丽风景了。

早期的解剖实验室在意大利帕多瓦大学年轻的解剖学教师维萨里家中的地窖里,以不甚光彩的盗墓作为开场锣鼓。维萨里常常半夜出去盗掘新坟,取回尸体,白天进行解剖学研究,道德风险与传染病的感染风险都非常大,但他却矫正了盖伦(以动物为标本)解剖学多达 200 余处疏误。许多史料证明,在维萨里之前,被恩格斯称颂为"多才多艺的巨人"的达·芬奇曾经为求知欲所驱使,非常详细地研究过人体解剖学。达·芬奇是文艺复兴时期第一个客观考察人体解剖学并且摆脱盖伦解剖学束缚的大师,他有一本用钢笔和红色铅笔绘就的人体画册,在这本画册里,他绘出了人的整个骨骼系统,全部神经腱鞘有秩序地连接,肌群覆盖其上。达·芬奇曾经有一个宏伟的计划,要写 120 篇解剖学论文,把一个人从头到脚的全部组织结构、从生到死的全过程全部勾勒出来,为此,他至少系统解剖了 30 具不同年龄和性别的尸体,他的解剖学手稿中的 10 个单元是为了研究静脉,内容延伸到了生理学和比较解剖学,他还创新了许多解剖技术,如静脉注入法,用液体蜡注入体腔。他对子宫的描绘最为精细、逼真。可惜,他的解剖学手稿被太慎重地保存,医学界几乎无人知晓,数百年之后才被专家从温莎城堡的图书室里发掘出来,此时,它只能是价值连城的文物而非鲜活的医学文献了。而维萨里则冲破传统的阻力,于 1538 年出版了《解剖记录》(6 章),1543年出版了划时代的《人体的构造》,人们无法考辨他是否看到过达·芬奇的解剖学手稿,近代医学史只能将新世代解剖学的伟绩篆刻在他的名下,同样,在他身处的变革时代,29 岁的他也扛起了所有的非议和责难[1]。

说来有趣,在实验医学写就的医学史上,还有一段"率真的英雄"与"糊涂的巨人"的故事,不过,这次"率真的英雄"换成了英国生理学家威廉·哈维,而那位"糊涂的巨人"依然是意大利文艺复兴时期科学与艺术大师达·芬奇,主题换成了"血液循环机制的发现"。

1628 年,哈维发表了《动物心血运动的解剖研究》(中译本易名为《心血运动论》,初版为商务印书馆 1930 年版),在这本小册子里介绍了关于"人体血液循环"的学说与证据,书中列举了大量解剖证据(相当一部分来自同时代的探索者),开启了近代生理学研究(解剖观察与功能分析紧密结合)的新疆域。

哈维家境殷实,早年就读于坎特伯雷国王学校,随后进剑桥大

---

[1] 参见卡斯蒂廖尼:《医学史》(上),广西师范大学出版社,2003 年,第 347 页。

学凯斯学院读医学,在当时,沿着这条教育路径前行的人一般不会偏离传统,更不会去反叛"传统",真正让哈维滋生怀疑与批判意识的精神摇篮在意大利。1599 年,21 岁的哈维在离开剑桥两年之后,渡海去了意大利,进入帕多瓦大学医学院,这是文艺复兴时期一所非常有影响的大学,名师云集,思想开放,设备先进,主讲解剖学的老师是著名的《人体的构造》的作者维萨里,伽利略也在这所大学执教。应该说,哈维建构"血液循环机制"的大部分意识与知识准备都是这所大学给予的,如对盖仑学说的怀疑和形态学指谬("左右心室通过某种假想的通道相联通"是盖仑"血液潮汐学说"的形态学基础)、小循环(肺循环)的推理等。哈维的解剖老师柯伦波明确地告诉他的学生,心房与心室的中间没有假想的通道,血液的动脉化是在肺里完成的(盖仑学说认为"自然精气"与"生命精气"的交换在心脏实现)。与心脏相连的四条大血管各有分工,两条是为了在心脏扩张期把血液带入心脏,另外两条是在收缩期把血液带出心脏。帕多瓦大学的讲堂指出了盖仑学说的荒谬之处,摧毁了对当时的医学的发展已形成桎梏的盖仑的教义,打开了传统的栅栏,引领它的学子继续探索。①

　　科学史家萨顿对于谬误重重的盖仑学说在后来的几百年间逐渐演化成为信条与教条的过程做了深入的考证和分析,不无感慨地指出"哈维发现的优先权是毫无疑问的",但值得医学界反思的是:

---

① 参见卡斯蒂廖尼:《医学史》(上),广西师范大学出版社,2003 年,第 366 页。

"那时怎么没有人与其竞争呢？"因为在萨顿看来，哈维的发现就其本质来说并无特别之处，它完全可以在许多世纪以前做出，之所以未能如此是因为偏见遮蔽了众多英雄的眼睛，妨碍了新学说的诞生。最令萨顿惋惜的是，即使是达·芬奇这样充满智慧和创造力的人，虽然亲手解剖过许多尸体，并十分仔细地检查过不少心脏，但仍然被盖仑模糊的学说所桎梏。达·芬奇没能发现和公布血液循环，原因只有一个，那就是偏见的遮蔽。萨顿无限诗意地写道：每当我闭上眼睛回想往事，就好像看到一个伟大的发现锁在黑匣子里，智慧过人的观察者，如达·芬奇、维萨里、塞尔维特（肺循环的发现者，受到加尔文教派迫害，以异教徒罪名处以火刑）、柯伦波（哈维的解剖老师），只要潜心探究是能够发现这一秘密的，但很可惜，他们都在真理一步之遥处止步，因为偏见正压在黑匣子上，而真理则禁锢在黑匣子之中。

在萨顿看来，人的偏见是锁链，而打开锁链的钥匙是理论勇气和实证功夫，包括细心的实验和缜密的推理，哈维的高明之处就在于他比较动静脉管壁时发现了静脉瓣，以及大动脉分叉处的 3 个乙状结肠瓣膜的存在，并且认真追究这些"机关"的功能——约定血流的单向性，防止回流，假如瓣膜是单向的，而且都是同一个方向，除了血液循环再也不能有其他的解释了。他的"怎么样"（功能质疑）与"为什么"（目的质疑）为近代生理学的研究奠定了思维路径与方法。尽管在哈维的时代，显微镜还没有成为观察工具（哈维死后数年才应用于生理实验），毛细血管与微循环的秘密也没有被揭示，但依然不妨碍哈维成为血液循环的发现者。此外,准备和举办①解剖学的系列讲座对哈维作出伟大的发现起到很强劲的推助作用。相形之下,达·芬奇的解剖研究缺乏课堂效应,他随性或精心绘制的几百张解剖图大多藏于画室,几百年之后才以艺术品的面目现身。无奈,历史是为成功者书写的,糊涂蛋、倒霉蛋的故事统统只能写在历史的注解里。

文艺复兴之后的几百年间,由于物理、化学学科的迅速发展,也培养了生理学家们的理化偏好,生物力学、生物化学开始有了长足的进步,肌肉、骨骼、关节的生物力学原理,糖代谢、蛋白质、脂肪代谢的机理相继被精细地描述。同时,声光电磁技术为医学实验研究提供了诸多超越传统器械观察极限的新器械,大大提升了实验医学的水平。

五、进化论医学模式

顾名思义,进化论的研究纲领是进化论,但是,它们常常跳脱当下的疾病因果分析,寻找更加遥远的疾病因果递转关系,因此略带一些活力论与宿命论的痕迹(在进化论学者那里,进化不过是造物主的纠错与提升的历程)。不过,进化论的模式还只是局限于书斋之中被少数学者所搬弄,对于主流医学还未形成太多的警示或替代效应,但对于矫正还原论语境下的"近视症""窄视症"有一定益处。

---

① 参见萨顿:《科学的生命》,刘兵译,上海交通大学出版社,2007年,第69页。

　　胚胎学告诉我们，人类胚胎的发育过程其实是在重复人类进化的路径，而遗传性疾病、先天性疾病的产生都可以追溯到胚胎形成过程之中，于是，一些有进化论背景的医学家便乘机在疾病发生、发展与健康机理研究中加上进化论的"楔子"，改变了疾病的提问路径和方式。他们认为任何疾病都有两个病因：一个是近因，如感染因素、气候不适、生活起居反常等；另一个是远因，它与人类进化中的选择、设计息息相关，如人的鼻孔总是朝下而不是朝上（那样下雨天很容易积水），而呼吸与进食共用一个通道就是进化中的一个败笔（常常因为开启失当而呛咳，儿童甚至常常因气道阻塞而窒息）。他们还诘问为何孕妇急需营养补给却还常常发生妊娠呕吐，动脉粥样硬化为何没有自我修复能力……这些问题本该在进化途中通过自然选择予以克服，但是却依旧如故？他们还批评临床中对于感染病人滥用退烧药物，认为，此时的高烧恰恰是进化选择中对于病原体的最佳体内应激状态；同样，补铁疗法也违背了人体对病原体实施铁元素管制的进化选择，感染退烧、补铁都属于"亲者通，仇者快"的"乌龙球"。

　　坚持进化论研究纲领的生物医学家们对于当下抗衰老的研究尤其不以为然，将它等同于工程师去研究永动机，化学家去研究如何将铅块变成金条，他们认为衰老本来就是自然界物种选择与淘汰机制的工具，造物主不可能轻易放弃。衰老的中止，也就是进化的中止，而且老年期的延长必将以生活质量下降作为它的必然代价。他们甚至提出通过人类衰老的研究可以发现进化论的价值，衰老、死亡是生命的归途,也是自然规律中的铁律,它显然不是可以治愈的疾病,因此,无法改变。如果体内有一架控制衰老的生物时钟,即使找到它,也无法倒拨时针①。

进化论研究纲领中有很多可取之处,不过,这些进化论学者"胃口"太大,他们试图用进化原理解释一切生命、健康和疾病现象(如性与生殖、精神疾病等),使之成为普世的理论,大概这一天还相当的遥远。

六、生物医学模式

无疑,生物医学模式是在文艺复兴之后实验医学的基础上发展起来的,不同的是,它更加注重生物学的特定规律探讨,因此,它的研究纲领依然跳不出还原论的范畴,同时还滋生出基因决定论的苗头。一百年来,生物医学模式除了在生理学、病理学上大放光芒之外,突出的成就还体现在细菌学、病毒学与免疫学方面,以及20世纪分子生物学(DNA、基因与克隆领域)的突飞猛进,直接为人类战胜传染病、免疫性疾病、遗传性疾病提供了理论准备,同时开启了基因治疗的新天地。由于自1901年始有了诺贝尔生理学或医学奖(由于化学奖常常颁发给生物化学项目,因此,许多基础医学的课题经常会获得诺贝尔化学奖,进入21世纪这种趋势尤其明显)的评选

---

① 参见 R.M.尼斯等:《我们为什么生病——达尔文医学的新科学》,易凡等译,湖南科学技术出版社,2001年,第2、108、235页。

与颁发,生物医学模式作为主流研究模式的地位被大大地凸显了,人们可以通过对近 50 年来诺贝尔生理学或医学奖、化学奖的授奖分布研究来回顾生物医学模式的课题谱系。

50 年间,生物医学最热门的研究课题集中在 DNA、分子生物学和分子遗传学方面。获奖项目首先有——

1) DNA 双螺旋三维结构模型的建立

2) 与 DNA 双螺旋模型相关的项目

3) DNA、基因调控与遗传密码研究

4) 遗传信息流中心法则修订和断裂基因研究

5) 核细胞的转录研究

6) 基因工程技术:限制性内切酶、DNA 测序和 DNA 重组

7) RNA 病毒、致癌基因研究

8) 有关 RNA 的研究

其次是免疫学及其分子生物学机理研究。包括——

1) 现代免疫学的发端

2) 抗体的化学反应的研究

3) 放射免疫分析(极灵敏的生命物质测定)

4) 主要组织相容性复合体研究

5) 免疫网络学说、单克隆抗体与杂交瘤技术探索

6) 抗体多样性的分子基础研究

7) 免疫移植研究

8) 组织相容抗原与 T 细胞作用机制研究

再次是细胞生物学、细胞信号转导方面的研究,包括——

1) 第二信使——激素作用机制研究

2) 亚细胞结构及其功能研究

3) 前列腺素的发现及其生物学作用研究

4) 胆固醇的代谢调控机制研究

5) 神经与上皮生长因子的发现

6) 可逆性的蛋白质磷酸化过程研究

7) G蛋白及其在细胞信号转导中的作用研究

8) 动物基因控制早期胚胎发育模式研究

9) 一氧化氮生理功能的发现

10) 蛋白质信号序列决定其在细胞内的位置和转运研究

11) 细胞内蛋白质的降解研究

12) 细胞分裂周期的调控机制研究

13) 程序性细胞死亡(细胞凋亡)研究

最后是神经生物学与听觉、视觉、嗅觉基础研究,包括——

1) 神经的兴奋抑制与膜的离子通透性研究

2) 神经递质与突触研究

3) 细胞质膜上单离子通道的发现

4) 大脑半球的分工研究

5) 神经系统内的信号转导研究

6) 耳蜗刺激(听力)的物理机制研究

7) 视觉的生理和化学研究及其视觉信息处理技术研究

8）嗅觉基因编码和信号大脑皮层定位研究[①]

如果仅仅罗列一大串前沿课题,那么,一部当代医学史也太枯燥了,而且,医学史也不能以诺贝尔奖的获得与否来论英雄。诚然,过去的一百年里,生命的奥秘都是在生物实验室里揭示的,诺贝尔生理学或医学奖、化学奖得主也都是实验室里的英雄,最风光、最显赫的人物当然就是发现蛋白体双螺旋结构的沃森、克里克、威尔金森三人(1962 年诺贝尔生理学或医学奖得主)了。然而,还有一大批终生默默奋斗在实验室里的籍籍无名的"倒霉蛋"们,很少有人(包括历史学家)知晓他们的生命光彩。其实,他们离成功只有半步之遥,他们的名字虽然没有列入英雄榜,但他们的贡献却不可磨灭,即使是双螺旋结构这样的世纪大发现,关键构想其实来源于威尔金森实验室的女生物学家弗兰克琳的那张著名的 X 衍射(螺旋型配对关系)照片,"英雄"们当时是以非正常渠道获得(甚至可以算是窃取)了这张关键照片。结果弗兰克琳在压抑中死于乳腺癌,完全与这个伟大的发现无缘,而沃森三人如愿踏上了斯德哥尔摩市政大厅的红地毯,接受国王的授奖。在辉煌的当代生物学演进史里,早年还有亚洲学者的身影,世纪之初,在烟叶病毒研究攻坚阶段的洛克菲勒大学生物实验团队里,有一位叫野口英世的日本人做出了突出贡献,然而,他同样也只是科学史册里的"倒霉蛋"。同样,世界上第

---

① 李雨民等:《诺贝尔奖和诺贝尔奖学——生命科学诺贝尔奖 50 年评介与思考》,上海科学技术出版社,2008 年,第 25—170 页。

一位意识到 DNA 是遗传基因的奥斯瓦尔德·艾弗里也在洛克菲勒大学的生物实验楼里工作了 42 年(1913—1955),因为他的谦逊、低调、内向,未能将研究成果及时公之于众,因此未能获得诺贝尔医学或生理学奖(1945 年他曾获得英国皇家学会授予的科普利奖,但他懒得去领,结果获奖证书由英国皇家学会会长亲自送到他的实验室),历史也就无情地将他归于“倒霉蛋”的行列。

这里,我们不能只顾讲故事,而忘记向读者展示 20 世纪生物学递进的逻辑和深层的哲学启迪。无论是沃森、克里克,还是威尔金森,他们开始研究生命奥秘的兴趣都来自一本书,那就是奥地利物理学家薛定谔的《生命是什么?》,这本书源自他 1943 年 2 月在都柏林的一系列面向公众的演讲。书中,这位有着哲学洞察力的物理学天才预言“遗传基因可能是非周期性结晶”,书中另一个富有哲理的问题是“原子为什么这么小?”后来被生物学家接过话题——“人的身体为什么这么大? 又恰好这么大?”或许,今天的人们已经无法追索到 DNA 发现者的精神历程与薛定谔讲座中那几个关键问题之间究竟存在怎样的内在关系,但我们今天基于 DNA 的发现而建立的关于“生命是什么”的答案(所谓生命,就是能够自我复制的系统)与哲学的领悟(生命的秩序是为了保持“熵”的动态平衡)是相通的。其实,双螺旋结构并非沃森等人在实验室里的客观发现(唯一的蛋白结晶 X 衍射照片是由弗兰克琳发现的),它是一个理论推演出来的互补构造的立体生物模型,更需要哲学思维的启悟来对之加以解读。一位著名的分子生物学家曾感言:没有哲学的慧根,研究者不过是一群实验室里的技术奴隶，甚至是一群常年在学术隧道中爬行的幽闭症与强迫症患者。除此之外，拓扑学的新知也是分子生物学实验室开拓空间思维的"拐杖"，通过拓扑变位，我们才能理解"细胞内部的内部是外部"，洞悉体内蛋白消化酶转运中为什么不会发生自组织消化（自己消化自己）的秘密①。

分子生物学实验室崇拜的研究径路也招来了医学哲学家对于其思维与行为模式的反思，在医学哲学家眼里，生物医学模型虽然取得了辉煌的业绩，但也带来了新的绝对主义与教条主义风气。这一点首先表现为基础医学领域的"洋葱"模型：仿佛只要有一台显微镜，一把解剖刀，就可以无限剥下去（细分），如此偏倚还原论，令人感受到一种研究径向的匮乏与研究前沿的迷失。其次表现为"透明人"（白箱）模型：1933 年芝加哥世界博览会上展出了一具"透明人"模型，不仅体形具有某种英雄的气质，人们可以清晰地看出其骨骼、神经分布及各种器官组织，观察其功能。分子生物学渴望将研究对象变得"透明"，但人体、疾病尚有许多待解之谜（是一只"灰箱"），如大脑的奥秘无法以白箱思维穷尽其精妙。这股风也刮到了临床医学领域，这里不光流行着"战争"模型——医院是战壕，治疗即战斗（战役、战争），放弃苦斗（保护"扳机"，带病延年）就是投降，就是妥协，还有"替代模型"——人们热衷于动刀子，"换零件"（器官移植与人工器官），追求理想化的功能状态。

---

① 参见福冈伸一：《活物》，刘洋译，汕头大学出版社，2009 年，第 1—91 页。

今天，生物实验室里的故事远没有结束，也许才刚刚开始，人类基因组计划的完成给生命奥秘的解读开启了更大的空间，干细胞克隆带来无限光明的再生医学前景，同时，也让人们感受到因伦理失控将坠落的黑暗深渊（如同电影《逃离克隆岛》所展现的）。生物实验室不仅是科学家、技术专家的实验室，也是全人类福祉与罪恶的渊薮，我们每一个人都应该瞪大眼睛，注视着那里的新动态，同时期待着医学模式的变革。

七、全人（身心社灵）医学模式

安宁疗护中包含的全人、全科、全队、全家的四全服务，肿瘤病房里的身心社灵关怀，都凸显一种全人医学模式的端倪。它起源于生物医学模式的检讨，因为，在生物医学模式指导的医疗实践中，人性在退化，官僚化、技术化使得患者的感受变得越来越糟，他们抱怨自己的躯体仅仅只是疾病的载体，与疾病相伴的痛苦被医生视而不见、听而不闻，他们的呻吟、挣扎、恐惧、沮丧、哀伤得不到见证与抚慰，医生只对技术和费用感兴趣；患者像一部待修的机器，从一家医院（科室）转到另一家医院（科室），从一个专家转到另一个专家，从一个治疗程序转到另一个治疗程序，疾苦、生死的境遇与意义被抛弃了，人们期待这一境遇得到矫正。叙事医学就是全人医学模式的尝试。首先，它重新定义医学的目的——必须回应他人的痛苦，继而解除疾病带给患者的痛苦，让他们重新获得尊严。因此，叙事医学高度重视医患之间的相遇，通过相遇，医者更加全面深入地认识患者，尊重并见证（医护、亲人在场，知晓、共情、抚慰的过程）他们的痛苦，给医学带来更多的尊严与公正。医学无法承诺治愈、康复，但是可以承诺倾听、尊重、见证与照顾。人际相遇是一种技巧，旨在达成一种与他者（患者）的友善、有意义、有意思的接触，继而相互接纳，通过语言的叙述让患者更加充分地展示痛苦，随后是医者的倾听、见证、陪伴，医患之间缔结伙伴式关系。一方面患者感到自己得到了更多的关注，得到应有的尊重和尊严；另一方面，医生更加深刻地理解医学的真谛，更充分地把握患者资讯，更精准地干预，获得更大的医疗成就感和职业快乐。

全人医学模式将人在自然界的位序提升了，介于动物与神之间，升腾（精神性张扬），即有望接近于神，堕落（精神性萎靡），即逐渐还原于动物（兽性）。它强调病中的信仰，那是一份向上、向善的引领，意志的提振。日常生活中，信仰是信服（赞美）、信奉、信赖，是对命运无条件的接纳；信仰也是仰望、豁达、追随，是哲思、解放、觉悟；是人生目标（坐标）的确立，也是生命真谛的领悟。人一旦有了信仰，灵与肉的视角偏移了，更注重精神的发育、灵魂的安顿，在生死、苦难、诱惑面前不再绝望、怯懦、卑琐、患得患失，而是勇敢、阳光、豁达，从而完成从真—善—美到信—望—爱的跃迁。作家周大新通过丧子之痛的灵性挖掘，展现了这一精神蜕变历程。

正是信仰治疗（faith healing）将信仰注入某些疾病的临床运筹与治疗之中，或者说在临床治疗中引入信仰维度——通过唤起某种关于生命的绝对信念（意志）来支撑苦难煎熬中、死亡威胁中的生命困局。医学知识并不是信仰，医学知识的增长不是精神的发育；在临床境遇中，医疗技术也不是信仰，技术的干预不会实现灵魂的安顿。信仰治疗通过融合知识与信仰，打通技术与信仰，使现代医学抵达生命的神圣境遇、迈向全人（身心社灵）医学的圆满。

叙事医学的兴起，开始将个体生命巅峰体验、生死与苦难经历回顾作为叙事的原始范本。譬如有战争经历的绝症患者在弥留之际常常会回到鏖战正酣的战场，想象着自己正在与敌人作殊死的拼杀，最后中弹身亡，死在有意义的战士岗位上，与其他战死的战友会合，因为战士战死在沙场是归队，也是归途，由此获得一份人生意义与社会意义的巅峰体验。如同电影《英雄儿女》中的王成，其生存意义通过其妹王芳对英雄壮举颂扬的歌声得以强化。曾经参加油田会战、川藏公路修筑的老工人患者会在弥留期魂牵梦萦创业时期的苦难与豪迈。信奉共产主义的老干部患者也会将死亡的结局视为面谒马克思的仪式，怀有一份坦荡、虔诚与肃穆，而非惶恐与焦虑。在电影《相约星期二》中，身患渐冻症绝症的莫里教授人还未仙逝就在家里操办丧事（电影《非诚勿扰 2》也有类似情节，富翁李香山被查出黑色素瘤之后，举办了一场大型的模拟追悼会），就是在预演生死别离过程中情感纽带的割舍与人生意义的凸显。

第二节　当代医学的精神激变与徘徊

当代著名哲学家伽达默尔在《20 世纪的哲学基础》一文中宣称："20 世纪哲学最为神秘、最为强大的理性基础就是它对一切独断论包括科学的独断论所秉持的怀疑主义。"30 年前,恩格尔提出的新医学模式就是对还原论主导的生物医学模式独断性(强解释纲领)的怀疑与批判性反思,不过,对于持续 200 多年的还原论的怀疑、消解不是一次观念革命意义上的台风呼啸所能完成的,更需要细密持久的思想反思、学术建构与实践创新。在此,为了更加开放地讨论问题,本书选择了两位医学人文学者的对话(王一方 VS 张大庆)对 30 年间新医学模式特定语境中的重大医理理论发现、技术发明、重大公共卫生事件进行一次思想史解读和哲学、人文审视,以期对当代医学思想的走势有一个理性的洞察。

一、新医学模式创生的精神源头

1977 年 4 月,《科学》杂志刊发了美国纽约州罗彻斯特大学医学院精神医学教授乔治·L.恩格尔的一篇长文《需要新的医学模式——对生物医学的挑战》,这便是后来成为当代医学观念变革思想旗帜的"生物—心理—社会医学模式"的首次亮相,它或许并不像一些医学史家宣称的那样:"恩格尔开启了一个新的时代",但它依然不失为当代医学思想史上一个巨大的惊叹号,一次显赫的精神事件,一场观念革命。当时,刚刚从"文革"梦魇中

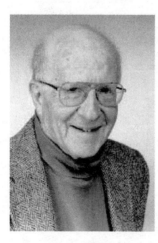

恩格尔

苏醒过来的中国医学界还处在与世界医学资讯的半隔离状态之中,未必有多少学者在第一时间读到这篇檄文。一直到 1979 年《医学与哲学》杂志创刊(该刊是近 30 年来倡导新医学模式的重镇),新医学模式才受到中国医学界的推崇与重视,很快就成为我国医学职业语境中日渐流行的"公共话语",成为医学变革时代思想激荡的陀螺。

1. 无奈:新旗帜与旧城堡

王:30 年斗转星移,无论医学、医疗格局还是医院与医生的境遇都发生了巨大的变化,新医学模式的旗帜依然高悬,然而,生物医学模式的堡垒动摇了吗? 生物—心理—社会医学模型新的大厦奠基了吗? 常常可以听到这样的感叹,生物医学模式的城堡太精致,太坚实,太雄伟,我们根本无须去撼动它,只须在城墙脚下,为心理、社会的医学旨趣搭建两间偏房,作为他们闲聊或论争的茶室与咖啡吧,也成就了恩格尔的理想。这种想法显然是误读、误解了恩格尔的革命性志向,也抹杀了医学的生物—心理—社会三元属性之间的不相容性和统一性。也就是说,30 年前恩格尔在医学观念上"红杏出墙"的灿烂是否转变为当下医学理论与实践上硕果累累的丰实? 呼啸而过的话语、观念创新所树立的旗帜怎样才能转化为新的融会于临床和实验过程之中的研究纲领? 这是一个当代医学思想史的命题,是当下与未来医学命运的叩问。

张:医学模式的转变是一个漫长的历史过程,人们的观念与心智也需要时光的磨砺和淘洗。回溯 30 年的实践,尽管在许多场合,新医学模式尚未能成为基础学科与临床学科真正的研究纲领,但毋庸置疑的是,心理、行为、社会、环境因素对躯体健康与疾病的影响已成为医学界的共识;尽管目前尚缺乏可操作性的工具与掘进路径,但越来越多的项目和基金投入心理、行为和社会医学研究领域;尽管生物、心理、社会三类学科,在建构医学的证据与理解方面还存在相当的排他性,生物学与人文、社会学科在研究主旨及真理向度上也呈现不可通约性,但生物—心理—社会医学模式的多学科和跨学科研究也呈现出蓬勃发展的图景。有学者对 1974—1977 年与 1999—2001 年间《新英格兰医学杂志》《柳叶刀》《美国医学会杂志》及《内科学年鉴》四种重要医学期刊中提及的生物—心理—社会医学的词汇进行了统计分析,结论是 1999—2001 间出现的次数是 1974—1977 年的 100 倍。不过,研究者也应清醒地认识到,在绝对数上生物医学研究依然保持着强大的优势。这也从另一侧面证明了医学模式转变的长期性与艰巨性。

王:武汉大学哲学教授邓晓芒先生曾经讲过一段有些刻薄却又发人深省的话,他针砭的是整个中国学术界,并非医学界(可以作为中国医学界反思的镜与灯),但读来仍有如芒刺背的感觉。邓先生这样写道:"当今时代是一个浮躁的时代,对于一个几近丧失了原创力的民族来说,由外部输入的任何新鲜东西都是救命的稻草,人们忙不迭地用这些舶来品装点自己贫乏的生活,充实自己空洞的大脑,并为之沾沾自喜,我国学术界似乎根本不存在一个与国际学术界'接轨'的问题,反倒是西方学术界跟不上我们血盆大口的需求。

他们的不知从哪个角落里抖搂出来的一个意向、一种动态,在那里还只是少数专门学者探讨的话题,在我们这里就已经炒得有了'焦煳味'了。"其实,冒焦煳味的锅里未必盛得出香熟可口的米饭,或许是一锅夹生饭。恩格尔的生物—心理—社会医学模式在中国的命运也大致如此。我们今天对于新医学模式的理解依然停留在会议上赶浪头表态或者是学院派学者重复诠释一些理论"命题"的水平。另一种反响是有人企图消解恩格尔对医学观念的刷新价值,认为只不过是中国传统医学精髓的归纳与复述(古已有之论已经成为一种消解现代性意义的民族主义思潮),或者是 1948 年世界卫生宪章中对健康定义表述(健康不仅只是躯体无病痛,还应包括心理平衡、社会关系的完善)的阐发,不过是常识的纲领化,因而不具备原创性和旗帜与宣言的精神价值。无论是高估或是低估恩格尔论文的理论价值,都造成了当代医学理性思考的悬空,以及终极思考与关怀的缺失。

张:这是一个值得检讨的问题。医学技术可以简单地复制,但医学思想则不能,新的医学观需要系统地重构,它不仅涉及对生命、对死亡、对疾病的再理解、再定义,而且还需要真正贯彻到卫生决策、医学教育、临床治疗等实践中。另一方面,用"古已有之"来与新医学模式对接,只是貌合神离,并无智识上的贡献。因此,我们更应当重视从观念引入走向思想重建。

2. 补课:恩格尔的文章与隐喻

王:回溯 30 年来的研究文献,不难发现直接针对恩格尔论文进行深入地学术解读、理论阐释与精神对话的文章并不是很多，因此，30 年后我们亟待补课，需要置身于对医学的当代命运的沉思中来重读那篇石未破、天已惊的文章，重温恩格尔最初的智慧表情。

张：重读恩格尔，不难发现，与其说他是在讨论医学模型，不如说在讨论疾病模型；与其说在展示洞察力与智慧的彻悟，还不如说在罗列当代无奈的问题谱系。其表层主旨反映的是观念的递进，是贝塔朗菲系统论意义上要素子集的拓展，因为人类医学与人类疾病都立足于极其复杂的生命系统，医学模型与疾病模型都不应该简单勾画，其深层的哲学与思想史意义在于"问题子集"与"根本纽结"的确立。他笔下展开的不只是医学模式从迷失到洞明的简单逻辑，不只是智慧落地，而是我们职业母题（医学是什么？疾病是什么？）在当今技术时代的致命忧患，是一系列的问题落地与方法落地（即医学人文方法的演示）。

王：恩格尔告诉了我们什么？最基本的一点是：生物医学模式合理性与合法性的根柢（坚实的学术与方法论的桥墩）是还原论，是科学的统一性（或同一性）观念，依照这一思维路径前行，人的医学必然还原于普遍意义上的生物学，并且进一步还将还原于非生物意义上的物理学与化学，或者退半步，还原为生物意义上的生物物理及生物化学。在当今社会，这种职业观念与准则正在演化成为一种社会信仰，一种文化上的至高命令。作为对于还原论的补充，排他主义筑起了另一道防火墙，护佑着生物医学模式的软肋。要么按照还原论的径路和语码来述说医学的奥秘，要么承认运用非正统的非

科学、前科学的(甚至伪科学的)思维与方法来介入(挑战抑或捣乱)
医学。于是，那些敢于向生物医学模式的终极真理提出疑问的人和
主张建立新的医学模式的人便成为异端。但是，生物医学模式的解
释力依然存在着明显的短板，那就是精神疾病的病因学与病理学，
作为精神医学专家的恩格尔就是从这里撕开了一个缺口，对生物医
学模式的普遍性与真理性提出质疑。

张：是的。在恩格尔看来，赋予还原论唯一性地位的历史与文
化根柢是当年西方基督教会与科学(含科学的医学研究流派)共同
体之间的一个"君子协定"。500 年前，近代医学初兴之时，基督教
会准许解剖人体的前提是"不许对人的精神和行为进行科学化的研
究"(Engel,131)，于是划定了近代医学"形态—代谢—功能"的唯物
研究轴向和有限空间。人类爱、欲、情、志与生、死、苦、难牵系的情
感、意志、幻觉、想象等命题都归于灵魂叩问的范畴，属于神学的领
地。于是，医学、疾病研究的空间被局限到躯体过程，而社会行为与
心理过程则交给神学去处置。

应当承认，近代医学兴起之初，心身二元的机械论策略成功地
摆脱了复杂系统不确定性的纠缠，疾病与病人的分离有助于医生寻
找各种手段来祛除疾病、消灭疾病。随着医学研究的深入，心身二
元论的策略受到了挑战，医学家们意识到心—身分裂的研究格局在
当代必须打破。不过，今天的阻力并非来自于神学的权威，而是来
自于生物学(还原论方法)研究的强大惯性，来源于生物因素决定论
的傲慢与偏见，来源于技术至上的现代病。

　　王：无疑，恩格尔从根基上质疑、批判了当代医学的底座（还原论的观念及其方法），较之那些只见树木、不见森林，只承认现代医学在过程中、细节上存在观察与分析失误的医学家来说，表现出广域思考的眼界和敢于怀疑、批判固有观念的胆识。但是，他的批判基本上属于天马行空式的观念呼啸，而不是严格意义上的实证研究，文中仅仅列举了精神分裂症与糖尿病的比较的研究资料，来区分躯体疾病与精神疾病的类型差异，以突显现代疾病的类型意义，揭示它们之间存在着生物学强解释（在当今时代存在确凿生物病因证据与生化、遗传缺陷证据，以及明晰、必然的因果传递关系）与弱解释（当下有生物学证据，但不确凿，或因果关系或然、不清晰）的分野，生物学弱解释的疾病应该转向社会、心理、文化解释，从而为新的医学模式的提出开辟道路，预留空间。同时这就给新医学模式的反对者与生物医学模式的辩护者留下两个巨大的缺口：一是随着生物学向度医学研究的长足进步，许多生物学证据会浮出水面，许多因果或然性会被必然性所取代。譬如有研究者在精神分裂症患者的基因水平上发现某种特定的基因表达，足以改变精神疾病生物因素弱解释的局面，随着基因研究的深入，相当一部分疾病的生物因素弱解释正在转变为强解释。二是社会、心理、文化解释如何建立与生物医学模型等量齐观的、令人信服的、非实验室研究的规范化、标准化的分析模型与技术规程，这就对医学领域里社会、心理、文化解释的资格（合理性与合法性）提出质疑，逼迫新医学模式中的心理、社会解释迅速由观念转化为研究纲领。要么丢掉野性（心灵性、内在化、人文性、艺术化），走入客观化（科学化、外在化）、工艺化（技术化）、标准化的轨道（如今，心理学已经由哲学、精神分析转向实验科学），即牺牲人文化研究路径，接受科学化研究规范的招安；要么退出当代解释、必然解释与主流解释的行列，入另册，仅仅作为或然解释（经验解释、地方性解释、历史性解释）和边缘解释的传统保留。相对前者而言，后者对于新医学模型的成长具有更大的杀伤力。它通过医学"解释权力与空间"（福柯语）的分析给我们的时代提出一个更大的悬题，当今时代里，非科学化的人文、社会学科是否还有生存的合理性与成长的独立空间？

总之，恩格尔在批判生物医学模式的过程中，也将新医学模式的缺陷留给了大家，也给我们留下接着讲与重新讲的巨大空间，随后，我们将结合 30 年间的重要医学事件来讨论这个话题。从这个意义上讲，恩格尔开启了一条理论医学的思辨之道。

3. 反思：恩格尔的模式与理想

张：很显然，作为精神医学专家的恩格尔不满于现代医学研究与疾病分析的唯一性解释。在人类疾病和痛苦的分析谱系中，企图提供一切说明和说明一切的因素与模式是不存在的，他热切希望医学走向多元解释、多元关怀，由此构造多元模型，于是，提出了生物—心理—社会医学模式。

王：其实，这份文化直觉保存在人类的集体下意识与无意识之中，我们可以通过对疾病的英文词源演化和词义的分析寻找到最初的文化心理印记。

Ail-ment：烦恼→小病

Dis-ease：不舒服，不舒畅，不放松→疾病

Dis-order：失序→疾病

Ill-ness：不适，不幸，伤害，苦难→疾病

Sick-ness：难受，不适，作呕，眩晕→疾病

Suffer-ing：病患，痛苦，主体感受→患病

在这里，词义揭示的更多的是心理感受、社会适应上的缺失与偏差，而不是生物因素侵扰，也并非纯粹客观的疾病、客体的疾病、最终沦为非人的疾病；表述的既有具象之因，也有抽象之因，既有远因、终极之因，也有近因、现象之因。

恩格尔是一位临床专家，不是理论学者，悉心揣摩恩格尔创立新医学模式的动因，既有个人职业体验，如临床应诊时的感悟，对精神疾病大量非实验室指标的深层理解与充分解释，依据传统心理分析对于病人倾诉的格外重视；也有时代潮流的投射，医疗服务困惑的苦闷：如主诉的漠视，对实验室指标的过度依赖，新药、新技术大量使用造成医疗支出的巨大，医患情感纽带的几近断裂，医患之间知识共同体、道德共同体、精神共同体等价值共同体的基本缺失，根本上是在改变医学的人学性质，使之成为一门彻底的生物学。善良的恩格尔在文章中还表达出一种朴素的为生物医学模式分流减压并对之进行救赎的心理，他觉得20世纪医学在生物学探索与服务方面已经做了太多太多的努力，但是，社会与民众非但不感激，反而抱怨、责难声越来越强烈，医学正在陷入一个怪圈，"做得越多，承诺

越多,投入越多,责难越多",追究起来,是在一个地方致力太勤,片面追求科学化的结果,医学应该转向多元关怀,应该刷新医学模式,从生物医学模式转向生物—心理—社会医学模式。

张:应该肯定,新医学模式的倡导直接推动了心身医学、社会医学的兴起与建制化,促进了医学人文教育的发展;间接推动了医学哲学(多元模型)与卫生服务(人性化)的观念更新与制度转型。但是,生物—心理—社会医学不是人类医学范式的最终,也不是最优表达。其实,恩格尔的理想也不是建构终极的人类医学模式,而是引导当代医学以人为本来彻底反思医学之轻、疾病之轻、人性之轻,梳理、寻找病患的意义、疾病体验的意义,追查职业冷漠的终极原因,扭转见病不见人,生物因素第一、技术解决唯一的职业偏见。医学由唯一的、偏颇的科学化适度回归人性化与艺术化,最终实现医学的本真意义(德、行、技、艺)和同一价值(真、善、美的统一),从而成为当代医学思想史上的一座高高的桅杆。

二、新医学模式与当代基因研究的突进

王:在新医学模式提出与推行的 30 年间,人们一直在捕捉一条医学思想史意义上的钟摆曲线,使得医学研究与临床活动中生物学向度与非生物学向度(心理、社会以及人文向度)的掘进更趋于对称与平衡,使得人类生命这一复杂系统的解读更加多元化、立体化。但是,这并不意味着我们要刻意削弱生物学向度的探索,也不是简单地宣称还原论的终结,转而去寻求社会、心理、人文的"研究纲领"

(远还没有成熟),恰恰相反,正是由于还原论研究的硕果累累,留下许多无法用生物学理论与方法进行唯一解释的全新问题,才为社会、心理、人文观念和方法的介入提供了空间,从而提供一个"一元问题,多元解读"的滚雪球模型,构成新医学模式内部各要素之间的互动、提升。

张:医学的历史首先是发明与发现的历史,也是重大科学事件、精神事件的历史,近30年间,与新医学模式伴生的一系列生物学及基础医学成就谱里,最令人惊奇的事件应该数基因研究了。自从沃森、克里克1962年因合作发现DNA双螺旋结构而分享诺贝尔生物学或医学奖之后,基因研究取得了前所未有的突进,30年后,沃森再露峥嵘,出任"人类基因组研究计划"(HGP)的首席科学家,这是一个雄心勃勃的国际性研究计划,不仅耗资巨大(前期预算就达30亿美元),而且规模庞大,多国参与,其中有中国。它是20世纪可以与"曼哈顿原子计划""阿波罗登月计划"并称的人类科学史上的重大工程。它的工作目标是绘制基因地图,明确人类及其他标准有机体的基因组排序,为生物学和医学研究提供数据库支持。同时,它还提供了基因检测的新技术和模式转换,即从一次分析一个基因转向快速扫描整个基因组,大大提高了检测的速度和准确率。这项原定2005年完成的计划实际上在2000年年底就基本完成了。2000年6月26日,美国总统克林顿和英国首相布莱尔举行联合新闻发布会宣告"人类基因组工作框架图"绘制完成,人类历史上还从来没有过两位国家首脑如此贴近一项科学发现的先例,沃森本人以及另一位基因组学的先驱人物文特尔的基因组图谱也于 2007 年 6 月公布，成为首批拥有完整个人基因组图谱的幸运儿。随后不久，日美两国的实验室又首次用人体皮肤细胞培育出胚胎干细胞，给再生医学开创了新的前景。HGP 对于理解人类的生物学本性具有深远的意义，沃森认为："它将为我们提供有关'人类生存的化学支撑结构'的所有答案，也将揭开许多与基因有关的遗传性疾病的谜底。""未来医学有望根据个人的遗传基因'量身定制'防病治病方案。"（预示着真正的个性化医疗时代的到来）

　　毫无疑问，HGP 也带来了医学领域"还原论"意识的坚挺与复归，同时也给新生的生物—心理—社会医学模式提出了挑战，HGP 不仅使恩格尔当年所述的生物学强解释优势的糖尿病可以找到确切的基因缺陷，就是原本认为社会、心理强解释优势的精神分裂症（发现患者存在明显的基因片段的缺陷）、儿童自闭症（发现与染色体 16p11.2 缺失或重复存在相关性）也可归因于生物学解释。甚至有研究机构还宣称找到了"自杀基因""抑郁基因"，这样一来，生物学向度的解释成为唯一精准的医学结论与方法，也使得理解社会、心理因素主导的心—身疾病一度需要回归传统的解释路径和模型①。

　　王：是的，也许，日后心理、社会、人文因素只能成为基因表达的

──────────

① 参见约翰·苏尔斯顿等：《生命的线索》，杨焕明等译，中信出版社，2004 年，第 7—9 页。

诱因或发病因素(基因组学称为"内噪音"和"外噪音"),即所谓的"扳机效应",人类基因组研究发现大量的基因档案只是重复的冗长片段(它与细胞的韧性有关),而起关键作用的是数量不多的调控因子。我想,"扳机效应"机制研究的深入或许可以帮助新医学模式收复失地,过去认为生物学解释优势的疾病也会更充分地追溯到具有"扳机效应"的心理、社会、人文因素,此为其一。其二,在人类疾病的因果链中,生物学病因常常是近因、单一因,是一阶(初阶)病因,而心理、社会、人文病因则是远因、复合因,是二阶、三阶(高阶)病因。其三,还原论的"线性因果模型"在后基因时代也在让位于复杂的"网状因果模型",心理、社会、人文因素将在这类复杂系统中占据要津。吴家睿(当代优秀的系统生物学家)曾指出:"20 世纪的生命科学主流是分子生物学,这是一种'简单化'的生命科学",而生命科学的研究对象是一个具有"开放性""涌现性"(整体大于局部的生物效应)的复杂系统[①],因此,作为人类基因组计划的发起人之一,美国生物学家胡德(L. Hood)不久前创立了系统生物学,他认为"系统生物学将是 21 世纪医学和生物学的核心驱动力",成为"后基因时代"生命科学的新的研究纲领。

张:有道理,理想医学的解释系统一定是多元的,而非一元的,因为人是这个世界上最复杂的生物体,而且还是政治动物、经济动

---

① 参见吴家睿:《后基因组时代的思考》,上海科学技术出版社,2007 年,第 53—62 页。

物、社会和文化动物，当然不能只从基因向度去探询答案。我觉得另一个酝酿着医学革命因子的未知领域是脑科学，这将揭开人类思维之谜，进而打开精神疾病、心—身疾病的奥秘之锁。所以，在我看来，基因研究与脑科学研究的共同起飞将使我们对于疾病、对于医学的总体把握更趋完整，不然的话，我们就只能是盲人摸象，基因研究取得进展就高唱"基因决定论"，如同过去我们一度信奉的细菌决定论、环境决定论。脑科学出现突破就可能彻底摆脱一元论，走向多元论，摆脱线性思维，走向复合思维；因为它可能揭开各种复杂因素在人体内转化的秘密，如你所说的一阶、二阶、三阶病因都可以系统地容纳进去，主要因素的"扳机原理"也可清晰地呈现出来，最终建立"网状互动因果"的疾病模型，"网状协同阻断"的医疗、预防模型。一切单因素、单向度的决定论都会失去理论上的合理性。

王：基因研究的长足进步给生物学与医学带来了一个全新的人文、社会审视契机，开辟了医学人文、社会医学的新课题，引发了基因伦理的研究风生水起、热浪滔天。有人甚至宣称正在发生一场生物学的世纪转向，认定日后生物学与医学的学术困惑将由技术转向伦理，技术不再是难题，伦理选择才是真正的难题。尤其是克隆技术、干细胞技术的日渐成熟，人们不再欢呼"普罗米修斯"式的窃火壮举，而是惊呼："我们正在打开一个潘多拉魔盒"。20 年前，"伯格事件"引人深思，占据着基因重组研究前沿地带的斯坦福大学伯格教授就呼吁同行暂时中止有望产生重大突破的研究项目，先讨论伦理规则和许可问题，然后再继续研究，以至于生物学研究领域里延续多年的"应然—必然"行动逻辑遭到质疑，技术上能实现的突破如果不经过生命伦理准则的评估与确认将不允许贸然立项与研究。如今，随着基因研究的如日中天，各种优先于技术考量的伦理考量（本质上是哲学上的"敬畏生命"意识，史怀哲将它引入医学，成为"敬畏生命的伦理学"）却越来越为生物学共同体普遍接受。不过，即使存在充分完备的"伦理评估"程序，也无法在近期与中、远期及终极价值之间做出抉择，2007 年 10 月，美国基因学家文特尔宣布：他的研究小组已经合成人造染色体（具有 381 个基因，包括 58 万对基础基因代码），该染色体将控制这个细胞并变成一个新的生命形式，由此拉开了新一轮制造新物种的伦理之争，人类"所识的生命"（自然生命）与"所能的生命"（人工生命）一起走上伦理的 PK 台。当然，这次论争似乎没有"弗兰肯斯坦怪物"（200 年前诗人雪莱的妻子玛丽·雪莱撰写的"人造人失控"故事中的主角）那么惊心动魄，因为文特尔小组设计的新生命仅仅是低级生命形式，但是依然需要保持警惕，一旦这项技术失控而被利用来制造针对某一种族的杀伤性生物武器，它对人类的危害将是无法设想的，甚至造成不可饶恕的伦理灾难。所以，我们丝毫不为人类可能发明设计、制造新生命的技术和成就而担忧，我们担忧的是如何控制这些人造生命，如何赋予这些人造生命合适的伦理地位，由此观之，伯格教授临时中止前沿研究寻求伦理坐标的选择无疑是人类理性与良知的觉醒①。从这个意义上讲,新医学模式所昭示的社会伦理价值路径是十分珍贵的。俗话说得好:人无远虑,必有近忧。

张:这一点都不奇怪,技术的高下只是真理层面的问题,而不是命运归宿问题。基因重组技术的运用与创新对于人类的科学进步也只是时间问题,依照当今的科学研究惯性,人类迟早会掌控、运用这一项技术,但如果技术与伦理失衡,技术脱离人类理性将导致不测的邪恶。

三、新医学模式与循证医学的兴起

王:医学在很长一段时期内被称为经验科学,一方面是指它所呈现的认知水准具有相对性,相对客观性、相对真理性,另一方面是认知的程序、方法、手段具有差异性。其本质是人类疾病的丰富性、医学的艺术化。文学上有"一千个读者就有一千个哈姆雷特"的箴言,讲的是文学接受的差异性,同样,临床上有"一千个患者就有一千种感冒"的比喻,讲的是疾病个体在体质禀赋、习俗(文化、亚文化)、病原体(自然变异)、环境(自然物候)、境遇(心理、社会、文化)、情景(当下的生活事件)、发病(触发因素)、症状、体征上的差异性与医师个体在职业学养、专业行为、诊疗处置选择上的差异性(不仅是多因素的,还是多频谱的影响,更是叠加的复合的作用机制)。因

---

① 参见沈铭贤:《科学哲学与生命伦理》,上海社会科学院出版社,2008 年,第 234 页。

此，有人认为：临床医学过度追求模式化、标准化、方案化是一种认知上的洁癖，本质上是要以客观性去克服主观性，以必然性、绝对性去克服或然性、偶然性与相对性，给临床医学镀上一层理想主义的光环。

不过，要彻底驱逐经验主义绝非易事，人类理性的慧根不是观察力，而是理解力（understanding），它包含三个层面：其一是理解的前提和支点，即充分寻求证据的能力和技巧；其二是理解力的纯粹形式，或者是它的逻辑形式，它通常表现为认知中的逻辑的、普遍主义的原则；其三是一种情境中的决断能力，它是实践中洞察力、领悟力的外化，也是人类思维中包容艺术化弹性的真理方法，而这种能力的积累、养成与个体经验和体验密不可分。从这个意义上看，循证医学固然在第一、第二个层面上占据优势，但在第三个层面上存在一个僵硬的关节。从本质上讲，现代医学还是一门手艺。

张：不错，现代医学 200 年间这种摒弃经验主义、追求科学化的努力一直没有间断过，而且越来越成为一种职业共识，推动这种共识形成的强大杠杆是还原论。还原论的哲学径向是简约化、单一化，一方面是将生命现象还原成物理现象，另一方面是生物学内部将人类生命现象（人的医学）还原成普通生命现象（有时干脆就直称生物医学），将高级、复杂的生命过程还原成基因或病原触发的线性因果链式反应。因此，20 世纪，几乎每一项医学发现都在这些向度丰富着现代医学的科学与技术细节，尤其是人类进入航天时代后高水准声光电磁及计算机技术对于实验室的精细装备，同时，近 20 年还兴起了将实验室搬到病房、搬到床边的实证化趋势，它们给临床医学带来数以千计的生理、病理指标，数以万计的临床诊疗参数。人类生命与疾病日益图像化、指标化、机器化，医师也日益成为操控这些机器的工程师。医学的故事不再是人与人的故事，而成为人与机器的故事、人与金钱的故事，人的"失踪"成为现实医疗、保健生活中最为棘手的难题。恩格尔的新医学模式一声惊呼，试图将许多人从异化与迷失中唤醒。但是，一个坚硬的皮球砸过来了，疾病心理、社会、人文因素的经验性如何克服，客观化、可标识性、可重复性如何建立？是否将新医学模式也纳入临床医学更加科学化的轨道？最新流行的循证医学给我们带来了什么样的姿态和主张呢？这是需要认真对待和研究的。

王：循证医学具有两面性，它的核心概念是指"医生慎重、准确而明智地应用目前所能获得的最佳证据，为自己所面临的具体病人做出处理决策"。其内容包括三个基本要素：有说服力的临床实验证据、临床医生的工作能力、病人的自身价值和愿望。它强调以证据为基础的概念和模式，它要求对疾病的干预必须建立在有充分的科学证据的基础之上，遵循客观证据是循证医学的本质所在。它也是一种临床处置程序、一种研究纲领。

一方面，循证医学在生物指标上重视大样本、确定性，找证据、重证据，重视实证，强调客观的、技术化的证据，反对经验（医生）与直觉（虚掩）；反对模糊性，重视精确性；反对主观性，强调客观性。那么，来自病人的体验诉说更加不能进入证据的采集系列。本质上它是一次实证主义的肃反运动。清除"或然性",寻找"必然性",克服盲目性。它不是要摆脱经验医学,而是要将个人的临床经验与他人的系统研究的最可信证据相结合,强调扩大视野,充分占有研究资料,注重资料的甄别和独立思考,因人、因地、因时制宜,及时做出适应性的修正。另一方面,它也注重社会关注、心理关怀的平衡,提出从病人的利益出发,将病人始终置于医疗活动的中心,提倡适宜技术,适宜支付;重视病人和医生个体的主体性感受和愿望、价值与选择,强调个体化的服务①。

张:在我看来,循证医学不仅是一种临床处置程序、一种决策流程,更是一场临床思维方法的革命,一种新的临床研究纲领。它鼓励专业人员克服僵化、板结的知识积累,跳出教科书笼罩,走出狭隘的个体经验思维的圈子,运用数字化技术手段进入开放的、多源头的、鲜活的医学主题中心数据库,通过严格的批评和甄别,占据充分的循证医学证据,最终做出科学性—适应性两者刚柔相济的决策方案来。它是国际化、数字化语境中实验与经验、前沿新知与实务处置高度结合的研究性诊疗模式,只是在运用过程中必须防止片面性,只重视客观、实证的一面,而忽视人性、社会性的一面;同时,也应该为临床心理、社会、人文指标的建构与评估探索新的路径,努力使生物学指标与人文、社会、心理指标能够相互融合。

---

① 参见华夏医药编辑部:《循证医学——医学发展的新纪元》,天津科学技术出版社,2001 年,第 1—62 页。

四、新医学模式与心理学的十字街头

王：弗洛伊德无疑是 20 世纪的思想与学术巨人，弗洛姆在《弗洛伊德思想的贡献与局限》(1980)一书中总结了弗洛伊德的三大发现：一是无意识理论，二是释梦的技术和对于神经症的解释，三是关于"生的本能"与"死的本能"的揭示。或许，这些评价都没有他自己给出的超然、精到，在弗洛伊德眼里，他的工作同哥白尼、达尔文一样，是对人类中心主义的一次革命，而且是最后一次革命。哥白尼把人类所在的星球从世界中心移开；达尔文则揭示出人与其他生命形式并无根本不同，也是自然进化的结果；弗洛伊德则发现人并不是自己行为和精神的主宰，他们在很大程度上受潜意识的支配。另一位著名心理学家波林因此认为：如果不提及弗洛伊德的名字和他的学说，几乎就无法书写心理学的历史。他的精神分析理论是人类思想史上的一座突兀的高峰。他不仅开辟了无意识研究的新时代，开创了人格心理学、动力心理学、变态心理学的新领域，而且也为现代生物—心理—社会医学模式奠定了基础。

张：其实，弗洛伊德也是 20 世纪饱受争议的人物，他的精神分析学说是 20 世纪中招惹赞誉和批评最多的理论体系，他的理论的致命缺陷有两点：一是泛性论，将人的一切心理问题都归结为性的问题，用力比多解释心理的本质及其发生的机制，同时用个体本能的冲突来说明社会、文化矛盾；二是理论论证方式的不足，他的论证主要依靠主观演绎，理论与案例之间的互证关系难以确定，相当一

部分的观点和论述显得牵强与附会，在一些激进的科学主义者眼里，精神分析案例不过是一个个艺术活套。正是这两个弱点，将现代心理学引向十字街头，也改变着生物—社会—心理医学模式的情境和方向。一条流脉走向科学的心理学，在方法上告别弗洛伊德，由哲学的心理分析走向科学化的实验心理研究与社会科学化的大样本调查、方法控制、定量化的群体测评（量表化），强调研究者的价值中立、研究对象的可观察性、研究方法的实证性、人类心理理论普适性和认知规律的统一性。他们力图将心理学建设成自然科学的一个分支，因而被称为科学主义的心理学，这一流脉不仅是学院派心理学的主流，也是当下医学心理学与精神医学的主流。另一条流脉走向人文主义的心理学，他们在精神气韵上更加接近传统的精神分析，只是不像弗洛伊德那样过分强调性欲的约定性、本能的决定性和人性中的生物性而已。早在弗洛伊德尚在世时，阿德勒就开始消减其本能至上的观点，强调社会境遇和人际关系对人格发展的影响，建立了精神分析的个体心理学。社会文化心理阵营中影响最大的是弗洛伊德的学生荣格，荣格在个体无意识之外加上集体无意识（即种族无意识），由此得出原型理论。20 世纪 40 年代，在美国兴起了新精神分析学派，即精神分析社会文化学派，因强调社会文化的作用而与弗洛伊德的经典精神分析形成鲜明的分野，其代表人物是弗洛姆与霍妮，其中弗洛姆将弗洛伊德的精神分析理论应用于资本主义的社会批判上，形成了独特的精神分析的人本主义思想。但是，这一学术流脉在医学界颇受冷落，其影响力远不如前者。即使在许多接受新医学模式的人那里,弗洛伊德如今也不过是一位思想与方法皆已过气了的"糟老头子"。甚至还涉嫌学术造假,最近,一位法国学术编辑整理了一本书,叫《弗洛伊德批判》,曝光了一批当年弗洛伊德伪造精神分析资料和虚假治愈的资料,包括经典案例的主角安娜·O的身份也存疑。此书据说要彻底消解和颠覆精神分析的"神话",真是"人怕出名猪怕壮",哪怕是 100 年之后,还有举旗反叛者①。

王:我理解你悉心梳理心理学百年学术流脉的用意,十字街头的比喻在这里包裹着一个历史的启谕,它不仅给当代心理学提供了多元选择,也给当代医学提供了多元选择。恩格尔的新医学模式本意是提供一种突围的思想姿态和歧化的职业语境,但是,它正遭遇医学界科学主义、技术至上的思维定式和还原论的优势观念的顽强矫正,这股潮流正在将心理学还原演化为生物学,至少在方法学上首先同化心理学。弗洛伊德积 50 年建立起来的医—患之间充分"倾诉—倾听"、详尽"诉说—书写"模式的心理分析景象已经风光不再,患者肆意以自己的话语说梦、医生以自由的言辞释梦、日常生活节目中的隐喻分析都被看成是对心理黑箱的无能迁就,是医学客观性的彻底迷失,是对知识科学性的不恭,唯有标准化、规范化、数学化的心理量表、心理测试仪器和指标才是打开黑箱的精准钥匙。这

---

① 卡特琳·梅耶尔主编:《弗洛伊德批判》,郭庆岚等译,山东人民出版社,2008 年,第 1—10 页。

让我们想起波兹曼《技术垄断》一书中例举的 20 年前在美国市场上风行一时的测谎仪"哈伽什"（Hagoth），这台售价不菲的仪器一旦连接在电话机上，16 个指示灯可以即时、准确地计量来电人的心理紧张度，以判定他的话语是真是假（绿灯多说明其心理放松，反之则说明其心理紧张）。这台测谎仪将原本高度复杂、游离不定和晦涩模糊的人性转化为标准化的记数指标，帮助人们科学地解读人性百态，警局通过电话就可识别嫌疑人，律师在电话里可以采集证据，商人在电话里诚信推销产品；这个世界从此再没有谎言，道德乌托邦顷刻就在眼前。好在这种神奇的仪器本身就是一种披上技术万能、标准化外衣的骗局，很自然地昙花一现，风光不再。此后很长一段时间，人们不再天真地期望用机器来解读人心。不过，我们的实验心理学家却十分执着，但是这份执着并不可爱，如果新医学模式仅仅沿着这条道路一直往前走，势必背弃恩格尔当年突围的初衷。当然，心理分析借助指标化仪器、使用标准化量表实施问卷调查的努力并非完全失当，错在将它们置于唯一性与绝对化的神龛上。

张：十字街头提供给我们另一种道路的选择，那就是加大对基本继承了弗洛伊德学术衣钵的社会文化心理分析流派的关注，尤其在心理分析的研究方法上兼容哲学与历史思辨的、人类学的（日常生活的、民俗语境的）、文学与艺术叙事的、伦理拷问的、女性主义的精神语码与案例法则，重视对个案的社会文化因果链条的现实追索与治疗理论的个性发凡。在临床中轻松、愉快地建构医患之间的充分对话、有效沟通的职业情境，改变机器主导诊疗过程的失语状态，真正推动医学心理、健康心理向度的多元拓展，而不是作茧自困于客观化、标准化的单一语境与方法之中。

五、新医学模式与社会研究范式的确立

王：在我看来，当初，恩格尔作为一位精神医学教授而非公共卫生专家，执意将社会视野与社会学径路推高至医学研究纲领的地位，作为新医学模式三驾马车中的一乘，实属手眼不凡、境界高远。因为，在 WHO 的"健康"定义中，社会向度的内涵比较单纯，仅仅只是基于社会人理念，揭示人的社会（人际）关系适宜与和谐的特征。其实，在现代医学的学科建制中，社会学意识的认识论基础是"社群"考察（大样本的多因素研究），它与近、现代烈性传染病的流行病学调查（后来作为一种普适的方法拓展到非传染病研究领域，即临床流行病学方法），公共卫生事件的社会防治工程，战争环境中（"二战"经验）的集体应激与军团疾病危机（包括生物武器的攻防规划），和平年代的地域性、种族性、生活方式性疾病的群体研究，人口与生育控制、卫生政策研究、卫生管理学、卫生经济学、卫生法学的兴起等趋势密切相关。深入职业语境中的几个核心概念是疾病谱、死亡谱、社会病因、健康危险因素，近年来，生存质量的评估体系日渐丰满，它不仅包括个体生活方式的优化选择，还包括幸福体验（增进快乐和减少痛苦），生活的满足感、满意度评价。它们暗示着现代医学应该对人类幸福承担责任，从而大大丰富了医学的社会研究维度，也为医学社会学的成长提供了生老病死案例和规律的启悟。

张：尽管你试图系统梳理新医学模式中社会坐标系的职业理解和当代学术流脉的演进，但是，医学的社会研究是一匹白马（公孙龙的著名悖论是"白马非马"），也是一个很难简单界定的地带，因为，它不像生物、心理向度的研究，基本上局限在诊室里、病床边或实验台前，遵循着"结构—功能"分析的路径前行，有着还原论的成熟规范在引领。社会研究是一片无垠的旷野、一条无底的麻袋，医学的社会研究隐含着排除法的理解，即边界包含着非生物、非心理（不完全分离，因为有社会心理研究课题）的一切学术和探索活动，也许更广（因为医院也是一个社会组织，医生、病人都扮演着不同的社会角色）。粗分可以采取"两分法"，即狭义的社会学层面与广义的社会科学层面，前者包括医学社会学、健康社会学等分支，后者可以将政治、经济、管理、法律、教育、传播等学科的理论和方法与医学、医疗活动嫁接起来，构成一系列交叉学科，同时，还借鉴了现代社会研究的诸如社会研究建模（运用数学工具与计算机技术）及多因素分析的随机数学处理等系统研究方法，大大丰富了人类生命与疾病的群体征象和复杂系统观念。

王：也许，正是因为数学工具、计算机技术在社会研究中的广泛应用，使得人类社会的研究过度客体化，也使得社会研究方法告别人文体验和诉说，滑向过度数学化与过度科学化的泥淖，研究社会与研究自然（包括生物体）在方法上走向融合，社会工程学思想日益萌生。这引起了经典社会研究学者的警惕和忧虑，担心这种趋势用精确性掩盖了真实性。要澄清这个问题，必须回到概念"原点"，那就是恩格尔所提出的社会究竟是什么？固然有你所讲的社会学与社会科学这两个学术语境的意义，但我理解更应该回归日常语境，即"社会境遇"，在这里境遇可以拆分开来理解，指社会环境（如政策环境，经济、法律环境）与社会遭遇（如道德、情感境遇），也就是说，在恩格尔新医学模式的词典里，社会，是广义的包含着社会与人文两个向度的概念范畴。因此，在新医学模式的实践中也就没有必要去责备恩格尔的三元表述中缺乏人文主线。由此，便顺利开启了新医学模式大厦中医学人文的"阿里巴巴"之门，于是，医学的社会境遇研究不仅可以使用数学模型，还可以使用文学、艺术的原型和隐喻，使用哲理寓言、宗教故事进行道德教谕。对于普罗大众来说，小说的艺术魅力比计算机数学模型更能牵动心扉，更能影响、重塑社会行为。因为社会境遇的价值归属穿越真、善、美三极，不仅只是一个真理问题，因此，也不只是一个社会科学命题。其实，这些思想都不是我的独创，而是美国文化批评学者波兹曼的观点。

张：不过，此时此刻，即使是重申波兹曼的观点，对于新医学模式社会研究向度的拓展也具有很强的矫正意义。我最近也在读他的一本书《技术垄断——文化向技术投降》（1992），书中一个鲜明的观点就是反对将人文学科和社会研究（他避免使用"社会科学"一词）当作科学命题，认为这是对科学的滥用。因为"科学研究发现东西，社会研究不发现任何东西，而是重新发现人们过去知道、现在需要重述的东西"。在他眼里，"从大多数方面看，社会研究和科学几乎没有共同之处，和其他形式的想象力丰富的文学倒有大量相似的地方"，当然，这样说也有些矫枉过正，其目的是抨击唯科学主义，指责他们滥用数学和计算机技术，将"人类经验的物质领域与社会领域混为一谈"。不过，在中国，一方面有波兹曼批评的这种泛科学化的情形，但是也有另一种社会研究理论贫乏、学术虚弱的情形，因为在很长一段时期，社会学被宣称为资产阶级的反动理论，发生过严重的学术断裂，直至1979年，才由红头文件裁定恢复和重建社会学学科群，比新医学模式的提出还晚了两年，因此，这两根藤都很稚嫩，需要补课，使它们能茁壮成长。

王：这大概就是中国医学社会研究的悖论，一方面学术底蕴不足，一方面过度技术化，与西方成熟的医学社会研究境遇相比，还有一副摇荡的秋千需要提及，那就是理性主义与反思。在当下，由于学术与方法的理性建设还没有摇荡到位，学科反思的任务还根本没有机会列入议事日程呢。

六、新医学模式与当代医改的价值诉求

张：先说几句题外话吧。一位成熟的骑手，一定会关注三件工具，一是缰绳，二是马鞭，三是马镫，但在历史的长河里，影响社会发展进程的不是缰绳与马鞭，尽管它们是驭马的直接工具，直接控制着驭马运动的速度与方向，而是马镫系统的发明。这个系列的技术包括对马背的保护、马肚的收束，影响着驭马的奔袭实力与耐力，控制骑手双腿的着力点与运动中的平衡，使骑手与马真正融为一体。还有马鞍的使用，它们使得千里铁骑称雄马背成为可能。因此，历

史学家小林·怀特认为，在欧洲，是马镫造就了新型的作战形式，放大了骑士阶层的地位，继而改变了封建社会的性质。这就是所谓的"马镫效应"。我琢磨，我们的医改能否也从历史发明中获得一些什么有益的启迪呢？

王：我知道你在玩闲话不闲的游戏，告诉我们如何区分与把握直接诉求与间接诉求、利益诉求与价值诉求、单一诉求与多元诉求、当下诉求与恒久诉求之间的张力。这对于开拓医改思路肯定大有裨益。但医改的"马镫效应"究竟如何解读，还是一个待阐发的问题。

张：是呀，我们的确应该认真地审问"医改"的感性驱动与终极目标，仅仅是因为要改善困扰百姓的"看病难""看病贵"问题吗？或者只是要改进政府对公共卫生与公民健康所承担的投资责任吗？而不去深究以下问题：

——现代医学究竟有多大的能耐？他们能干什么？都干了些什么？还能干些什么？一流装备、先进技术能包打天下吗？

——病人究竟拥有哪些合理的诉求和权利？他们期待什么样的医疗和保健服务，满足了多少？还有多少没有满足？有多少是无法满足的需求？医疗、保健需求与根绝苦难、远离死亡欲望的边界在哪里？

——医生的职业价值与尊严是什么？责任、权利、义务如何界定？无私奉献与合理的商业索酬的边界在哪里？

——医患关系出现了什么裂痕？可以修补吗？如何修补？我

们需要重建什么样的医患关系？医患之间除了利益博弈之外,存在价值共同体吗？

这些问题的根本是理想与现实之间究竟存在多大的落差？仅仅是增加政策与经济投入就能弥合这个落差、改变目前尴尬的境况吗？比附于驭马术,可不是仅仅靠提勒几下缰绳,或在马屁股上狠抽几鞭子就能解决的;需要深刻检讨驭手与驭马的关系,需要调试马镫,实现行进中的"人—马"平衡。这就是所谓的"马镫效应"

王:是的,医改中有一种道与术的关系,我们当下的医疗改革不是由简单的"问题导向"所驱动的,而是归顺于某种深刻的社会医疗和保健理想,也就是说,医改是要改术,要优术,但最终要明道,要立道,这个道就是人本主义、人道主义,是基于人性的多元关怀,从这个意义上看,新医学模式具有针对单一技术主义与生物因素至上的价值反思和突围意义。欧洲文艺复兴以来,过去 400 年的医学在工具理性的隧道里匍匐潜行得太久了,需要爬到隧道口来换气,来仰望更加辽阔的星空,需要新的思维和精神向度的牵引、新的理性和价值坐标的规范。医学由生物向度拓展到社会、心理、人文向度,不是自发的,而是自觉的;不是自然的,而是必然的选择,这是一场思想史意义上的政变。

张:新医学模式对于现实的医改还有另一个撬动意义,那就是转移、超越医患之间日益绷紧的利益博弈,同时也超越现代医疗产业各个节点、各个利益集团的经济纷争,去寻找医学的共同价值;它不是各自利益博弈中的单一效用最大化,而是生命的多元关怀与适宜性、平衡性前提下的逐步优化。它们使得医改的行动逻辑应是先建立价值共同体(新医学模式本质上是一种新型的社会健康价值体系),然后再寻求协议中的道德共同体与利益共同体。医学的终极价值是人的解放,尽管机器和金钱对于医学进步和健康促进都有十分重要的价值,但绝不应该将工具价值凌驾于终极价值之上。这样的疑问和批评也许无数次被人提起,就像一群天真的孩子在追逐天边的地平线,却是永远地和地平线保持着距离。这也是实用主义改革派屡屡诟病终极价值的理由。在他们的词典里,没有理想的医学,只有功利、效率、市场化的医学。新医学模式的未来图景也不过是天边的"彩虹"。如此"饥饿的灵魂",恰是最令人揪心的医改土壤。

王:当下医改的困境折射出现代医学的价值迷失,以及对于价值迷失的坦然。在当下烦琐的医学教育格局中,"医学是什么?""医学为什么?"这类职业母题一概不被理睬,更谈不上系统地追问。我们的医学教科书、参考书一打开就是通篇的实用知识与操作技术。我们的考核也从不关心职业精神和伦理生活的建构。大众健康教育也只关心知识普及,不涉及生老病死宿命意义的咀嚼和价值叩问。

因此,我们注定要在沥青池里游泳,去直面一系列二律背反的荒谬。一方面市场化不足,卫生资源的配置与运营被缺乏公正与效率的体制、机制所困,无法实现优化运作,另一方面又过度市场化,放任各种利益集团按照赤裸裸的商业逐利规则盘剥作为社会弱势人群的贫病者；一方面社会医疗资源极度短缺，2/3 的国民缺乏医疗保险网的呵护，另一方面医疗资源配置使用不合理，浪费惊人，高档设备重复投资，超范围使用，疑病大诊，小病大治，奢侈医疗、炫耀性医疗盛行；社会意识迷信大医院、名大夫、高技术、洋设备、贵药品，品牌医院车水马龙，超负荷运转，医生、病人都不堪其苦，而社区医院却门庭冷落，运营不济；上医院，看医生，医生是价值主体，而智力投入与产出比严重扭曲，人的服务价格被严重低估，需要通过机器与药品的价差来补偿；人们极度迷信机器，崇拜技术，一方面技术相对落后，一方面技术至上，否定医学服务中的人文价值；伴随世风日下，职业伦理水准滑落，道德空洞很大，而道德偶像依旧坐在云端，不近人情；将医生当圣徒，过分褒扬职业清贫，医师作为经济人角色的世俗财富诉求得不到合法渠道、合理方式的尊重和满足，而挟职业身份地位图非分收益的腐败与掠夺行为（索取药品回扣与红包）虽然大受责备，却又被当作潜规则来恪守；不少医疗责任事故被同行所包庇，而医疗探索的风险与失误却被放大成人命官司，奋不顾身救助反被刁民诬陷，使得医家谨小慎微，不敢创新；病家心态矛盾，或是逆来顺受，忍气吞声，甘受盘剥，或是霸道寻衅，铤而走险，伤医毁院。太多的案例让人心碎心寒。

张：构成我们这个荒谬的医学世界的原因十分复杂，消费主义、技术主义、道德沦丧都纠缠在一起，绝不是一声缺德所能直指本质，这一切都不是简单的道德训诫所能改变的。这是一场双输的博弈，构成社会的医疗恐慌与敌视，也构成深深的职业焦虑。问题是我们还缺乏一副好的马镫。

面对技术飙升、精神饥饿的困境，尤其需要新医学模式的烛照，它可以将我们引向职业精神的提撕，去完成从职业技能到职业精神的价值转身。

七、新医学模式与当代医学教育

王：我们常说医学是人学，医学的学识养成既需要才智与技能、经验与感悟，又需要博爱与奉献、敬畏与悲悯。如何培养适应于人学本质和当代医学发展需要的职业人才已成为世界各国医学界共同关注的问题。日前，教育部和卫生部在京联合召开了全国医学教育工作会议，强调医学教育要适应新医学模式的要求，注重培养学生的科学素质和人文素质。犹如飞鸟必须有两只翅膀才能翱翔，如果折断一只翅膀就只会在地上爬。说起来，科学素养与人文素养共同成长并非是一个新话题，但却是一个常谈常新的命题。医学教育必须适应于疾病谱的变化、医学知识与技术的进步、医疗卫生服务的扩展以及病人期望的增加。随着医学模式的转变，人们对医疗卫生服务的进一步要求也是当代医学教育面临的一大挑战。1993年，英国医学总会（General Medical Council）曾颁布了一个培养"明天的医生"的指导性文件，文件强调了本科医学课程既应当包括适于培养一个普通医生职业水准的核心内容，又应当在教育上有益于医生个人未来的发展，提出了在承担注册住院医生职责之前，必须在知识、技能和职业态度三方面达到标准的严苛要求。在知识方面,除了生物医学知识之外,也包含了涉及人际关系和伦理、法律方面的知识;在技能方面,强调了哲学训练对于学习基本临床方法可能是重要的;在职业态度方面,突出了医学的人文关爱与职业精神的重要性。其核心目的就是要让医生在职业飞翔之前插上科学与人文两只翅膀。

张:实际上,医学教育中推崇科学与人文的综合训练并不是今天的创新,而是医学的性质所决定的,为历代医学家所重视。西方医学之父、古希腊医生希波克拉底提出医生应具备哲学家的全部最好的品质:无私、谦虚、高尚、冷静地判断、具有必要的知识、不迷信。中国唐代医学家孙思邈则指出,欲为"大医",除医学知识外,还需涉猎五经、三史、诸子。由此可见,医学的知识、经验与人文传统历来为医生们所珍视。19 世纪以后,生物医学的迅速发展、医学分科的不断细化导致了医学中科学内容日益增加、前沿知识接踵而至,相反,人文社会科学的内容不仅比重逐渐减少,同时也缺乏与当代思想学术语境的对话和更新。20 世纪 60 年代以来,随着医学技术的进一步突破而引发一系列社会、伦理、法律问题,使得医学教育中人文学科的价值再次得到强调。目前,世界各国医学院校都将医学人文学科作为医学教育的必要内容,提出医学教育中知识、技能与职业态度并重。因此,尽管医学教育的内容与方法一直处于演变之中,但医学教育的核心结构基本稳定。

王:令人遗憾的是,科学医学的迅速发展使得各专业提供的课程越来越多,使医学的人文教育逐渐地失去了阵地,既没有给医学史和医学伦理学这样的学科留下授课时间，也没有留下资金。因此，美国医学教育家罗思坦（William G . Rothstein）批评道，医学院校现在更强调的是培训研究人员，而不是开业医生。本应训练实习学生的临床教授们已经把自己孤立于当地的医疗团体之外，他们只处理非常少见的或是需要高度专业化的知识和技能的疾病的治疗，而不是救治普通的病人。罗思坦认为，医学院校似乎已经忘记了他们的主要任务是保障公民的健康。20 世纪 60 年代开始，美国医学教育再次呈现出改革浪潮，其结果是有更多的时间分配给诸如大众医学（健康传播）、社会医学、医学伦理学以及医学史这一类课程。

　　张：20 世纪 80 年代后，哈佛医学院一直在探索课程改革，主要关注点在医疗实践的科学基础（基础、人口和行为科学）和医患关系（职业形象、医患沟通）方面。哈佛医学院将医学的主要科目（内科、外科、儿科、妇产科、精神病学、神经学、放射学）统一在"主要临床经验"之下，提供涉及重要疾病的基础学科和临床医学的跨学科综合课程，增加了在教师指导下与病人接触的时间。与此同时，还为医学生提供了如何认识和理解多元文化中社会、经济、科技的变化的相关课程，使学生能穿越个体疾病和健康，直抵生命体验和生活质量，直抵人类命运和幸福；同时也帮助他们打开视野，吸收来自全球的经验，将他们培养成未来一代的临床医生、学者、科学发现者和医界领袖人物。

　　王：如同前面已提到的，英国医学总会在《明天的医生》中也强调了本科医学课程应当包括既适于培养一个普通医生的"核心内容",又应当在教育上有益于医生个人未来的发展。课程应该具有智力上的挑战性,并更大地满足学生进步的需要。课程必须具备相应的知识,并理解临床与基础科学,如他们必须了解与理解正常和异常的结构与功能,包括人类疾病的自然史、身体的防御机制、疾病的表象和反映。学生必须了解生物学的变化,理解科学方法,包括设计实验时所用的技术与伦理原则。他们必须掌握相关的行为科学与社会科学知识,并有能力运用这些知识整合与评价证据,以此为医疗实践打下坚实的基础。这包括理解决定疾病与相应治疗的基因、社会和环境致病因。

需要特别强调的是医学人文与社会学科知识的导入不仅仅是为了改进当代医疗服务,也着眼于医师自身职业生活的完整和职业价值的发现,回答"我为什么做医生"这一永恒追问。如同史怀哲所昭示的,一位伟大的医生一定是一位伟大的人道主义者,他不仅以其高超的技艺和人格力量救助病人于困厄,同时,也在职业生活中吸取着、享受着无穷的快乐和幸福,史怀哲称之为"职业的福祉之源",这份体验就是人常说的"施人玫瑰,手有余香"。它就是"敬畏生命"伦理学的真谛,而这种职业的快感机制需要丰富的人文、社会教养和伦理生活才能建立,是单纯的知识与技术教育所不能赋予的。倘若缺乏这种职业快感机制,职业生涯中获得再多的利益和激励也无法平复内心无名的焦躁和困顿。

张:人们在谈论医学人文社会科学教育时,应当注意其实际上包括两个方面。一类是通识性的人文社会科学课程,如文学、艺术、政治、经济，作为学生的常识性基础；另一类是能为医学生提供理解医学的复杂性和洞察病人的个体经验的人文学科课程。后者即医学人文学课程，其特征为综合的、多学科的和跨学科的。学生在其中能统一他们的科学知识、人文知识和理解，因此导致好的医疗实践。在这里，医学人文学的课程不是由知识的内容而是由其目的来定义的。学生通过学习能判别卫生保健和研究中的道德、哲学和社会问题；理解医学伦理学的核心概念；鉴赏不同的观点；理解相关的医学法律、文化和历史观点等，以此帮助学生更深入、全面地了解一国的卫生保健制度，具备卫生保健的经济、伦理、法律和政策等宏观领域的知识和判断能力。

王：美国著名生命伦理学家佩里格里诺（E. D. Pellegrino）认为，医学的人文学科教育不仅仅只是教授一种绅士的品质，也不是为了显示医生的教养，而是临床医生在做出谨慎和正确决策时应必备的基本素质，如同作为医学基础的科学知识和技能一样。实际上，临床医学不仅应基于科学的观察和实验室的数据，也应基于理解和减轻病人痛苦所形成的经验。医学人文不仅仅是课程，它也是临床医疗实践的重要内容。医学人文学也非常关注培养临床医生与病人的交流能力，特别是对于慢性病（生物医学只提供部分对策）临床医生似乎可以通过将治疗本身与对病人独特经历的理解相结合，更好地服务于病人。这有助于避免开过多的处方（或者偶尔开过少的处方）和过度依赖技术手段。此外，患者对自己病因的解释常常模糊不清，除了身体因素外，心理因素也起重要的作用。因此，医生通过更多的交谈来理解疾病,在诊断上也可能是重要的。

其实,当代医学发展和医疗卫生服务所面临的难题,的确不是哪一门学科所能单独解释和解决的,需要多学科的综合研究和跨学科的交流。医学人文学科作为一个由多学科交叉、综合形成的学科群,在培养现代医学人才中的重要作用日益受到人们的重视。我们现在提倡医学人文的全程教育,就是希望学生不仅只是在课堂上学习医学人文学科的知识,而且也应当将这些知识应用于临床医疗和公共卫生工作中。医学的人文精神是医学传统中最为绵长深远的一脉,医学人文的教育对医学来说是不可或缺的。

八、新医学模式与传染病防治策略的重建

张:1979 年 12 月 9 日是一个值得纪念的日子,这一天,全球扑灭天花委员会宣布人类彻底消灭"天花",这个曾经肆虐地球 3000 余年、令许多地区和种族发生灾难性灭绝的恶性传染病终于被现代医学的铁骑征服了。这是战争模型医学干预行动的最成功的案例。自此之后,29 年来人类未见天花病例。人们在庆幸之余,新的忧患接踵而至。抗生素、疫苗的广泛运用,使得 20 世纪 60 年代以后许多国家的疾病谱、死因谱和人口(年龄)谱呈现出很大变化,危害人类健康的疾病由过去的传染病转变为非传染性疾病。心脏病、脑血管病、恶性肿瘤占据了人类死因的前几位。医学界认为细菌、病毒等病原微生物不再是主要威胁,而心理紧张、行为不良和环境污染等因素在这些慢性疾病的发生、发展进程中具有重要作用。生物医

学模式未能给解释疾病的心理、行为和社会因素留有空间，因此，应建立生物—心理—社会医学的新模式。

王：天花走了，传染病并没有退出历史舞台。在人们为征服一些传染病而欢呼之时，另一些传染病却悄然而至。随着人类社会活动的不断拓展，如砍伐森林、兴修水利、探险旅游等，导致了自然生态系统的破坏，人与自然、人与微生物的共生关系遭到彻底的破坏，引起许多生物的生存环境发生变化，它们或改变其遗传特征而适应新环境，或迁往新的寄居地，这些变化也可能对人类产生不利的影响。快捷的交通和频繁的交流也提供了接触和传播疾病的便利。艾滋病、埃博拉病毒病、慢病毒病等新的病原体引起的新传染病的出现就是充分的证明。此外，技术的广泛应用和工业化过程也会为新传染病的出现提供机会，例如，食品供应的全球化可能会导致某种地方性传染病转变为流行性传染病，输血、血液制品及组织器官移植造成的肝炎和艾滋病感染，滥用抗生素引起的耐药菌株的出现等，都提示人类应当关注技术应用中的负面效应问题。即使是已经被控制的天花，也不敢保证不会以生物武器的形式被一些恐怖组织或由邪恶政治家统治的国家从天花病毒库里窃出，大规模培育、播散出来，再一次向不再接种疫苗的战区民众袭来。

张：虽然现代社会传染病总体上看是在逐渐减少，但最近的研究表明，新现感染性疾病（EIDs）依然是全球经济和公共卫生的主要负担。突发性传染病对社会的冲击力和危害性也是难以估算的。

王：在全球化的进程中，不同国家、同一国家中的不同地区社会经济发展的不平衡,在贫穷国家和贫困地区出现的性传播疾病、结核病等传染病的死灰复燃并由此播散到其他地区是导致艾滋病等疾病广泛蔓延的重要原因。人类不良的生活方式也是造成新传染病流行的因素之一。

张:从 20 世纪 70 年代至今,在全球范围内新发现的传染病已达 30 多种,其中一些传染病对人类的危害是相当严重的。对诸如艾滋病、疯牛病、埃博拉病毒病、西尼罗病、SARS 等传染病目前都还缺乏有效的控制措施,虽然这类疾病相对于慢性病来说只是少数,但它们对病人和社会造成的危害却是巨大的。

王:20 世纪 70 年代以后,生物—心理—社会医学模式的提出,标志着人类卫生保健从传染病时代进入到慢性病时代。毫无疑问,现代社会的慢性病防治策略是建立在生物—心理—社会医学模式上的,实际上,现代社会的传染病防治策略也必须建立在这个模式之上。简单地将传染病防治归结为生物医学模式,把慢性病防治隶属于生物心理社会医学模式,既忽视了这两种医学模式之间的共同特性,也片面地理解了生物—心理—社会医学模式的意义。

张:所谓医学模式的转变,并不是一种模式简单地替代另一种模式,生物心理社会医学模式是生物医学模式的扩展,它本身就包含了生物医学模式的核心结构。生物医学模式是从病因、宿主和环境三方面研究传染病的防治问题,出发点是基于生物学角度,即强调生物病因,从生理和病理学角度考虑宿主的反应,重视自然环境对疾病的影响。生物心理社会医学模式强调的是整体的健康观和疾病因素的多元化。人们已清楚地认识到由现代文明和生活方式导致的各类慢性病和退行性疾病,如冠心病、高血压病、恶性肿瘤等疾病必须用多因多果的观点去分析,采用综合措施去防治,而对于传染病则主要寄希望于疫苗的开发,希望通过生物医学的手段去防治。

　　王:毋庸置疑,疫苗接种是预防传染病的有效方法,但是它毕竟是一种后知后觉的方法,即只有在疾病发生之后并造成了相当的影响情况下,经过一段时间的研制成功后,才能用于保护易感人群。因此,人们不可能在新的传染病出现之后就能立即找到疫苗来控制疾病的蔓延,正如,我们尚不能指望依靠 SARS 疫苗来控制"非典"的流行一样。实际上,疫苗接种只是控制传染病流行的三个环节之一,控制传染源、切断传播途径在传染病预防过程中也同等重要。早在 19 世纪,德国著名医学家魏尔啸就指出:"流行病的发生既有生物学因素和其他自然因素的影响,同时也有社会、经济和政治的原因。疾病流行从本质上将是社会和文化在某段时间内失调的现象。"因此,在传染病防治过程中,生物医学模式的局限性也是显而易见的。生物心理社会医学模式认为,人是社会人,人的健康与否取决于躯体、心理和社会因素的综合影响,即健康不仅是没有躯体上的疾患,也应当重视心理健康和社会功能健康。疾病的防治同样如此。在个体层面上,病人在接受躯体疾病治疗的同时,也需要心理治疗。从某种程度上讲,传染病患者的心理负担要远远超过其他疾病患者,他们将面对隔离、歧视的处境,承受孤独、恐惧的压力。

在社会层面上，突发性传染病引起社会恐慌也比慢性疾病要大得多。在历史上，就曾发生过传染病流行期间社会恐慌造成的社会动荡和人们之间的相互攻讦，甚至导致对患病人群的迫害，如欧洲中世纪时期将麻风病人驱出城堡，甚至烧死麻风病患者。在现代社会，突发性传染病引起社会恐慌的危害性也依然存在。

张：在传染病控制过程中，政府的公共职能是非常重要的。传染病预防中的重要一环是改善社会的卫生状况，国家可通过卫生立法和制定各种卫生法规来促进传染病的预防和控制。历史的经验证明，传染病的防治，仅凭生物医学的措施是难以完成的。即便是许多传染病已有了非常有效的药物和治疗方法，但在一些不发达国家和地区，由于受到各种社会因素的制约，传染性疾病的控制仍然是相当艰巨的任务。因此，正如联合国儿童基金会所指出的，不发达国家的传染病防治需要两个突破：技术突破和社会突破。而且，社会突破是决定性的。

王：新近出版的《自然》杂志上有学者撰文指出，流行病学研究表明新现感染性疾病的产生主要与社会、经济、环境和生态因素相关，尤其是与自然生态的改变等有着直接的关系。随着社会文明的进化，人类不能只从战争思维出发，处心积虑去谋划如何改造、利用这个世界，也应该去考虑如何与这个世界的其他生物包括各种微生物共生（在海地就有大批艾滋病毒的健康携带者），去保护人类赖以生存的这个世界。也许，不久的一天，生物—心理—社会医学模式还应该扩充生态与共生的要素。

九、新医学模式与医学褒奖机制

王：英国传播学学者丹尼尔·戴扬（Dayan D）、伊莱休·卡茨写过一本重要的书叫《媒介事件》，书中将大部分人类活动，包括科学、技术、医学（STM）的发明与发现都置于传播学的语境之中，将其演进历程归纳成"四部曲"："竞赛—征服—加冕—狂欢"，其中"竞赛—征服"是科学家共同体内部冲刺的"小众化"历程（仅具有"剧场"效应），"加冕—狂欢"为公众传播与理解的"大众化"历程（具有"广场"效应）。从"剧场"走向"广场"的一个点就是诺贝尔奖的评选。尽管它只是一个由非政府国际组织操作的年度奖项，但是它的公正性、影响力和驱动力却是 20 世纪其他任何奖项所无法取代的。无怪乎有人戏称：20 世纪的医学成就史几乎就是诺贝尔生理学或医学奖的颁奖史。

张：至今还有不少媒体和医学界资深人士将"诺贝尔生理学或医学奖"简化为"诺贝尔医学奖"，他们闹不明白设奖之初为什么要将"生理学"与"医学"并称，作为一种通识，生理学不就是基础医学谱系中的一门学科吗？而医学则是学科群的统称。这里存在明显的逻辑表述错误（母子并列）。其实不然，考察诺贝尔生理学或医学奖 100 年的评奖与颁奖史，不难发现，这个奖的价值认同有所分野。一种是实验性的基础医学（还原论径向），一种是技术发明与临床效能的改进（应用径向），即我们所讲的科学的医学与技术的医学、基础的医学与临床的医学。此外，在西方知识语境中，医学不是物理学景象的自然科学，而是服务于诊疗和保健目的的德行技艺。尤其在西方医学的轴心年代，医学人性的、人道的职业价值和境界得到充分的激扬。当代新医学人文的兴起，拓展了医学的思维空间，也冲刷了单纯生物学和技术领先的价值取向。新医学模式的生物—心理—社会三元结构就是一次价值突围。因此，"生理学奖"无论怎么评都不会有歧议，但"医学奖"怎么评，遵守什么样的价值基线就大有争议了。

王：既然是"突围"，就意味着新医学模式所倡导的职业价值与百年以来诺贝尔生理学或医学奖评选所恪守的传统价值存在着时代的落差。也就是说，说清楚了"医学是什么"（有多少向度），医学奖就应该怎么评，医学包括理化的医学、生物的医学、心理—社会的医学、人文的医学，医学奖评选除了物理、化学、生物学的指标体系之外，还应该建立道德化、心灵化、社会化研究科目的评价体系，还应该有人道主义辉煌业绩的礼赞。从这个意义上说，诺贝尔奖需要有一个"后评估机制"来审查它的价值归依，我们需要在后视镜里洞察未来。因为，在大众传播时代，这样的豪华加冕，这样的隆重褒扬，这样的价值确认不只是医学共同体内部的学术评判，而且还关涉公众意识的形成和社会良知的塑造。

张：从思想史的向度来审视，20 世纪的医学包裹着巨大的价值黑洞，那就是科学主义思潮催生的生物学指标唯一论和决定论，对此，我们缺乏深刻的反思，而这些黑洞正在动摇医学的价值根基，改变着它的职业精神和终极目标。应该说，诺贝尔生理学或医学奖

(加冕机制)强化了技术优先的价值,值得庆幸的是,由于战败和人类道德、正义标准上的泾渭分明,纳粹医生、731 部队医生没有将他们极端(严重低温冻伤,低气压)状态下的生理指标测量和建立在种族灭绝基础上的优生学、遗传病学、细菌学研究申报诺贝尔奖。如果仅仅从"中立"的实验研究的立场出发,这些研究都不无原创和领先价值。

　　王:纳粹的优生学研究和日本 731 部队的细菌学研究当然是极端的案例,但是技术领先与社会效果的统一是应该强调的;不过,有些研究的社会效应必须数年数十年才能彰显出来,譬如,1948 年,诺贝尔生理学或医学奖授予发明农药 DDT 的赫尔曼·穆勒,DDT 后来成为破坏生态失衡的利器,为绿色运动所批判,卡逊的《寂静的春天》所描绘的景象就是对烈性杀虫剂 DDT 的控诉。

　　技术至上的另一个典型案例是 1979 年的诺贝尔评奖,这一年,诺贝尔生理学或医学奖授予发明计算机 X—断层扫描技术(CT 扫描)的阿伦·科马克与戈德弗雷·豪斯菲尔德两位毫无医学与生物学背景的电信工程师(或许他们应该获诺贝尔物理学奖),更强化了技术突破的价值和还原论的旨向。技术的价值遮蔽了医学其他向度的价值。相反,在医学领域里彰显出巨大人道主义影响力和人格辉光的人物却无缘此奖,比如德国医生史怀哲,在非洲丛林行医 30年,帮助当地建立了完善的初级卫生与防疫体系,在热带病诊疗方面成绩斐然,并提出著名的"敬畏生命"的伦理学。法国医生库什内(曾任法国外交部部长)1971 年创立了"无国界医生组织";1979 年又创立"世界医生组织",他领导的这两个非政府组织(NGO)对非洲等地的人道主义灾难实施了卓有成效的医疗危机救助。而他们却只能获得诺贝尔和平奖(史怀哲 1952 年,库什内 1999 年)。

张:由此看来,如果要将新医学模式所倡导的多元价值推行开来,当务之急是修订诺贝尔生理学或医学奖的评选标准,改组评选委员会。这当然只是戏言。而在中国的"加冕"仪式以及学术"剧场"和社会"广场"效应上刷新医学的价值,重塑职业愿景,或许更为迫切。不知我们的各级评选、评审委员会是否能有所警觉。

十、新医学模式与健康传播

王:前些年有一段相声嘲讽卫生科普宣传,一会儿号召"吃苹果要削皮"(因为有农药残留),一会儿又强调"吃苹果不削皮"(因为苹果酸营养价值高),弄得百姓手捧苹果左右为难,只好一半削皮,一半不削皮。这个相声段子述说的情景自是夸张,但生动地刻画了传统科普的传播模型,类似于幼稚园里的老师与儿童,传播者与被传播者之间是一种高(精英)—下(世俗)的、施舍—受济的关系,传播也完全是单向的、被动的灌溉。

张:在许多人的下意识里,卫生知识是科学真理的化身,它们被医学家所垄断,卫生科普就是职业医学家不断地用医学科学的真理去教育那些没有多少专业医学知识的普罗大众,是一场社会变革和社会改造运动,目的是帮助他们不断地与自身的不卫生陋习做斗争,成为时时处处讲卫生、讲科学的新人。

　　王：这个过程长期被纳入国家意志和意识形态化的轨道，镀上神圣的光环，成为"爱国卫生运动"的一部分。这就意味着不接受卫生的生活方式就是不爱国。自杀者不管何种动机（也许是耐受不了疾病的痛苦）都是绝对意义上的反卫生的举动，也常常被赋予反社会的符号意义。在很长一段时间里，卫生科普这类属于科学社会化的演进进程被过度政治化、神圣化，成为优越社会制度的一项国民福利。这是政治"正确"的理想主义者们对于人们生活方式"正确"地强扭，他们把政治动员的思维带到了卫生科普的园地里，出发点固然伟大，但手段实在有些专断，于是，百姓才以"苹果皮之争"来嘲讽。因为真理和行为选择都是相对的、自愿的。

　　张：俗话说得好，"强扭的瓜不甜"，虽然新医学模式要打开医学研究与保健服务的"社会"向度，但绝不能以强权意志和强势手段来推广。应该说，近年来传播学的兴起推动科普内涵的丰富与转型，不仅概念语码上有新的提法，如从"卫生科普"到"公众理解医学"，从"公众理解健康"到最新的"健康传播"；内涵也在变化，从传统科普的科学万能观、知识优先、结论化、一味褒扬、单纯灌输，以及国家化、意识形态化转型为公众平等参与，追求在知行境遇中理解医学，有怀疑、有反思地接受，以及民间化、民主化的传播格局。随着网络社会的兴起，卫生科普发生质的飞跃，由平面媒体的单向的"灌输"转为开放、交流、互动、反馈，更突出了健康传播中的民主性、自由意志，突显了医学社会化过程中的人文化，真正达到润物细无声的境界。

王:健康传播不仅只是单纯保健知识的传播,而且还是健康生活方式、和谐医疗方式的重建,包括技术时代、消费时代医患关系的审视和重建,因此,美国的健康传播研究定格于"个人、文化与政治的综合视野",认为传播健康就是"赋权予民和提出主张",以及"健康行动主义",而不是将民众当作保健知识的接收器。北京大学出版社引进了由帕特丽夏、艾琳、芭芭拉合著的《健康传播——个人文化与政治的综合视角》一书,旨在"提出一个新的思维框架,人们可以通过这个框架来思考、分析和反思自己、社群的卫生保健信仰、行为模式和交流方式"。

张:叩问卫生保健信仰突显了美国学者的研究境界,医学本质上是一种生存方式,无法选择的生存方式,我们经常讲的生老病死是人生的宿命,我们"要么在医院,要么在去医院的路上"。人类生存走过了三个阶段,即自然生存、技术生存和文化生存,在每一种生存阶段中,尤其是一种生存方式向另一种转型的过程中,必将发生生存方式进步与生存理想的冲突,健康传播的首要意义就是要厘清这份冲突背后的价值归属,而不是讲故事和卖弄技巧。

王:新医学模式被积极倡导的几十年间,我们生活在一个完全由技术主导的社会中,生活在"人化自然"的世界中,人类中心主义、科学主义、技术主义应运而生,出现技术对人的异化、人对自然的异化、社会的异化,最终的后果是自然的恶化、人的迷失、人与自然的疏离、人与社会的紧张。这引起哲学家、思想家们的深刻反思、追问与批判,从马克思、海德格尔到马尔库塞等都在自觉地寻找根源,试图在批判、解构中重建新的生存价值。建立一种多元的、生态化的新社会与新生活，这才是健康传播的终极关怀。

张：所以，在西方，健康传播的基本立场还包括反弹琵琶，即对科学主义与理性主义的反思。从 19 世纪末到 20 世纪初，尼采以降，几乎所有的思想家（狄尔泰、柏格森、怀特海、胡塞尔、海德格尔、弗洛伊德）都对科学主义和理性主义提出了质疑，认为科学主义的理性主义割裂了人的完整性、世界的完整性，因而遮蔽了世界的真实性。理性主义的极度张扬造成了现代社会在快速发展中失去了平衡，酿造了人类的苦果（人性危机、道德危机、生态危机，导致了两次世界大战）。当务之急是重建人性的完整性与世界的完整性。恩格尔的三元医学模式就是试图在生命干预、健康促进的节目中重建完整性。因此，医学的使命和健康服务的真谛不仅在于传播有用、有理的知识和技术，还应该倡导有情、有德、有灵的保健观念和职业价值。

王：与健康传播中大处着眼、注重"观念反思与重建"的美国思潮相比，中国的健康传播更强调小处着手，更关注"技巧优化"，遵从历史的"钟摆律"，一夜之间从过度政治化迅速滑向过度世俗化。在许多人眼里，中国的健康传播（卫生科普）事业似乎不存在观念贫困的问题，而只存在技巧贫困和道德迷失，譬如保健知识的通俗化、大众化不到位，健康传播的形式化、文学性、艺术化还不够丰富，或者仅仅承认健康传播的运作正日益受到过度市场化与商业化的步步引诱，放弃公正、客观的基本准则，逐渐沦为医药利益集团的化妆师。这恰恰证明我们的健康传播的价值准星发生了偏移,需要从观念上予以矫正,那种认为恩格尔的新医学模式是为健康传播(或卫生科普)开辟财路的偏见,尤其需要深刻地反思,一个没有"健康信仰反思与重建"的健康传播(或卫生科普)事业是注定不可能兴旺的。

十一、新医学模式与传统中医的价值发现

王:有一部电影叫《刮痧》,讲的是中美文化的差异和冲突。一位大陆赴美探亲的祖父为在美国伤风的小孙子施行中医的刮痧术,被当地的儿童保护机构认定为"虐待儿童"而对孩子的家长提起司法审讯,经过数番波折,终于得到公正判决。这个故事并没有结束,如今,美国人理解了中医的诸多特色,并且部分接纳了它的疗法和疗效,倒是一些学着美国人样子思考和生活的中国学人却排斥起中医来了。这里的底牌说复杂,也简单,就是一个多元文化的认同问题。

张:很显然,恩格尔是一位文化多元论者,他的职业背景和学术家园是精神医学决定了他对于生物学中的还原论思维霸权有着天然的抵牾,因此,他的新医学模式撇开内容的革新不说,形式上的意义在于开辟了新的价值空间和研究路径,那就是质疑还原论所信奉的同一性与纯洁性、唯一性的真理原则。当然,不可抹杀还原论思维在 20 世纪生物学理论建构上的成功,从某种意义上讲,人的自然属性可以还原为生物性、动物性,进而还原成理化属性。理化研究

的路径图和方法论(受控实验与统计寻因)应该被运用,但并不能就此断定这是唯一路径、唯一方案。何况人还不仅仅只有生物属性(还有社会、人文属性)。这样,也就无形之中为传统中国医学的知识和理性腾出了价值空间。毕竟人类生命与疾病不是同一个洋葱,只能用"一把刀"去剥。

王:从思想史的角度看,这里包含着两个命题的合理性悬案,一是世界的统一性问题,一是知识的同一性问题,还有斯诺所说的"两种文化"(科学与人文)的冲突。大家知道,如今已经没有东、西方物理、化学的概念,更没有地方性的数学的划分(如英国代数、德国几何、法国拓扑学、美国概率论),也就是说,世界科学家共同体都在遵守共同的知识通约规则整合各自的知识谱系,唯独医学(大概还有建筑学)还残存着多样性与地方性的知识特色,这让那些不承认医学的人文性、一心追求医学科学化的学者们很不安,急于清理门户,纯洁谱系。因此,中西医学的论争不是什么学术优劣之争,或个案与统计、格物致知(由臆达悟)与观察—受控实验之间的差异与互不接纳,而是在"赛先生"赫赫当道(获得知识立法权)之时,人们对于人文性、地方性的"在野"知识流脉有多大的包容。

张:这里牵系着一个常识问题,那就是:医学是不是纯粹意义上的科学?美国学者穆森曾很有哲理地指出,尽管在知识上,医学的许多内容可以还原成生物学原理,但是作为学科它不可能还原成为生物学。这也是恩格尔提出新医学模式的理论支点,同样,中医的存废之争本质上是对于还原论认知"铁律"膜拜还是颠覆的立场之争。

　　王:这里不能不提到另一位美国学者费侠莉,她原本是研究丁文江传记的,丁是上世纪 20 年代"科玄之争"科学至上派的主帅,对于中医多有偏见,但费侠莉却很公允,她对中医有两个基本概括,一是黄帝的身体,二是艺术的别方。不同文化传统中的"身体",解释的向度与理解的径路就迥然有异。隐藏在"黄帝的身体"里的思维密码,既有医疗思维,又有养生思维;既是现象的世界,也是体验的世界,还是臆度的世界。同样,作为服务于人的综合技艺,无论在技术上,还是在社会、心理、人性关怀上,现代医学远没有尽善尽美,因此,没有理由对中国传统医学表现出傲慢与偏见,而且不能只想到将"前"科学、"潜"科学的中医内容延伸研究、汇流到科学化程度较高的现代医学体系中去(如"青蒿素"的研究),艺术的别方,有着更为广泛的想象与探索的空间。那是一个主流医学之外的桃花源。

　　张:是啊,在中国智者那里,本来就是一花一世界,自然的偶在性、多样性是知识同一性的前提。

十二、新医学模式与数字世界中的医疗变局

　　王:据说,人类的始祖是受了蛇的诱惑才偷吃禁果的,随后有了羞耻感,才被逐出伊甸园。同样,恩格尔的新医学模式也是一枚禁果,它引诱人们在必然的世界秩序下认同新的可能的世界。果不其然,新的可能的世界的医学图景顷刻之间矗立在我们的眼前。近10 年来,我们几乎掉进了电子屏幕之中,目前,我们 80% 以上的临

床证据和医学专业新知来自于网络和电脑屏幕。我们的医疗作业方式也大都移到各种屏幕上来完成。我们无法拒绝这个转型，也无法区分这个、那个屏幕里的"病人"和迎面相对的"病人"，哪一个更真实？更客观？

张：又何止是医学界，几乎每个人都被"三屏"包围了，手机的小屏（移动、在线）、电脑的中屏（便携、在线）、电视的大屏（自主、互动），如同尼葛洛·庞蒂所言，我们进入了数字化、虚拟化生存的赛博空间（Cyberspace），在这里，我们通常所谈论的信息化恰恰正变得与信息无关，而与社会相关，人们除了面对现实世界（有明明白白的职业、职场，学业、学校，家庭、社区，划定了有限的观察与思维半径、行为规范）和想象世界（这里有幻想的雷电，有虚构的阳光，是心灵自由飞翔的地方）之外，还将面对一个全新的虚拟世界，这里有一个崭新的、全球性的社会结构。

王：在这个社会里，人们不仅视通万里，跨越疆域和文化，而且发生虚拟世界与真实世界的交叠、身体与心灵的交叠、私人空间与公共空间的交叠；创造着平面化、无中心、碎片化、狂欢化、开放性、匿名性等一系列"后现代"生存特征，当然，也一定会产生相应的社会—心理病因学、症状学、发病学和治疗学，这是恩格尔30年前所未曾预料的社会图景。

张：对于网络社会的逼近，我们似乎还只是抱着乐观主义的工具论思维，庆幸着诸如远程医疗、远程教育的新格局，以及电子病历、健康管理、健康传播新工具与新市场的不期到来，而完全放弃本体性思维。目前的网络病毒与黑客的概念也只是影响机器运行、毁灭终端软件系统的"病因"学,似乎还与人类躯体、心理、行为、社会失序无关,"网瘾"(一种强迫症、孤独症)的概念还只是刚刚切入青少年心理与行为异常,治疗还只是以教育和心理矫治为主。但是,它只是赛博空间里的第一道魔咒、第一根毒刺,更复杂的赛博临床问题还将不断地显现出来,譬如虚拟世界里眼见为虚的认知幻象的失判、病态的快感机制的畸形塑造、网络色情所诱发的性变态、网络暴力所熏染的嗜血症、黑客战争所弥漫的忧郁和恐怖已经在蔓延、演变成一系列心理、行为、情绪、认知的异常和人格分裂,酿造了像"校园枪击案"那样的社会危机。可以预言,在不久的将来,一门新的"赛博临床医学"将应运而生。

王:无疑,医学界和医学家也会迅速地卷入虚拟社会之中,接受"主体—客体"交叠、"虚实"交叠语境中的职业行为重新评价,我们应该重视网络和屏幕作为"工具"对于现代医学诊断、治疗、沟通的辅助性支持和创新作用,譬如,目前的一些癌症网络康复社区"俱疗(聊)部"对"网络 QQ 版'森田疗法'"的探索;但要明白,网络和屏幕仅仅只是服务的工具,而不是服务的目的,我们应该不断地提醒自己,更多地关注实境中的病人,更多地直面病人真切的诉求和体验,更多地抚摸病人的额头。

十三、什么是理想的医学模式?

1977 年的确是不平凡的一年,恩格尔"生物—心理—社会"医学模式的提出对随后的医学发展产生了划时代的影响,他让医学界从单纯生物医学模式中惊醒，冲破了"科学的医学"的命题束缚，还原了"人的医学"（具有生物性、人文性、社会性）的本色，从而揭示了医学寻求"多元关怀"的职业特征，同时挑战了还原论的研究纲领，宣告了单纯生物学研究视域的局限性和技术主义发展道路的片面性，凸显了医学的人学本质。即便如此，我们也不能放弃提问的权利，恩格尔的医学模式是理想的医学模式吗？显然不是。因为当初恩格尔对于新医学模式的建构源自真实的精神医学体验和感悟，在理论开掘、哲学论证与诠释方面都存在明显不足。

首先，医学多元关怀的"要素项"存在两个疑问，一是要素是否齐全，二是要素标尺是否齐同。完整、齐同的表述应该是"科学、技术、人文、社会"多元关怀，由此勾勒出科学的医学、技术的医学、人文的医学、社会的医学四大谱系，揭示现代医学研究中科学性（回答是什么、为什么的问题）、技术性（回答怎么办的问题）、人文性（回应或纾解心灵层面的扭结）、社会性（回答社会群体交往的适应性问题）的基本内涵，展示医学科学化、技术化、人文化、社会化的未来趋势与图景。

其次，对医学多元关怀的"关系项"缺乏深入的分析，它很显然不是"串糖葫芦"，也不是"大杂烩"，应致力于探索医学中的科学、技术、人文、社会向度如何交集、整合，构成和谐的共生、共荣关系，甚至达成协同、共进的理想境界，否则，就可能相互隔离、抵抗、冲突、内耗。这将是未来医学发展的一大难题。多元关怀的要素项的确定是容易的，而多元要素之间和谐、共生关系的建立，平衡与张力的谋求却十分艰难，需要漫长的协调和磨合，如同螃蟹或蜈蚣的"腿群"，各有所用，协同共进。

第五章

文艺镜像中的医学

第一节　文学中感悟医学

众所周知,文学是人学,作家、诗人、戏剧家、评论家都是人性的开掘者,同时,文学大师也都是一些未挂牌的人类精神平衡师与心理疏导、治疗医师。在人性复归的大征途中,医学和文学是精神上相互取暖的"伙伴"。

医学也是人学,它不仅是人道主义的事业(承载大道,弘扬至善),医学的故事是人与人的故事,医学实践是对人类的疾苦进行研究、施救、照顾,医学服务是对人类的痛苦施以同情与悲悯、关怀与关爱,在这个过程中,医生的人性(德行)也在不断地觉悟与升华。医学与文学的聚焦,通过人的生与死、痛苦与苦难,映衬了从人性的发现、人性的修炼、人性的流淌,到追逐人类普世价值的人类精神成长的历程。

医学与文学有着共同的母题。那就是无法超越的痛苦与苦难、毁灭与死亡。将文学引入医学,或者推动文学与医学的结缘可以实现三个目的。

——医学(医生)可以从文学作品中获得人文滋养。

——文学可以参与治疗,通过医患共同阅读,尝试建立精神共同体。

——病人可以从文学作品中获得直面痛苦的勇气和力量,深化对死亡的洞悉、疾病的领悟,超脱"疾病的隐喻"

对于文学治疗的可能性,许多人存有疑虑,其实,它的基本形式就是阅读,包括病人自主与接受指导的阅读,追求看懂、看透(命运)、看破(人生真谛、生命真谛),实现健康、疾病,生死、苦难观念的建构与解构,通过移情、同情,共鸣、感动,获得文学欣快与哲学沉思,实现人性的启悟、洞彻与宗教超越。对于有阅读困难的病人,也可能由医生事先研读,然后讲述,在故事中发掘治疗性隐喻,通过自省(道德内化)来实现对社会、心理障碍的清除;在一些有文学鉴赏氛围的知性社区,完全可以倡导医生—病人之间的共读节目,然后通过对疾病隐喻的讨论,以及个人精神话题的建设性沟通实现心理行为诊断、疏解与治疗。

很显然,文学的治疗功能主要不体现在躯体方面,而在社会、心理、行为方面,譬如:通过调适身心姿态,针对独立或伴行的神经症与社会偏见进行矫正,通过小说中的语言游戏与幻想补偿来排解、释放、宣泄压抑和紧张,文学治疗泛化的功能还有小说主人公投射给读者的自我确认与自我肯定、曲折的人生故事所酿造的悲剧移情与宗教劝慰。

　　毫无疑问，文学试图将医学引向灵魂纵深，使医生在职业追索上模糊了"上医院与进教堂""医师与牧师"的边界，从而赋予医学更多的"宗教"意蕴。此话不无道理，宗教与医学的"交感"本是医学文学的题中之意，而且医学与宗教的关系的确也是医学文学探究的"深水区"，宗教对于"生、死、苦、乐"的思考、阐释、开掘充满智慧，尤其是对于死亡的豁达与圆融领悟，其姿态与境界远在现代医学知识之上。特别吊诡的是，神秘主义的死亡想象（圆寂、升天、涅槃）将人们引入对死亡的顺应、从容和宁静，而科学主义的死亡叙述（重要器官功能、代谢的衰竭）与复杂的技术救助（许多情况下是无谓的、表演性的临终"折腾"）却将人们导向对死亡的抗拒、惊恐和焦躁。临床上，很少有医生可以坦诚自如地与重症病人共同讨论死亡的话题，更无力让病人通过死亡发现生命的价值，在感恩、快乐中趟过死亡的泥沼，迎接生命的"轮回"。例行的沟通只是面对家属（回避病人）做一些伴随病况恶化、重要系统衰竭报告的死期推测。在这一方面，医师应该向牧师学习，更多地运用人文素养去抚慰病人焦灼的心灵，安顿他们忧伤的灵魂。

　　同样，医生的眼里不能只有疾病，没有痛苦；只有疾病的自然演进史，没有心志压抑的痛苦发生史；也不能只有技术救助，而没有心灵的拯救；不能只有疾病真相、学术真理的探寻，没有医学真谛（真善美的统一）的洞察与领悟；不能只有职业操作，没有职业信仰；不能只有专业精神,没有职业精神,这一切构成医学人文的当代信条。

这些信条说起来容易,实行起来却很难,深究起来,我们缺乏一份宗教般的虔敬和笃诚,遇事冀望于科学的万能魔方以及金钱的无限魔力。同时,我们无法从心理上逾越由科学的医学所构筑的"理性"(客观、条理、规范)与"神性"(神秘、神奇、神圣)之间的鸿沟,正是过度理性的医学导致了生命的世俗化与非神圣化。著名心理学家马斯洛在他的《科学心理学》一书中讲述了这样一个故事:

> 我亲眼目睹的第一个手术,几乎是非神圣化的典型案例,也就是在神圣者面前剥去敬畏、隐私、悲悯、羞涩,在崇高面前摒弃谦逊。事情的经过是这样的:一位妇女的乳房被一把灼热的电手术刀切除,伴随着一股烤肉的气味,主刀医师面无表情地谈论着手术的术式,"吧嗒"一声,他随手将这块切除物扔进托盘,乳房便由一个神圣的母爱和性爱的对象物变成一团被抛弃的脂肪。这里没有任何虔敬的默念和宗教祈祷仪式,就如同回到了史前社会,这就是纯粹的技术社会模式赋予我们的无情、倨傲、心安理得的情境。此时,一位初次见识此番场景的实习大夫却极度尴尬地从手术室里冲了出去。

其实,在临床工作中,这样的"去神圣化"情景再寻常不过了,久而久之,这些从事神圣职业的人们完全忘却了生命的神圣价值,沦为"失魂落魄"的匠人。

在医学人文的深水区，生命与医学都具有神圣的视野，在这里，金钱、技术只是维护生命的手段，理性也不过是认识生命的工具，物欲被爱欲稀释，功利被良知冲刷，职业中久违的道德感、崇高感、幸福感便油然而生，内外和谐的医学图景也将赫然在目。

一、蒙田：直面痛苦与死亡

蒙田（Michelde Montaigne，1533—1592），一个中国读者熟悉的名字。他是法国文艺复兴后期最重要的人文主义作家。一般职业医生或读者都无法像他那样潇洒，37 岁就卸去各种社会角色（他曾经做过地区的法官和市政长官），回到自家的庄园里去自由读书，写率性文章。但是，蒙田的家世和财富无法改变他身患重症的命运，由于嗜好饮酒，吃牡蛎，蒙田患有严重的肾结石症，饱受折磨，几乎是一位终生的职业病人，因此，他关于疾病的体验与普通人别无二致，而且还非常丰富、细腻。

如果说蒙田无止境的怀疑是一支利剑，那就少不了要舞向医学。不必为蒙田披上什么百科全书式大师的外衣，就医学知识与修养而言，蒙田基本上是一个门外汉，尽管他常常以医生的口吻谈话，但他是一位病人，一位有丰富内心体验的病人，一位怀疑一切既成的解释与成规的思想者，所以他对医学的反思是有辉光的，也是有慧根的。正因为他的叙述与评论是非职业的，因而也不会因医学知识数百年来的更新而失去意义。

1578 年，蒙田《随笔集》第一卷即将竣笔，此时他的肾结石症首次发作,其后反复发作的剧烈的肾绞痛、尿血等症状使他一次次陷入极度的躯体痛苦、心理矛盾与幻象丛生之中,也给他的人生涂上一层厚厚的忧愤色彩,可以说他随笔中透出的特殊的敏锐与冷峻姿态很大程度来源于对疾病的体验。从第二卷开始由这种体验出发谈人生感悟的篇幅也相应地增加了,第一卷中只是以文献中的个别医患例证来做比喻、调侃,叙述起来也显得轻松,分明是在叩问历史、叩问理性,而不是在叩问自我、叩问家世。而从第二卷开始,明显的变化不仅只是说病谈医的篇幅加大了,譬如对家庭病史的追溯,而且有大段大段的个人病患经历与体验的倾诉,以至于其后的评论家批评他过分自怜。蒙田的结石症以及对结石症发作时的恐惧来自于父亲,他父亲即死于结石症,而且最后的岁月非常痛苦,但蒙田发病较其父亲早,受病患折磨的时间更长。他父亲 67 岁时才首次发作,7 年后死去,而蒙田 45 岁时首次发作,59 岁时病逝,带病生活了 14 年。这些年间,他改不了喝白酒、吃牡蛎的饮食习惯,所以病情日趋严重,发作也更频繁。后来他大概也有所省悟,但如他随笔中所列举的若干位古代圣贤一样,"不论如何智慧,终究在酒的力量面前投降"。痛苦万分时,蒙田曾想到自杀,他引述普林尼的话说:"只有三种病痛让人有权利自杀以求解脱,其中最严重的就是尿道结石。"最终他并未走自杀的路,但死亡的阴影一直笼罩着他,"我感到死亡每时每刻都掐住我的喉头或腰部……"以至于每次外出旅行、每在一处房舍停留时他都要担心自己是否会在此病倒并死去。依当时的医疗条件,无法进行各种排石、取石与碎石手术,蒙田便只能在治疗后一次次失望，重新回到苦难的咀嚼与死亡的冥想之中，不过这中间又多了一个精神命题——拷问医学，由此形成蒙田式医学人文关怀的三个层面：品味苦难、直面死亡与无医自处。

　　蒙田没用太多的笔墨细叙躯体的痛苦，只是诉说他跟最坏的疾病交上了手——这是一种突如其来、极其痛苦的疾病，并声称他对此特别敏感，简直不堪忍受。他坦言在痛苦面前应摒弃那种虚假做作的"镇定自若、不屑一顾"，要自由地发泄，"处在这种紧要关头，还要在行动上瞻前顾后，那是残酷的自虐"，"如果肉体在呻吟时能减轻痛苦……就让它呻吟；如果身子高兴颤动，就让它自由转动；如果高声怪叫会让痛苦像烟雾似的散去，或者可以转移我们的痛苦，就让它喊个够"，"剧痛之后，尿道放松，不再针刺似的难受，我又迅速恢复常态"。没有真切的体验，很难有如此细微的感受。伴随躯体与行为改变的是心理上的懊丧、萎靡与幻觉，蒙田曾幻想像西塞罗那样"在梦里搂着一个女人，醒来发现自己的结石已经排出落在床单上"。奇迹自然不会出现。如果蒙田的体验仅仅停留在躯体和心理层面，那么就与凡夫俗子没有什么区别了。作为怀抱怀疑论观念的哲人，他不会就此停止思索，他要消解和重建每一寸关于病患过程中各种体验的解释，即把一切既定的观点和行为都视作荒谬而加以摒弃，同时又努力使我们不能将任何一种切身的观点和行为视为错误而加以摒弃。蒙田这样写道："哲学应该让痛苦从口头上怯懦地表现出来。……哲学要改进我们的理解，那就不要控制我们的理解，在忍受肾脏绞痛的时候，要让灵魂保持清醒。维护惯常的思维，压倒痛苦、忍受痛苦，不要让它可耻地俯伏在痛苦的脚下，战斗使灵魂发热燃烧，不是萎靡颓唐，要让灵魂能够交流，甚至达到某种程度的对话。"这里的"哲学"分明是怀疑论的观念，"灵魂"是体验主体，"痛苦"是附加物。"战斗"（怀疑）、"交流""对话"也只是过程与仪式，"理解"更是一个活结，病患与痛苦、医生与医学、行为与知识都需要理清，但终极命题是死亡。所谓"探究哲理就是学习死亡"，死亡是一切痛苦的解药。而痛苦又是生与死之间的谅解与妥协。在蒙田肾绞痛发作的时候，他感觉到一手牵着痛苦，一手牵着死亡，"病痛愈是逼得我走投无路，死亡愈是令我镇定"，"我从前是一丝不苟地为着生而生，病痛解除了我对生活的这种理解。……如果痛苦一旦压倒了我的力量，那是催我走向另一个极端——对死的热爱与期望"。于是，病人蒙田的体验进入了新的疆域和境界，那便是"直面死亡，向死而生"。

在蒙田看来，谁教会人死亡，就是教会人生活。他曾发愿要编一部死亡评论集，其实他的随笔集中就有大段大段讨论死亡的内容，包括理解死亡、想象死亡、直面死亡若干个层次。在他看来，首先，死神并非面目狰狞；其次，死亡并不痛苦，它恰恰是在中止痛苦，因此，面对死亡不必恐惧，"如果死亡来得突然和凶猛，我们根本来不及害怕，如果不是猝死，我发现，随着疾病的加重就自然而然地把生命看轻了"。而时常想象死亡，把它看作是一件很平常的事，实际上就是在与死亡作斗争，使它丧失了对我们的强大优势，"死神在哪里等待我们，是很难确定的，我们要随时随地恭候它的光临，对死亡的熟思就是对自由的熟思，谁学会了死亡，谁就不再有被奴役的心灵，就能无视一切束缚和强制。谁真正懂得了失去生命不是件坏事，谁就能泰然对待生活中的任何事"。所以说，在生活中，与其背向死亡，被死神追逐，不如直面死亡，把它拦住，与其共斟。

客观地讲，对痛苦与死亡的豁达会影响人们对医学的热衷。在一些人看来疾病的过程不过是痛苦与死亡的接力，最终掐灭痛苦的不是医学而是死亡。柏拉图曾经认为律师和医师都是国家的祸害，蒙田对医学与医师也表现出相当的不恭敬，据回忆他的反感是祖传的，他的祖先就讨厌医学，顽固地持一种"无医自处"的姿态。蒙田也坚持这一立场，他的随笔集中罗列了一打古代圣贤对医学的反诘及"无医自处"的例证，并声称："并非药苦而拒绝医学"，他认为为了恢复健康再痛苦的烧灼和切割都是值得的。他对"无医自处"的执着一方面是出于对人类自然力的崇尚，另一方面是出于对当时医学知识水准与医生行业规范的怀疑。16世纪的法国医学基本上是基于经验，实验医学刚刚萌芽，鲜有成功的探索，对于饱受结石症折磨的蒙田来说，它既未表现出良效（有用），又未能在他怀疑论目光的审视下显出理性的完美（有理），自然要遭到他的奚落与轻视。尤其不能容忍的是许多医生缺乏对疾病的体验，只是一味地妄言机理。因此，蒙田劝诫医生们要重视病人的体验，因为这些体验是纯粹的，未受虚妄的理论"污染"，同时要尽可能地体验疾病，"要当真正的医生，就必要亲自患过他想治愈的所有疾病并经历过他应判断的所有事故和病情，……我真愿意信任这样的医生"，看书郎中常常是靠不住的。蒙田所倡导的无医自处大概是针对这类医生当道而发的激愤之辞吧！当然也并不排除他的偏见。这种偏见多半源于他的怀疑论哲学，一部分源于他基于显赫身份的话语特权。不仅蒙田，比他后起的法国思想家帕斯卡尔（同样是一位饱受病患折磨的哲人）都持同样的看法：我们正与我们并不掌握其奥秘的世界连在一起，我们既不可能停留在自我之中，也不可能停留在事物之中，而是应该不断地从事物走向自我，从自我走向事物（一种主客体交融，物与神游的境界）。这便是蒙田精神深处的理性辉光。40 年过去了，现代医学有了翻天覆地的变化，不仅结石症可以轻易治愈，而且还能置换各种器官，直至换肤换性。但当人们欢呼现代医学的巨大成就之时，是否应该重温一段蒙田当年的教诲：

> 科学确实是一件非常有益的大事业，轻视科学的人只能证明其愚蠢，但是我也不会把科学的价值夸大到某些人所说的程度……我不相信有人所说的：科学是一切美德之母，任何罪恶都是无知的产物。（《雷蒙·塞邦赞》，1580）

话语十分平易，而怀疑论的目光却相当灼人。

二、契诃夫：医学妻子，文学情妇

"医学是我的合法妻子，文学是我的情妇，这个令我心烦，我就找另一个销魂。"这是契诃夫（Антон Павлович Чехов）的自嘲，也是他的自况。他是一位相当尽职的医生：1892 年，契诃夫在不到 5 个月的时间内，在诊所会诊 453 人次，出诊 576 个家庭，在自家的接诊无法统计。他又是一位勤奋而出色的作家，在 44 岁的短暂生命中，他为文学史留下 477 篇中、短篇小说，其中有著名的《变色龙》《套中人》《第六病室》《乡村医生》等，还有 10 余部著名的戏剧作品，如著名的《樱桃园》《海鸥》。

医学与文学的交互熏陶使得契诃夫笔下的人物总是诘问生存的意义，却总没有终极答案，他透过医学、医院、医生的视角，在小说和戏剧中展现人类的永恒困惑。《第六病室》是其中的代表作，讲述了一个医生演变为病人、病人本色是医生的荒诞故事——

某小城医院的第六病室里关着 5 个疯子，其中一个疯子叫德米特里，他出身贵族，早年学过医，当过法官，一次惊吓让他成为"迫害妄想症患者"，关进了第六病室。新来的主管医生是刚从医学院毕业的拉京，他生性软弱，不想改变这里的丑陋现实，于是竭力从身心上逃避，成天酗酒聊天，无所事事。一次医疗接触中，拉京发现德米特里不仅知识渊博，而且思想敏锐，与其交谈是一种精神的享受，而且是迷途中升腾的牵引，于是，他试图更多地与这位病人建立精神的"取暖"关系，觊觎他职位的同事趁机造谣说他也患上了精神病。他被庸俗的邮政局长裹胁去疗养，身心极其厌倦，返回小城后，医生的职位被小人占据，再去找德米特里交谈，被后者呵斥软弱，情绪终于爆发，被同事关进第六病室，成为第六个病人。因为心理上无法接受疯子的角色，他疯狂地打门，却被冷漠、剽悍的守门人暴打，一病不起,成为第六病室的死亡病例。在契诃夫的笔下,医生与病人的角色完全颠倒了,第六病室就是疾病的温床,医生是疾病制造者,也是易感者。

契诃夫是一位医生,他有医治人类伤痛的欲望,但是与生俱来的、带有反抒情性质的悲观主义让他非常明白,对于人类真正的伤痛,他无能为力。因此,我们的医生读者不能只关注他那些医生、病室主题的作品,而忽视他其他的作品,如小说《套中人》、戏剧《樱桃园》,恰恰这些作品更深沉,更具有文学的感染力。

很显然,《套中人》的主人公别里科夫不是医生,只是一个将自己的思想藏在一个特定套子里(自我禁锢)的小人物(希腊语教师),他的特别之处就是时时处处都带着一把包在套子里的雨伞,日常用具(手表、小折刀)也都放在一个护套之中,外出拉上车棚,竖起衣领,无时不把自己包裹、掩饰起来。像别里科夫一样,我们的许多医生何尝不也活在一个或多个“套子”里,一些医生为维持在病人面前的专业优越感和居高临下的职业支配感,将自己禁锢在自我和技术的小天地里,无法以开放、坦荡、真诚的胸襟与患者沟通、对话,于是,失去了走出(自己的)围城与走进(他者的)围城的前提和机缘。此外,技术崇拜对于许多技术精英来说,也是一层坚硬的“外壳”,他们只能从躯体的技术规程与指标体系的角度来理解疾病、理解医学,人的心理、社会、行为特质及其与疾病发生、演进的关系,完全被排斥在他们思想与学术的套子之外。正因为这个时代培育了一批技术主义的“套中人”,疾病的图景、医学的图景才被彻底地窄化、碎片化了。

　　《樱桃园》是契诃夫生命中的绝唱,写完《樱桃园》不久,契诃夫的肺病急剧恶化。1904 年 6 月,他赴德国疗养胜地巴登维勒休养治疗,7 月 15 日在德国逝世。在《樱桃园》一剧中,契诃夫通过一座樱桃园的巨变,揭示新旧世纪更迭过程中樱桃园新旧人物之间价值观的冲突、乌托邦幻觉与冷酷现实的冲突、新生活与传统价值的冲突,《樱桃园》的时代过去一百多年了,如今,那个充满困惑的变革与动荡的时代似乎又反扑过来,死死地纠缠起当下的时代和人们来。当今社会中,医患冲突与医改艰难推进的背后,不只是潜藏着技术承诺与支付期待的落差,更是一个现代化的宿命,是一个时代前行时必然遭逢的价值震荡与心灵阵痛。

三、托马斯·曼:1924 年的《魔山》

　　1924 年是欧洲大陆两次世界大战的间隙,也是德国小说《魔山》出版的时间,5 年后,这部小说的作者托马斯·曼(Thomas Mann,1875—1955)摘取了"诺贝尔文学奖"的桂冠。小说的背景是一家疗养院,故事的主人公是一位由探视者变身而来的病人,小说写了医院的"腐"像,写了医生的"别"态,可以令人联想到当下的现实生活,借托马斯·曼的酒杯来浇今人心中的块垒,有着悠长的思想与哲理韵味。

　　《魔山》讲了这样一个故事,第一次世界大战前夕,富家子弟汉斯·卡斯托普大学刚毕业,预备短暂离开故乡汉堡一阵,去瑞士的阿尔卑斯山中的一所疗养院探访患结核病的表兄,原本打算只是小住,三周后便离开,不想一住就是七年,原来他闯入了一座"魔山"。这里的"魔"恰恰不在于它的人物妖魔化与情节恐怖,而在于这群来自不同国家、不同阶级,不同政治、宗教、文化背景的实实在在的"病人"们以他们特有的人生哲学与生活方式"尽情地享受着疾病","等待着死神的来临",整个"山庄"像"中了魔"似的。高明的是托马斯·曼将这种"中魔"喻为一种"教育","山庄"便成了一个"教育特区"。在这里集中了整个欧洲乃至整个人类的精神符号和思想险峰,让主人公直面形形色色的灵魂;在这里,时间浓缩了,死亡就坐在桌子对面,生与死、健康与疾病、肉体与精神、生活与生命、科技与人性、道德与爱、空间与时间的母题横亘在"病人"和"大夫"面前,哲理与思辨、辩驳与争论塞满了"病房",让人怀疑这里是否在召开一次"医学"与"人文"的讨论会。小说主人公及小说中各色人物涉及的话题与论争的深度都是一百年来文学史上最值得称道和回味的。

其实,不应该误读托马斯·曼,他无意写一本只有医学人文寓意的小说,《魔山》的文学抱负远远不止于对疾病本质、对医学异化的反思,而在于揭示"一个阶级的没落""一个时代的没落""欧洲思想的没落",提供一种"德国式"的文明忧患意识与文化反省。但是,在医学人文的视野里,它的确是一本不错的医学人文"教科书",一种"身在山中,心意超然山外"的观山姿态。但愿读过它或即将读它的医学生、医生们能够透过病房里的庸常"风景","参悟"出医学的前行并非坦途,时刻审视自我与自己所从事的职业的内涵,解读出

"上坡"与"下坡"、"进化"与"异化"的意义来。

四、苏珊·桑塔格:疾病充满着隐喻

"病人躺下了:进入零度(没有)思想? 零度(没有)情感? 不! 故事才刚刚开始……"苏珊·桑塔格(Susan Sontag)就是把病人的 故事讲给我们听的人。

对于医学界来说,苏珊无疑是一个圈外的"陌生人",她只是一 个病人,一个病史丰富的思想家病人,或者病人思想家,以至于许多 医学界的朋友不知她的来历和显赫地位(她是美国思想界声名卓著 的人物,她的文章锋芒文采兼备,集思想家的深刻、学者的谨严、作 家的文采于一身;她被誉为"美国的良知",与西蒙娜·波伏娃、汉 娜·阿伦特并称为西方当代最重要的女性知识分子),但如果认真 研读她的作品,就会发现:对于 20 世纪医学思想史来说,苏珊是一 盏"桅灯"。

这位目光深邃、气质忧郁的知识女性命途多蹇,她幼年丧父(其 父早年在中国天津经营皮货,35 岁时殁于肺结核),一生中多次与 死神交手,最终于 2004 年 12 月 28 日死于白血病。在被白血病最 终击倒之前,桑塔格曾两度罹患癌症,先是乳腺癌(1970 年代中 叶),然后是子宫癌(1990 年代),经历漫长的求医和痛苦的化疗,她

两次死里逃生[①]。

1978 年，长期从事文艺批评和小说创作的苏珊·桑塔格开始着迷于"疾病的隐喻"的写作，这源自她罹患癌症的切身体验。在持续数年的治疗中，她深深地感到，在疾病带来的痛苦之外，还有一种更为可怕的痛苦，那就是关于疾病意义的阐释以及由此导致的对于疾病和死亡的态度。在很多人的眼里，癌症＝死亡，死亡的隐喻缠绕着癌症，这使很多患者悲痛和沉沦，甚至放弃治疗。不仅如此，癌症还喻指着人格上的缺陷，"癌症被认为是这么一种疾病，容易患上此病的是那些心理受挫的人，不能发泄自己的人，以及遭受压抑的人——特别是那些压抑自己的肝火或者性欲的人"，原本躯体的疾病，却被过度"隐喻"，从中阐发出种种道德、政治和文化意义来。于是，她决定写一本探讨"疾病隐喻"的书，要将病人从隐喻中"解放"出来，首先要"揭露、批判、细究和穷尽"这些隐喻。在《疾病的隐喻》这本书里，苏珊没有囿于个人体验，而是将投枪伸向当代疾病史，全书由"作为隐喻的疾病"及"艾滋病及其隐喻"两篇文章组成，作者考察了结核病（她父亲的克星）、艾滋病、癌症等疾病如何在社会的演绎中逐渐隐喻化，一个医学事件如何演化成为一个文学事件、一个道德事件、一个政治事件，甚至是一个经济事件的历程。桑塔格还涉及了"隐喻"方法的本质，即"以他物之名名此物"（社会幻象的形

---

① 参见卡尔·罗利森、利萨·帕多克：《铸就偶像：苏珊·桑塔格传》，姚君伟译，上海译文出版社，2009 年，第 2、213 页。

成)①,以及隐喻性思维的发生发展过程,为公众理解疾病(同样也是误解疾病)提供了一套非医学的解释系统。不过,如果将苏珊的医学人文立场理解为劝慰病人摒弃一切主观的幻象,回到诊疗室里聆听医生客观主义的技术干预指令,那就是片面地理解或者干脆误读她的思想和姿态了。在她的思想基调中,固然有"反对阐释"(反抗"感性主义")、还原"词"与"物"的朴素关系的一面,也有质疑"客观主义"与"技术中立"的另一面。

五、陀思妥耶夫斯基:与痛苦共斟

"痛苦是幸福的必要条件,因为只有痛苦才能使我们意识清醒。"这是俄国作家陀思妥耶夫斯基(Фёдор Михайлович Достоевский,1821—1881)的人生忠告,凸显出他对乐观主义的抗拒,以及对痛苦的必要性的理解——世上没有安逸的幸福,幸福只能用痛苦来换取;人不是为了享受幸福而来到世上的,只有经历过痛苦,才能争取到幸福。

其实,人生不过是在幸福与痛苦之间荡秋千,摇曳幅度越大就越惊骇,暗中操弄这架命运秋千的力道很神秘,最考验心志的应数政治与文学、爱情和疾病。很不幸,在陀思妥耶夫斯基的一生中,这四道"魔咒"都被他遭遇了,19 世纪的俄国社会变革把他推入革命的漩涡,半年坐而论道的激进将他推上断头台,还好遇上了沙皇中

---

① 苏珊·桑塔格:《疾病的隐喻》,程巍译,上海译文出版社,2003 年,第 83 页。

还算仁慈的亚历山大二世，行刑前被改判苦役，在边疆流放 8 年，吃尽苦头；文学曾经让他一夜成名，成为评论界追捧的天才，也让他饱受剽窃、自大、平庸的指责。易燃的爱、骚乱的情令他神迷意狂（他数度苦恋身边的有夫之妇，甚至还背负了强奸幼女的恶名）；神经质、癫痫伴随他一生，反复发作，这个病也活灵活现地出现在他的作品中，他小说的主人公身上，成为超越医学教科书（仅仅只是生物学视野）的高度社会化、人格化、文学化的"疾病镜像"。

从某种意义上讲，劝导医学生用心关注陀思妥耶夫斯基和他的作品，或许不是因为他是一位俄罗斯文豪，而是因为他是一位医生的儿子、一位癫痫病人、一位生活在幻想和梦魇中的人。他的作品几乎都有自传色彩，都有现实生活的影子。他的创作都不是偶然的，当时俄国的社会事件和埋藏在他记忆中的旧时经历都是激发他创作灵感的源泉。对于医学生来说，没有必要像文学史家和批评家那样去研读陀思妥耶夫斯基的全部作品，但非常有必要与陀思妥耶夫斯基一道"切磋"癫痫的由来和体验。这或许是进入疾病隐秘之地的另一条通道。

癫痫与陀思妥耶夫斯基有着不解之缘，最早发病是在他 7 岁那年的一个晚上，他尖叫着从梦中惊醒，奔向父母的卧室，不知他看到了什么？然后突然扑倒在地上，失去了知觉。成年后的一次严重发病发生在他服苦役期间，而后的两次婚礼上，他都曾发病扑地，1862—1863 年一年间他就有 5 次发病的记载，诱因多为紧张、劳作。可以说，癫痫是他体验最真切的疾病，也是他笔下人物的常见病,更塑造了他作品中人物的病态人格,如《双重人格》里的戈里亚德金先生,《女房东》中身兼强盗与巫师双重身份的缪仑、年轻的受害者涅丽,《白痴》中圣洁的梅什金,《群魔》中与命运抗争的基里洛夫,《罪与罚》中的杀人犯斯麦尔佳科夫,《卡拉马佐夫兄弟》中被长老选中的阿辽莎,这些人物都患有癫痫病。陀思妥耶夫斯基知道这种疾病会给他笔下的人物带来怎样的鲜活性格(神圣的罪),不完全是噩梦,可能是通灵的能力(与逝去的人对话),是巅峰体验(《卡拉马佐夫兄弟》中多次提到"两个深渊":可以同时体味到的两个深渊,一个在头顶,一个在脚底;一个是痛苦,一个是愉悦)。发病的前兆是心醉神迷,情绪高涨,世界在他们眼里突然变得妙不可言,眼前无比光明,甚至出现奇妙的灵感,如同他在《白痴》中细述的那样,"一种无法言喻的兴奋,一种难以拟制的幸福暖流在奔涌,往日熟悉的世界摇身一变,成为另一个完全不同的世界"。

　　这或许就是医学教科书上解释的"大脑神经元异常放电"的表现。但是,医学教科书似乎只关注躯体、行为的病理性变化,充满了负面的语言,"四肢强直""阵挛性抽搐""口吐白沫""伴随意识障碍(嗜睡或昏睡)与精神症状(记忆混乱、无法抑制的忧伤等)"。谁会捕捉到其中的乐感体验呢?唯有身为癫痫病人的陀思妥耶夫斯基能体察到、捕捉到,而且通过他的小说人物述说出来。

　　无疑,陀思妥耶夫斯基给现代医学提出一系列尖锐的问题:谁才是疾病的体验者和叙述者?谁有权认定躯体以外的疾病叙述?病人的故事与疾病的真相应该对立起来吗?一百年之后的今天,美国哥伦比亚大学医学院的临床大夫们启动了一个"叙事医学"的研究项目,把病人述说的疾病故事放在理解疾病的显赫位置上,南加州大学医学院请来人类学家开辟"叙事与疾病:治疗的文化建构"研究领域。由此看来,研读病人书写的小说,听病人诉说疾病的故事,是人文医学的新方向。

六、米奇:星期二的心灵相约

米奇·阿尔博姆(Mitch Albom,1959—)是美国著名的专栏作家、电台主持人、电视评论员,还是一位畅销书作家。他的书在美国几乎是"家喻户晓"。

米奇的书,无论是《相约星期二》,还是《一日重生》《你在天堂里遇见的五个人》《来一点信仰》《天堂来的第一个电话》《弗兰基的蓝色琴弦》,似乎都是一些休闲之作,其实不然,他的作品无一不在诉说死亡的体验,无论是直面死亡,还是回溯死亡,基调都是相当凝重的,凝重得难以一目数行、轻率掠过,"人一生下来就播下了死亡的种子""一个人学会了怎样去死,他就学会了怎样去活",不是吗?他的每一句话都在撞击着我们庸常的灵魂,每一段话都在烛照着我们的平淡的精神生活,阅读米奇,实在算得上是医生职业生命中不可或缺的心灵操练。

无意把米奇抬得太高,但他的书页深处、他的讲述流淌着突出的母题意识,为我们开启了探寻"生与死"的意义、"痛苦与快乐"之间的张力以及"启迪、启蒙与启悟""真相、真理与真谛""知识、情感与智慧"递进关系的精神之旅。有了这个精神之旅,我们才可以与我们的病人一起讨论生命的归程,一个能与病友一起讨论死亡的医生,就不会遭遇任何沟通上的鸿沟了。

米奇的笔是率性、温暖的,他没有像蒙田那样以箴言式的彻悟来宣讲生命与苦难的哲理,而是以故事的形式揭示饱含身心"拯救"意义的宗教母题。如今,他的三本书都有中译本,在此给朋友们大致介绍一下这几本书的梗概。

《相约星期二》讲述了一个真实的故事。作者早年的老师、一位年逾七旬的社会心理学家莫里,身患进行性脊髓侧索硬化症,他利用死前的十四周时间,与得意门生米奇"相约星期二",二人在每周的星期二这天分别谈论了"世界""自怜""遗憾""死亡""家庭""感情""对衰老的恐惧""金钱""爱的永恒""婚姻""流行价值""原谅""完美的一天"13个人生的母题,借此阐释生活的意义、职业的真谛,展现重病的身体背后那"健康"的心态,以及宽阔的胸襟。最后一次讨论是师生间的"道别",随后,老师"潜入一个梦,跨过一座桥,远足去了另一个世界"。故事的结尾,令我们体会到"境界,让死亡也充满了韵律;死亡,让人生归于纯净"。

《你在天堂里遇见的五个人》讲了一个虚构的故事,一位游乐场维修工爱迪,拖着一条瘸腿,在他83岁生日那天,为了拯救在缆车事故中身处险境的小女孩而顷刻殒命。苏醒过来之后,他已经来到天堂,这里并非牧歌萦绕的伊甸园,而是既往世俗生活的反省地,逝去的生活片断在追忆中重现,五个被爱迪或铭记,或忽视,或遗忘的故人轮流登场，引领他重回逝去的年代，追问人生的真谛。其实，天堂里的五个人，代表着五段不同时期的记忆，回溯了一个人幼年、长大、坠入爱河、衰老、死亡的困顿与舒展、疑问与解答、感动与慰藉、痛苦与拯救，充溢着慈爱、悲悯、敬畏等生命的情感。

《一日重生》也是虚构的小说，讲述一位失意的退役棒球手查尔斯在遭遇诸多厄运（事业碰壁、婚姻破裂、酗酒成瘾、众叛亲离）之后试图轻生，飞车腾空，刹那间遁入奇境：多年前意外去世的母亲回到他的身边，引领他走进了昨日的世界：那一个又一个熟悉的陌生人，那一幕又一幕机巧诡秘的悲喜剧，一串又一串彼此纠缠的心结一一重现。查尔斯在与母亲的"一日重逢"中走向顿悟，从此，他迈向新的生活道路。米奇想告诉我们，与逝去亲人的短暂重逢有着非凡的意义。"和你爱的人共同度过，一天就能改变一切。"

米奇的书其实很纯粹，透过死亡的果实礼赞生命的甘甜，讲述爱与幸福的交融，爱你的亲人、爱你的兴趣、爱你的职业、爱所有的生命，才会有职业的幸福、人生的快乐。

我们的大夫都应该读读米奇的书，它的意义不仅是文学的，而且是生命的；在当下技术与人文失衡的教育背景下，这样温暖的人文熏陶弥足珍贵。医学职业如果抛弃人文修养，不仅是一个悲哀，而且是一个讽刺，因为，技术与人文是医学的两翼，缺少任何一个翅膀都飞不起来；而且，人文这只翅膀折断了，魔鬼就会乘虚而入，装扮成这只翅膀，把医学引向歧途。

七、乳房的文学意象与肿瘤叙事

乳房是人类命名的基础,我们被称为"哺乳动物",命定与乳房、乳腺、乳汁有不解之缘。不过,在人类社会生活中,乳房的意识、观念、态度呈现多视角、多维度。回望乳房的文化史:荷马在史诗《伊利亚特》里赞美的生殖女神阿蒂米斯,她的石雕像是一位胸前长了20个疑似乳房的丰腴球形物的熟女,喻示她是一位生命力旺盛、子孙繁茂的女性。在民俗学家眼里,埃及的金字塔就如同一尊尊高耸的乳房,在埃及人的意识深处,人的离世不是生命的终结,而是生命的开启,只因乳房是生命之源,那些乳房一般高耸的金字塔,镇守在无垠的沙漠,寓意着母亲一般的大地,养育着这里的人民。油画《芙琳达》展现了一群天使般的少女半裸聚会的时刻,静若处子、动若脱兔的酥胸丰乳成为永恒的青春猜想与生命记忆;法国画家雷诺阿曾说过:如果世上的女性没了丰腴的乳房与肥硕的臀部,我就不再绘画了。伴随着女性主义(女权)意识的兴起,乳房被赋予性别政治的意涵,女人的丰乳肥臀,不再只是为了招惹男人的目光,而是性别歧视的物证、男女平权的关注焦点,女性解放运动就是要从男性那里夺回乳房的视觉解释权。在中西文化传统中,女性缠足、戴贞操带、束腰习俗,都是给性征器官加之以束缚,唯有胸部的乳房得以解放,宽袍大袖的汉唐服饰以及随后的兜肚、袍衫赋予乳房以自由的尺度。这份宽厚主要是为了解放哺乳中的乳房,

现代社会里,随着动物乳制品对人乳的替代,乳房作为哺乳器

官的功能已经弱化，于是束胸的乳罩及紧身旗袍才流行起来。

医学的乳房，作为生理—病理组织的存在，痛苦、死亡的动因，有正常与异常之分、神圣与世俗之别，乳腺癌患者的手术失乳，不仅只是器官的缺损，还伴随着心理、社会波动，灵性、文化的倾斜，出现失落—失意—失魂—失重的多重连锁反应，每扩大一寸清扫范围，就多销蚀几分女性的身心完整性。因此，伴随着疾病康复进程的胸部整容修复十分必要，医者修复的不仅是组织器官，还有女性的自信与尊严。

文学批评家玛丽莲·亚隆（Marilyn Yalon）在她的《乳房的历史》一书中不无感慨地宣称：长久以来，女性一直被迫面对乳房的两大内涵，它既是生命的养育者，也是生命的摧毁者。前者指的是哺乳后代，后者指的是乳腺癌的死亡危机。不过，乳腺癌的危机是多元的，不只是一个生物学事件，还是一个精神事件，因为缺乏叙事，患者自己都不能理解疾苦事件的意义。丽塔·卡伦认为临床医学必须转型，向叙事求教，疾苦的承担者也要成为讲述者、疾病的诊疗者，干预者也要成为倾听者、共情者、分担者，不仅关注疾病的生物学指标、疗效的获得，还要关注身心社灵的综合，关注疾苦的历程和情节的变化。叙事医学以故事的温情促进医者同理心的复归，对冲技术主义的傲慢与冷漠，减缓消费主义的贪婪，拓展医学的服务空间。很显然，乳腺癌叙事是癌症文学（当下最成熟的叙事医学板块）的一部分，癌症罹难的文学化叙事、省思，具有生命书写的类型意义。癌症文学的体裁多样，有纪实文学（源自医者、患者、家属亲历

体验,质朴的白描、现场的反思),小说(癌症人格的塑造,人性的透
视)、诗歌(癌症的隐喻、比兴)、随笔(病中的生命体察与感念)、戏
剧、电影。它们是对技术叙事的拓展,揭示癌症的非技术面向,是灵
魂的裸舞,是生命险境中人性、灵性、诗性的抒发。

癌症文学是病程书写与生命书写的结合,既是疾病的抗争史,
也是共生—接纳史,还是生死豁达史,包含了疾苦叙事、死亡叙事、
疗愈叙事。如果说与癌症角力是一次托付生命的壮游、激动灵魂的
远行,癌症文学就是一部记录人生历险的游记,这份游记不仅值得
个人珍藏,更值得每一个希望生命精彩的人细细品味、分享。癌症
文学的阅读史(心灵剧场的角色扮演)是肉身痛苦、心灵苦难、生死
(无常)宿命、救疗(无力—无奈)体验的接受史、感受(共情)史、投
射史,也是一个人的精神发育史。借他人的苦难,得自身的彻悟。

对癌症文学做一个结构主义的解读,一般它有十个桥段,分
别是:

1) 病前的幸福生活(冰火参照,不堪回首)。

2) 癌前体征的蛛丝马迹(不祥征兆)。

3) 就诊史的曲折跌宕(好医生都躲到哪里去了?):确诊与漏
诊、误诊,沟通感受,初诊时如掉进冰窟、深渊,万箭穿心,心乱如麻、
心碎滴血。

4) 宿命拷问:为何厄运总是降临在好人头上? 或前世罪孽的
报应感/罪感/羞耻感,癌症与爱欲的纠缠,他者的爱(爱情、亲情、医
护情、友情、宠物情)、自我的爱、神圣之爱。

5）治疗（住院）抗争史的艰辛与磨难、乐观与悲伤、长坡与陡坡、速胜与速亡、代价与风险。抗争历程中痛不欲生，生不如死，度日如年，复发的纠结，屡败屡战，人财两空。

6）缓解与复发的身心颠簸（淬火），满怀希望与失望、绝望，不甘与顺应。

7）死亡的张望与遐思、恐惧与淡定、逃避与荒诞、设计死亡（自杀、自然死或技术干预死）、灵修（阅读，修炼）：与书为伴，与神对话，精神发育。

8）身后事与身外事，未了情/愿，安顺与安顿，如何缔结爱的遗产？

9）灵性归宿，魂归何处？彼岸抵达（归去来兮）

10）未亡人的哀伤（创伤）记忆的平复、消退（余音袅袅）

生命书写不仅只是写出来，说出来，还要分享开来，反思开来，因为只有生命故事可以抵达生命的彼岸（真谛），只有接受生命，才能疗愈生命。故事是一种自见，让我们看见不一样的自我；说故事与写故事可以转（移）化躯体痛苦，是一种疗愈的美学，还是一种彻悟生命的途径，可以使人重新获得支撑的力量，创造一种生命的连接（同情—共情），找回人性的根本，重新抒写生命。曾几何时，我们过分迷信技术医学对癌症的病理解释与干预，以至于常常错过倾听生命的呻吟、呼救和呐喊。对此，癌症文学是一种检讨与补救。

叙事医学始于患者的疾苦叙事。乳腺癌患者于娟是复旦大学年轻的讲师，也是一位年轻的母亲、步入婚姻殿堂时间不长的妻子、时常在父母面前卖萌的女儿、几位失学儿童的资助人,突如其来的恶疾让她一夜之间成熟起来,由脆弱变得坚强,由迷惘走向豁达。"原来妊娠期(小瑞)、哺乳期(自己)也可能患上乳腺癌,没有明显的危险因素也可能诱发基因突变,而且一发现就是晚期,而且已经转移到别处……"面对死神的逼近,她更多的是从容与幽默,而非恐惧与忧伤,给身边的人讲述了那么多有趣的生命故事:陪床的光头老公如何被病友误会是一位化疗脱发的男性乳腺癌患者;不时设想着在医生保乳与保命的询问之间,一定回答是保命优先;为什么器官捐献中有人捐献心脏、肝脏、肾脏,却没有人捐献乳房? 回味着博士就读期间泡吧被警察当成打群架团伙成员误抓时的严厉问讯;惦记着自己为家乡曲阜策划的能源林项目……在与乳腺癌周旋 480 天之后,她终于带着"此生未完成"的背影和"我们要用多大的代价,才能认清活着的意义"的发问飞向天国。

侗族青年作家姚瑶的诗作《乳腺癌》展现了乳腺癌患者的心灵皱褶。

病变的乳房,生锈的乳房/像一颗定时炸弹/藏在体内的暗疾,以蔓延之势/如一张宣纸上,墨水渗透的速度/加剧一个女人的痛苦/切除是最好的办法,主治医生第三次说出建议/当然也可以不切除,那样只会加快癌细胞扩散/女人抚摸着乳房,霉变的面包/正一点点吞噬着她的美丽/那男人曾经紧握的乳房/那哺育小孩茁壮成长的乳房/一刀下去便各奔东西/更多的时候，我在想那只切除的乳房/最终在哪里？是不是也陪着一起流泪/这只雌性的尤物，仿若一只眼睛/在黑夜深处看着我，让我彻夜难眠……在梳妆台的镜子面前/她扮了一个鬼脸，病房的气氛轻松了很多死神纷纷逃离/失去血色的脸，让她对世俗和羞涩/再也无所畏惧，她大声和病友讨论性爱和男人/当然更多讨论的是她上小学一年的孩子……/当她脱下那件被消毒药水洗得泛白的病号服/左边矮下去的弧度，一座崩塌的山峰/如熄灭的火焰/她接受医生的建议，挥刀斩断所有的后路/这只乳房，仿佛一只用破的胸罩/人生总会丢弃的旧物

为了生存，舍弃胸前丰腴的乳房，这一份代价何等的沉重？"太平"公主的滋味多么的苦涩，心中的郁闷何以宣泄？作家梅姿格（Mezger）选择公开展示，她将自己术后少了一只乳房的照片寄给了《斗士》杂志，作为封面图片刊发。照片中她自信地展开双臂，清晰地展示了一侧乳房完好、一侧乳房被手术割除的形象，伤口疤痕处绘上美丽的刺青。这张照片发布后激起强烈的社会震撼，后来被印刷成海报和月历牌，触动了社会敏感的神经。人们惊叹：少了一只乳房，依然很美，依然很自信。无独有偶，瑜伽教练郭健以特有的瑜伽姿势展现了自己的裸胸，手术疤痕处被文上红丝带。照片上题写了她的格言："我的身体虽然残缺了，但是我的精神是完美的……"

毕淑敏的《拯救乳房》是一部关于以患者叙事为先导的小组治疗的长篇小说，讲述了乳癌患者小组发生的一系列故事：生与死的

挣扎、爱与恨的冲突、真与假的交织、丧失的痛苦、团体的力量、助人
的快乐以及成长的喜悦。这是我国第一部心理学家撰写的心理治
疗小说，不懈地探讨癌症病人的精神尊严、生命成长等终极话题。
海外归来的心理学博士程远青刊出广告，面向社会招募乳腺癌病
人，组成心理治疗小组。组员有老干部、硕士生、下岗女工、白领丽
人、行踪诡秘的妓女、性别不明的神秘来客，一个个不相干的生命联
成一个紧密的团体，携带着复杂经历、心灵深处生与死的挣扎、爱与
恨的冲突，在小组内碰撞成长。

　　故事的尾声中，组员们重新燃起生命的希望，程远青发给大家
每人一张白纸，说："现在，我们来做最后一次答题，它的名字叫'生
命线'。在纸的左面写上你出生的年月，然后你向右延伸，把你一生
的大事记标在这根线上，把你一生想干而还未来得及做的事，也写
在这条线上。好吧，开始画吧。"每个组员都很认真地完成。在这条
曲折的线上，人们都画出了一个显著的顿挫，标明乳腺癌，一如标明
自己上学、获奖、恋爱、结婚、生育的年份，然后，他们沉思着，写下对
自己未来岁月的设计。

　　作家、人文学者杨柠溪通过对乳腺癌患者的生命境遇的系列访
谈，找到一个患者内在心理历程的阶梯变奏：第一步，诊断之初：遇
见生病的自我（分裂），病情控制，痛定思痛，灵性飞扬，重审生命的
权重，感悟亲情的冷暖，萌生生命的希望。第二步，呼唤生命之光：
人在病中，渴望生命意志的对话与情感的搀扶，此时，亲子沟通尤为
重要，母子情深，映衬患者的坚强与灵性成长；病友间的深入沟通，

犹如生命悬崖上的相扶相搀;医护患沟通,则包含观察与体验的对话、同情与共情的升华。第三步,凤凰涅槃;在生命的颠簸中寻求彻悟,发现生命(生存)的意义,学会感恩,品味病中的温暖和善良;品味个性即生命,没有我们的乳腺癌,只有我的乳腺癌。叙事医学的建制化带来平行(人文)病历的普及,在叙事中实现医生患者的共情与共同决策、发掘主客间性,让医者与患者身心相应,在疾苦的深处与患者相遇;共情反思之下,医者的神圣感、悲悯感悄然而至。

第二节　电影中发现医学

我们能够从电影中发现医学吗? 我们如何从电影中发现医学?在笔者看来,光影所搭建的普世医学大厦展现的是另一种图景,与学院派建构的知识大厦完全不同。在医学院的课堂与教科书里,在医院的诊疗室里,在医学研究的实验室里,医学的学理是这样发育生长的:

基础医学是躯体、器官、组织或细胞"形态—代谢—功能"的描述与分析。临床医学是针对患者"诊断—治疗(护理)—康复"的工序实现;诊断是疾病"征候、体征、指标"的探究;治疗是干预、替代(人工移植、克隆组织)的表演。医学科研是实验室设备(优劣)—标本(多少、纯杂)—统计(粗精)的比拼。总之,我们试图用一个尺度(技术)丈量一切,用一个原则(功利)阐析一切,用科学、抽象的"复数—群体"代替有血有肉的"单数—个体"。

电影中的医学却开启了另外的语境和路径——正因为电影(也包括文学、绘画)咀嚼、拷问、反思疾病与医学、生命与死亡等母题,将世俗话语变成经典台词,把一般冲突变成戏剧冲突,把日常提问变成命运的叩问,而不分心于专业知识,只叩问"疗救"的意义,而无须展示技术的细节;于是彰显了更多哲学和宗教的启谕。譬如"痛苦",譬如"救助",电影故事中常常会有多重境界的拓展,因而表现出超越技术医学的精神海拔。

此时,医学不只是被观看的形态、被揭发的疾病秘密,还是被体察的生命存在、被咀嚼的痛苦意义、被感悟的生命本质,

通过电影,人们可以破译卫生的政治修辞,讨论民族、国家、意识形态、爱国(国家)主义的卫生选择,批判民族主义的医学史价值,科学与技术崇拜的医学、医疗主张。

一、瘟疫透视绝境中的人性——新瘟疫影片的启示

在青霉素发明之后,尤其是在人类消灭天花之后,感染性、传染性疾病就被我们大大地藐视了,但是,现实却不给人类骄傲的机会,艾滋病、埃博拉病毒感染、SARS、禽流感、H1N1 病毒感染,种种新型感染性传染性疾病像车轮战一样与人类轮番较量,于是,我们不敢再夸海口,出狂言,轻言征服了瘟疫。就在人类逐渐学会敬畏自然、敬畏疾病之时,电影中的新瘟疫为我们开启了更深沉的思考之门,那就是透过瘟疫对绝境中的人性进行提撕。其实,在电影之前,

文学作品就依据历史记载和宗教传说对人类遭遇的瘟疫灾难进行过深入的刻画与思考。14 世纪，薄伽丘的《十日谈》就对瘟疫毁灭繁华城市的可怕景象做了真实的描写。20 世纪，加缪的《鼠疫》对流行病及其隐喻的思考达到了前所未有的深度。

当电影艺术与特技运用达到一定水准时，人们开始透过电影故事与光影技术来拷问人性，开掘人的生存价值。1976 年，英国、意大利和德国联合摄制的灾难片《卡桑德拉大桥》是一个典范。

该片的剧情是这样的：两名恐怖分子想要炸毁位于日内瓦的世界卫生组织实验中心，行动失败，其中一名被击毙，另一名沾染了实验室里的肺鼠疫病菌，逃上了开往瑞典的火车，随时都可能将恶性病菌传染给毫不知情的乘客们。为确保病菌不被扩散，有关方面下令封死列车，并让列车改道开往年久失修的卡桑德拉大桥，人为制造翻车事故以掩盖真相。因为该桥年久失修，完全不能承受火车的重量，桥断车毁的悲剧即将发生。一群怀有良知和正义感的人为营救乘客，铤而走险……

影片中，医生斯切娜与张伯伦很快找到了病菌的控制办法，但是上校并不同意让列车停下来，让火车在卡桑德拉大桥坠毁是他不可更改的决定。敏感的女作家从犹太老人处知道了卡德拉桑是一座不能承受重量之桥，但把守列车的军人拒绝了停车的请求，列车上的乘客只能自救。自救的方式异常惨烈，靠着黑人警察的一把手枪，乘客们在张伯伦的带领下与军人们展开了搏斗。毒贩罗比和黑人警察相继战死，最后犹太老人自焚，炸开了最后几节车厢。前面的几节车厢在冲过卡桑德拉大桥时,大桥坍塌了,列车坠进大河引起大爆炸,河面上漂满了无辜者的死尸。

列车最终没有抵达亚诺隔离区,幸存的人们带着病菌一起自由逃生。影片选在亚诺作为此行的终点,是因为那里有着史上最残酷的集中营。犹太老人的妻子儿女就死在那里,他从那里逃跑,一生不愿回到波兰,但仍旧埋骨亚诺,所以他说"这是宿命"。

影片想要表述的太多了,无论哪一条线索都会引发人们的追问与思索。结尾时,麦卡其上校对斯切娜医生说:"你要珍惜自己。"这句安慰的话和他沉痛的表情预示着他自己与斯切娜日后的命运。果然,军方的电话告诉观众,上校与医生都已处于军方的监视之中。此前,麦卡其面对斯切娜的责问时,如此回答:"虽然现在当军人很不光彩,既然当了就得当好。"现实中做同样辩护的是奥斯维辛大屠杀的重要执行者艾希曼,他在 1961 年的耶路撒冷法庭声称:"我执行上司的命令,执行命令乃军人的天职。我的双手没有血迹。"与此同时,导演表现了世界卫生组织的无能,在美国军方面前脆弱得不堪一击;中立国不能保证过境人们的安全;本应救死扶伤的实验室变成了意识形态的帮凶。

《卡桑德拉大桥》的基调是灰色的,但人性的光芒为它增加了几许暖色调。当渺小的人们面对无法逃避的灾难时,唯一能拥抱的只有身边的亲人。……张伯伦医生与珍妮弗在生死存亡之际破镜重圆,想必他们不会再离第三次婚了,黑人警察为救生病的小女孩付出了生命,这预示着美好的希望。

电影《我是传奇》讲了这样一个故事:2012 年,人类被不知名病毒感染,纽约成为一座空城。科学家罗伯特是对病毒有免疫力的幸存者。白天,他带着爱犬山姆在街道上觅食,用广播寻找幸存者,在实验室里研究治愈病毒感染的方法;晚上,他只能躲在屋子里,因为那些感染病毒的人成为了"夜魔"。又一个晚上,"夜魔"攻击罗伯特的住所,此时他的研究已经成功,但是只有坚持到天亮,人类才能得以延存。罗伯特在荒凉破败的城市独自求生、奋斗的那份孤独感令人沉重不安。

日本影片《盲流感》改编自小说《失明症漫记》,讲述了一种叫"盲流感"的病毒大面积侵袭人类的灾难。一位坐在交通灯下的日本男子突然发现自己看不清眼前的一切,只能看到白茫茫的一片……他是第一个罹患盲流感的人。一个看似好心的路人主动提出载他回家,却把他扔在了路口,开车扬长而去。他的妻子带他去看眼科医生,然而医生也找不到病人突然失明的原因。第二天,医生候诊室里的其他病人,以及病人周围的亲友都忽然失明,无一逃脱,唯一幸免于难的是医生的妻子。开始,政府打算把这些身患眼盲症的传染病人封锁在一座废弃的精神病院里,并派出一支军队严加看守。但是,情况越来越糟,整个文明社会逐渐陷入崩溃的边缘,一些暴力组织开始控制一切,在这样的末世景象中,这位坚定勇敢的医生隐瞒了他的妻子仍然能够看得见这样一个事实,从而保全了她的性命。这个同样勇敢的女人带领 7 个陌生人离开了灾难深重的疫区,一路上历尽艰险,看遍了人类文明被毁灭后的惨状。这 7

个人最后成为一家人，他们战胜苦难的行动和最终的救赎也反映人类不可磨灭的精神力量……。

在人类历史长河中，尽管出现过中世纪黑死病、1918 年西班牙流感这样的大瘟疫，但毕竟没有发生过像恐龙灭绝那样的灾难。但在电影世界里，人间浩劫和世界末日却并不少见。大到太空病菌侵入地球，小到一颗流感病菌侵入细胞，病毒像侵入他国的军队一样，会在人类中制造躯壳傀儡，让感染者丧失人性，受感染的人都会变成具有攻击性的活死人，继而更广泛地传播病毒和消灭人类。

无疑，人人内心都有对瘟疫的恐惧。如同苏珊·桑塔格所言，自从人类对各种流行病有了基本认识之后，疾病早已不仅仅是一种身体的疾病，更被赋予各种文化的意义。诸如结核病、梅毒、艾滋病等传染病，与不洁、传染和恐惧相关，人们普遍认为感染病毒与个体不道德的行为有关，而全体人类遭受病毒侵袭也是"作孽"的"报应"，正如传说中从来都把末日之灾看作上苍对人罪恶行为的惩罚，种种被赋予在病毒和瘟疫之上的隐喻正是此类电影受到观众和导演关注的心理源头。

这些电影几乎都有一个相同的叙事结构：病原的非常侵入、迅速传播，接触性感染，人类危急，集体恐慌，英雄出现，拯救与救赎。自然环境中播散的鼠疫、霍乱是这样，邪恶科学家在实验室里"炮制"出来的病毒也是这样，外星袭来的病菌依然如此。这些电影的编导们深知，人人内心都有对病魔的恐惧，瘟疫不仅能致死，更能将这个世界固有的秩序彻底破坏掉。当与他人接触就会染上致死病毒之时，当至爱亲朋变成可怕的传染源之时，人与人之间最基本的接触成为不可能，无论是社会的秩序还是个人内心的道德尺度都将彻底颠覆。

在这类影片中，对绝境中复杂人性的表现是最令人沉思的精神命题。毫无疑问，瘟疫意味着衰弱、死亡、恐惧、离别，交织着爱与恶、救与赎。人们日常生活的平静外表被对死亡的恐慌笼罩，不得不相互为敌，也不得不结盟，病毒的凶险将人类的复杂本性推向了极端：他们可能瞬间彻底崩溃，也可以由此拥有坚强无比的信念，还能爆发出舍身忘死的道德勇气或丧失底线的作恶决心。不过，不管情势如何危急，灾难如何让人绝望，银幕上总不乏感天动地的人和事，关于勇气和爱、关于美德与奉献、关于拯救与救赎让人们体察到人性的光芒，坚信人类仍有希望。这不只是剧情需要，也是人性的期盼，因为每一个人都不希望绝望真正降临①。

二、灵魂有多重？——对生物学研究径向与后果的诘问

电影艺术家似乎总喜欢跟生物医学家抬杠，当分子生物学突飞猛进、基因研究成绩斐然之时，他们在那里鼓捣《侏罗纪公园》与《逃离克隆岛》……将基因研究的成果彻底社会化、戏剧化，然后进行严苛的伦理和哲学拷问。

---

① 参见冯永斌：《挖掘绝境之中的普通人性 ——电影中的病毒隐喻》，《文汇报》，2009 年 7 月 24 日。

《侏罗纪公园》的剧情是这样的：葛兰与塞特勒夫妻都是研究史前生物的科学家，他们将全部精力投入到挖掘恐龙骨骼化石上，直到有一天，亿万富翁、努布拉岛的主人哈蒙德博士前来请他们"出山"。原来哈蒙德手下的大批科学家利用凝结在琥珀中的史前蚊子体内的恐龙血液提取出了恐龙的遗传基因，加以修补和培育繁殖，竟然将已绝迹 6500 万年的史前庞然大物复活，使整个努布拉岛成为恐龙的乐园，即"侏罗纪公园"。但在哈蒙德带孙子孙女首次游览时，恐龙发威了……刹那间，侏罗纪公园里魂飞魄散、血肉横陈。人们不禁要问：是谁打开了潘多拉的魔盒？

电影《逃出克隆岛》更是对克隆技术的沉重反思。故事的主人公林肯生活在一个貌似乌托邦的、却被 21 世纪中叶先进的科技装备起来的、与世隔绝的社区里，居民们没有人身自由，一举一动都受监控。科学家告知：他们是地球上最后一批存活的人类。社区居民渴望中签去一个没有污染的岛上（世外桃源）生活。一个意外的事件让主人公惊觉：原来他头脑里一切关于自己身世和社区的认识都是谎言和骗局，他们只是那个所谓"世外桃源"的岛上居民的克隆版本，他们的存在只是为了给他们的原型提供各种可更换的身体零件，而他们所生活的社区其实就是一个牢笼——迎接他们的不是美丽的生活，而是掏出他们鲜活的器官，用于拯救人类自身。于是，林肯同美艳的女邻居乔丹展开大逃亡，并力图解开身世之谜。

这部影片的主题是沉重的，它揭示"人类为了生存，有可能突破伦理底线，做出一切事情来"，如经典台词所说：Human being will do everything for surviving。同时，这部影片开启了关于克隆人与社会伦理的哲学思考，

　　人们不禁要问：克隆岛上的克隆人是不是真正的人类？很显然，影片谴责了这种违反伦理道德的克隆人类的做法，但对既成事实的克隆人的存在又是认可和宽容的，影片最终通过克隆人对科学家当权者的反抗，体现出追求自由和真善美的主题。同时，通过对克隆岛禁闭的环境、对克隆人的愚民政策、集中营似的场景的描绘，以一种隐喻的手法，对人类现存的暴政与极权现象进行了指控，影片中被诱导着走向手术台的成群的克隆人，与斯皮尔伯格执导的《辛德勒名单》中那些走向毒气室的、无辜的人们的命运有着惊人的相似。

　　更令先锋生物学家们难堪的是这些电影艺术家们提出了一个很奇怪的问题："灵魂有多重？"很显然，当今的精神医学和脑科学还没有技术手段来称量灵魂。令人惊讶的是墨西哥导演阿加多·冈萨雷斯（Alejandro González）执导的《21 克》直指问题的本质。"21克"是指人死时身体将失去的重量，也就是生命的重力，代表着灵魂的分离。这部影片"回归人类受难与新生的根源"，表现人类的悲伤、失落、悔恨、救赎、牺牲，以及上帝的无限之爱。

　　电影的剧情由三个故事拼接而成：第一个故事的主人公叫保罗，一名大学的数学教授，患有严重的心脏病，站在鬼门关上的他竟然意外地死里逃生，成功的移植手术使他获得重生，但是他与妻子的关系却没能得到挽救；第二个故事的主人公叫杰克，曾经是酒鬼

和犯罪分子,在一名牧师的帮助下,他的生活得以重建,不仅成为青少年咨询顾问,还是正直善良的好父亲,可他的妻子有时候却暗暗希望他还能保留一点过去的性格。事实上,杰克被沉重的精神负担所困,内心充满愧疚,似乎再没有可能得到希望与救赎;第三个故事的主人公叫克里斯汀,她曾经沉溺于毒品,改过自新后,却因一起灾难性的事件生活发生了可怕的逆转。她退回到了过去,并拒绝迈向未来。在生与死的十字路口上,一桩交通事故让这三个人的命运轨道交汇在一起,陷入复仇与宽恕的漩涡之中。

导演并非要抢生物医学家的饭碗,而是提醒他们,灵魂的重量不是一个纯粹的生物医学问题,而是一个人性的问题,生物技术不能解决人的灵魂升腾与堕落、归属与安顿的问题,自然也无法测知它的重量。现代医学的迷失不是技术上无路可走,而是对人性的关切与解读苍白无力。

三、高高的"白塔"——技术升华与道德净化

一个人选择了医学,就意味着迈入了一座高高的"白色巨塔",这座塔实在太博大、太幽深,它不仅是一座学术的"象牙之塔",也是一座充满诱惑的"名利之塔",更是一座道德沉浮的"人性之塔";因此,在这座白塔里往上攀升,需要一架"人字梯",一面是技术之梯,另一面是道德之梯。然而,许多人的梯子只有"一面坡",技术升华与道德净化机制之间发生了严重的断裂,于是,无论是最终的职业境界,还是灵魂的归途,都会高下立判。

有一部日本电影名字就叫《白色巨塔》(1966)，改编自山崎丰子的同名小说。故事发生在大阪的浪速大学医学部，第一外科的东教授即将退休，在候选的继任者中，年轻有为且事业成功的副教授财前五郎最有希望晋升，但是对既有野心又傲慢无礼的财前颇感厌恶的东教授又指定了另一位候选人菊川，教授职位的激烈角逐也暗地里展开。就在这个时候，财前的同学、内科的里见副教授将一位胃癌患者委托给财前，自信兼自负的他无视里见的忠告，没等做 CT 断层扫描确诊便将病人送上了手术台，导致病人因癌细胞转移至肺部而死亡，财前虽然选上了教授，却因误诊而被起诉……

2003 年 10 月，《白色巨塔》又被翻拍成了 21 集的电视连续剧，作为富士电视台 45 周年台庆的纪念片。剧情也细分为上下两条主线，上半部分围绕财前医生为晋升教授而明争暗斗的线索展开，下半部分以医疗事故的官司而展开。该剧以庞大的明星阵容和扎实剧情展现了现代大医院的明争暗斗的现实状况，济世救人的地方，也是争权夺利的战场，充满着权力的厮杀，正义、信念与利欲、权威的斗争。

无论是电影，还是电视剧，都通过财前五郎与里见修两人间人生理念、职业精神的冲突，以及利害与情爱关系的纠葛，让大学医院的选举丑闻、医疗纠纷浮上台面，大胆揭露了医学界的尔虞我诈、争权夺利，同时彰显了生命的尊严与光辉！剧中看似对立的两个男主角，财前医生和里见医生，早年是同窗，身上有许多共同之处：他们都是医学界的精英，一个是技术精湛的外科专家，一个是理论功底扎实的内科专家,两人分别在各自的研究领域取得了令人瞩目的成就,都坚守着自己的人生追求与职业信念。财前为了实现自己的目标,不惜抛下内心那份原本的道德坚持,野心的膨胀在他身上体现得淋漓尽致。最后,也许是命运的安排,在他一切都如愿以偿的时候却倒在了自己毕生专攻的癌症脚下;而里见身上则体现了人性的光辉,他潜心学术,不惧权威,维护正义,即使是在离职调任妻儿离去的巨大压力之下也毫不动摇内心坚守的信念,令人感动。

应该说明,该片没有漫画式的忠奸善恶分野,财前医生也不是什么反派人物,片中关于他的许多细节是感人至深的。譬如,在每次重大手术之前,他都轻闭双眼,独自对着敞开的窗户练习,那寂寞的姿态颇有一点宿命的意味。他挽救了三千多位患者,已然是日本第一外科医生,自信几近自负。他一心想拯救人类,却唯独失察于自己的健康,发现身患肺癌时已进入晚期。

在剧中,财前五郎是一个渴望名誉和地位的男人,他出身贫寒,靠着奖学金读完医学院。他坚信唯有拥有权力,才可以实现梦想。教授争夺战中输给他的菊川说:"东教授和船尾部长只是把我当作他们的工具,而财前却把身边的人当作他的工具,这就是他胜利的原因。"他在法庭上义正词严的自我辩解和公然的说谎、阴谋家式的冷酷和镇定令人憎恨,但他因绝症而倒下的时候又令人感到惋惜和心痛。当他被里见诊断只有三个月的生命时镇定地说"我并不恐惧,我只是……感到遗憾"时,当他虚弱地倒在病床上对岳父说照顾好妻子杏子时,当他用最后的力气拥抱红颜知己花森惠子而把麻痹的右手伸向虚空时,当他弥留之际握住挚友的手要他继续为战胜癌症而奋斗时,人们禁不住潜然泪下。他的认真和执着感动了每一个观众,因为他依然是一名好医生,因为他不是一个神而是一个真实的人,一个有爱有恨、有优点也有缺陷的人。"面对每一个病人,每一场手术,我都认真地对待,竭尽全力挽救患者的生命。难道我做错了吗?"

在对待病患的态度上,财前和里见也有很大分歧。财前认为外科医生要有足够的决断力和想象力,不应该在施救无望的病人身上浪费时间;而里见则坚持对每个病人都应该尽到仁慈的义务,他还坚信科学研究不需要权力的介入一样可以进行。很显然,里见是一个高度理想主义的人,在这个现实的世界里,这样的人几乎无法生存,或许,里见是导演为财前医生虚构出来的完美镜像,为的是让他取得前进的力量和意志。因此,在片尾的独白中,财前坚称:"只有我们⋯⋯能够拯救世界。没有人能代替我们,里见。"

美剧中也有许多蕴涵职业价值追问的佳片,如《实习医生格蕾》《周一清晨》,通过医生临床生活中的情感、利益冲突凸显人类所处的三重困境:生死、苦难、诱惑,展现科学与人文对话、真理与美德交映、共情与反思交织、感性与理性交集、奋斗与耗竭并存、悲悯与冷漠同在。

四、弱者的尊严——病人世界里的人性光芒

人道主义的真谛是扶助弱者(在此特指病人、残障者),但在许

多人心中，这份扶助分明是强者的恩典，是社会对弱者的悲悯，是道德高尚者的施舍，无形之中剥夺了弱者的尊严，把弱者贬低为"多余的人""无知、无能的人""边缘的人"。他们的精神世界也常常被忽视，或者仅仅作为强者的映衬。或许这个"混账逻辑"在一些场合里颇具共识，但是在电影世界里却毫无市场。相反，银幕上的弱者，无论在人性、意志、毅力、智力上，还是在体能限制的突破上都能够创造巅峰状态，闪耀着人性的光芒，他们是健全人的生活导师。

影片《深海长眠》根据真人真事改编。主人公西班牙男子雷蒙·桑德佩罗 26 岁时因跳水摔断颈椎，全身瘫痪，此后的 28 年 4 个月零几天，他一直在争取合法的安乐死，在这个过程中他遇见了很多希望给予他勇气、希望、欢笑的朋友，但最终这些人都反倒被他为自己争取生命自由权利的勇气和毅力所感动了。在没有取得合法权利的情况下，朋友们将通过不同途径取得的些许药物聚合起来，帮助他完成了梦想——长眠深海，那是他人生转折的开始，当然也是归宿。他为了选择死亡的权力坚持了 28 年的战斗，不是因为他厌倦了生存，也不是为了逃避痛苦和折磨，而是因为，他是如此热爱生命！

生命的意义不在其长度，而在其厚度。这句话说说容易，实践起来并非易事，在雷蒙·桑德佩罗身上，这句话却得到了最贴切的诠释。一个人无法选择自己的降生，但是否具有选择死亡的权力？影片的画面美得极致，尤其是几段航拍连缀的动态画面，宁静之中暗藏巨大的力量，那是雷蒙对生命无限热爱的表现，那是他眼中美

好的世界、美好的生命。他不害怕痛苦,28 年来躺在床上他从没有
停止过思考,他发明自己所需的生活用具,他写诗;他并非对生命感
到厌倦,多少次他梦想着窗外的世界,想象着遥远的海洋,憧憬着深
海之中蕴藏的究竟是什么,也许正是生命的本原、生存的意义吧;他
不缺少关爱,他的身边有长年照顾他的兄嫂,有他年迈的父亲,也有
帮助他关爱他的侄子,更有因他的事迹赶来追随他的罗莎和常年为
他当法律顾问却最终爱上他的朱丽娅。正因为生命如此美好,他追
求有尊严的生存,才用选择死亡的方式来成全自己完美的一生。他
的家人、朋友都很爱他,但是 28 年来肉体上和精神上的折磨,让这
位勇者能够积极地争取死亡。他用他的梦想和勇气告诉大家:"活
着,应该是种自由的权利,而不应是种沉重的责任。"也许,宽容这种
背着沉重责任的人积极地死去,反而是一种最广阔的爱,影片结尾
处有一首诗十分感人,让我们一起来默默地朗读吧——

> 大海深处,大海深处
>
> 在失重的尽头,
>
> 梦想在那里成为现实。
>
> 两个意愿合而为一
>
> 让一个愿望得以实现。
>
> 你看,我看
>
> 像回声阵阵,默默无语,
>
> 越来越深,越来越深

穿过血与肉而超越一切。

但我一直醒着，

我一直希望我已经死了，

让我的唇，

深埋你的秀发。

——是呀，优雅的死远胜于猥琐的活。

电影《潜水钟与蝴蝶》再现了一个生命的奇迹。影片讲述了前 *ELLE* 杂志主编、著名记者让·多米尼克·鲍比的感人故事。影片片名来源于让·多米尼克在身患"闭锁综合征"后所撰写的书。1995 年 12 月 8 日，让·多米尼克·鲍比由于突发性血管疾病陷入深度昏迷，身体功能遭到严重损坏。医学上称这种病症为闭锁综合征（locked-in syndrome）。他不能活动，不能说话，不能自主呼吸。在他几乎完全丧失运动功能的躯体上，只有一只左眼可以活动，这只眼睛是他与这个世界唯一的联系工具。眨眼一次代表"是"，眨眼两次代表"否"，他用这只眼睛来选择字母牌上的字母，形成单词、句子，甚至一整页的文字。主人公甚至还用这只可以眨动的眼睛"写"了一本书——《潜水钟与蝴蝶》。在他"书写"的日子里，他每天都在回忆过去那些曾经欢乐的日子，在脑海的深处做着旅行，这段旅程无边无际、无比精彩，更无法用言语来形容。"潜水钟与蝴蝶"隐喻了多米尼克患病后的人生。"潜水钟"象征着他的躯体受着深重的禁锢，不得释放，不能自由；而"蝴蝶"则喻示着他阔大的精神世界，可以自由飞翔。让·多米尼克用这个书名证明了自己的精神自由和尊严。

相形之下，影片《遗愿清单》话题凝重，叙事却并不沉重，充满着生命的智慧与幽默。两个老男人，一个是有钱的白人，离了四次婚，并与女儿断交；一个是贫穷的黑人，妻子体贴，家庭幸福。白人钱多，黑人知识渊博。他们都患了癌症，被安排在同一个病房里，互相体察对方的痛苦。化疗后病情稳定，得知生命只有半年的期限，他们会怎样度过？小时候，老师问他们今生今世有哪些愿望要完成，于是两个人列出一个愿望清单，发愿去帮助陌生人，去体验极致，去跳伞，去飙车，去全球旅行。他们到了埃及的金字塔，也到了中国的长城，黑人幸福地回到家人身边，引导白人和女儿冰释前嫌。半年后两人相继去世，他们的骨灰被安放在世界之巅，那是他们最后的遗愿：欣赏最壮观的风景。

这些电影用一个个片断和隐喻来讲述这些身患重疾绝症、意志坚强的人们是如何度过那些无法言语、无法活动的岁月，也通过他们的眼睛来审视周遭的世界，审视亲情，爱情，还有人性。他们虽身患绝症，但精神世界无比强大，是真正的强者。

五、"大白"的幻象——医学的真知、真相与真如

大白的学名叫 Baymax，是一个充气机器人，是迪士尼动画电影《超能陆战队》中的"私人保健医生"。它不仅是一个可爱的胖墩，还是无所不能的医疗护理专家，名为"大白"，有真相大白的寓意。屏

幕中的大白拥有无比强大的诊断能力，只要一次简单快速的扫描就能检测出他人的生命指数，还能根据混沌的疼痛程度来精准治疗疾病。他的"胸口"装有表情诊断等级，双手可作为除颤器，身上装载了一万多个医疗程序，只要你表现出任何不适，就能得到细致周到的诊断和护理；大白不仅能治病保健，还拥有令所有病人都乐于听的十分迷人的嗓音，以及一颗善良淳朴的心。他对患者满怀关切，常常将患者拥入鼓鼓囊囊的肚子里，给予温暖舒适的抚慰；如果你是他的病人，大白会对你说，"乖，一切都会好起来的呀"，言下之意，有我在，一定生机无限，而且我会一直悉心陪伴与照顾你，直到痊愈。

迪士尼的编导们一心要塑造一个爱心满满的高科技产物，以阐明技术的中立性。因此，大白颠覆了以前机器人的负面形象，如同可爱的邻家小弟，寄寓了人们对人文化的机器人高质、高效服务的梦想。首先，大白面相一点都不狰狞，且十分呆萌，看着就想抱抱、亲亲，他的形体就像是米其林先生和大号泰迪熊的综合体，影片中，弗雷德甚至将他比喻成一团"暖暖的棉花糖"。其次，大白虽有超人的诊疗本领，但并不显摆，其行动不显敏捷，憨态的身体搭配一双小短腿，从容淡定。再次，大白谨守阿西莫夫的"机器人三原则"，时时处处造福人类，呵护健康，从不给人类添麻烦；放气之后，他可以被压缩进一个工具箱大小的"压缩包"中，方便主人携带。身为机器人的大白没有疼痛感觉（自己没有痛苦的感受如何能够感同身受、体悟病人的苦痛），修复时只需要透明胶带就够了。此外，大白对自然界所有的生物都有爱心(很可疑,没心没肺,哪来的爱心?),他呵护一切生命,就连卡斯阿姨家的花猫也一视同仁。最后,大白不是全知全能、不可一世,他也有自己的缺点,电量不足时会呈现"醉"态,形体变瘪,就像喝醉了一样,走路摇摇摆摆、说话断断续续,实则是一种卖萌。

影片展现的是一幅未来世界医疗保健一体化、技术人性化、机器人文化的新桃花源图景。但我们并不敢由此预测疾病很快真相"大白"(克服疾病的不确定性),医学将来可以百病"包治"(克服生死无常与人的必死性),机器人与人类关系会呈现"零冲突"(完全否定机器替代人工而由此可能对人类心灵造成的伤害)。毫无疑问,声光电磁等物理学新进展被引入医学诊疗领域不过百年,人类在认识疾病、驾驭疾病方面有了突破性进展,计算机断层 X 光摄影,磁共振成像,各种超声、钼靶检查基本普及,如今,90%的疾病证据来自于这些视觉信息,但我们还不能由此声称人类疾病的图景已经"真相大白",更不能断言疾病演进的规律(秘密)已经被人类破译。疾病的真相基本上还只是从"小白"趋于"中白",离"大白"还有不少距离。对此,今天乃至未来一段时间我们都不能抱幻想,因为绝对真相是不存在的,真相本质上是混沌的、漂浮的,生命本质上存在不确定性,人类医学永远无法包治百病,所谓"道高一尺,魔高一丈"。人们必须接纳痛苦(死亡),穿越痛苦,然后超越痛苦(死亡)。很显然,对科技持乐观主义态度的编导们要模糊并消弭人类医疗能力的边界意识,刻意把球打到界外去。

在医学领域，人类的动手与思辨能力已经不及机器人，如今的智能手术机器人有着非凡的能力，它们的手术与麻醉无缝协同，创面小，出血少，动作精准，几乎无懈可击。美国医生葛文德在他的《复杂性》一书中讨论了"人机博弈"的困境及苦恼。在所有的竞赛中，人类败多胜少，最多能打个平手。葛文德提出，在未来人类与机器人共生的时代里，二者之间是水火不容，还是相辅相成？这是一个问题，机器人医生的能力超出我们并不可怕，我们可以给他们"排班"，安排他们替我们做助手，去干一些精细、枯燥、重复、疲劳时容易出错的工作，把人从繁忙的临床实务中解放出来，去做临床决策统筹，去做人文关怀，如同特鲁多期许的那样"常常，去疏导（心理危机）；总是，去抚慰（受伤的灵魂）"。问题是若是机器人医生不甘于做配角，要当主角，要挤走人类呢？而被机器人医生替代的部分能力已从我们手中消失，离开机器人医生，我们无法看病。大白的全知（一万多种诊疗程序，而人类只有四千种手术技能，六千种药物）、全能（预防，治疗，照顾，陪伴）已经为我们的失能与失业前景拉响了警报。理论上讲，机器人是人类的创造物，人类的智慧总是会高于机器人，而且，人类的神圣感、道德感、位序感会对机器人的功能边界做出限制和控制，也就是说，人类有一条缰绳管束着可能会僭越的机器人。但是，人类之上，是否还有另一只手在安排这一切也未可知，最可怕的是人类的自私与贪婪、偏见与傲慢会导致机器人做出伤害人类的可怕行为，譬如，《超能陆战队》原著中大白的主人就将不能伤害人类的红线改为可以伤害他的仇人，事实上也就解除了机器人不得伤害人类的禁令,为机器人参与人类恩怨情仇埋下伏笔。因此,作为万物之灵的人类,在处理人与自然、人与机器之间的关系时,不可任性,也不能轻信。

六、一片瘀青,一地鸡毛——《刮痧》与中西医学的冲突

《刮痧》的故事发生在美国中部城市圣路易斯。华裔设计师许大同来美八年,事业有成、家庭幸福。在年度行业颁奖大会上,他激动地告诉大家:"我爱美国!""我的美国梦终于实现!"

但是随后发生的一件意外之事却使许大同从梦中惊醒,眼前一地鸡毛。五岁的儿子丹尼斯闹肚子发高烧,在家的爷爷因为看不懂药品上的英文说明,便用中国民间流传的刮痧疗法给丹尼斯治病,在孩子的背部留下"一片瘀青",这就成了丹尼斯受到家人虐待的证据。法庭上,一个又一个意想不到的证人和证词,让许大同百口莫辩。现代医学理论无法解释传统的中国医学,刮痧的原理得不到西方文明的认可,面对控方律师对中国传统文化与道德规范的荒诞解释,许大同最后终于失去冷静和理智……法官当庭宣布剥夺许大同的监护权,不准他与儿子见面。为让儿子能留在家里得到母亲的照顾,许大同搬出了家;此时,大同的父亲也决定回国,为了让老人临行前再见孙子一面,许大同从儿童监护所偷出儿子丹尼斯到机场去送别。受到通缉的许大同带着儿子逃跑,和围追堵截的警察兜圈子,玩了一场追车游戏,"从容地"在逃亡中享受父子团聚的片刻快乐。

父子分离,夫妻分居,朋友决裂,工作丢失……接连不断的灾难噩梦般降临,一个原来美好幸福的家转眼间支离破碎,为之努力多年、以为已经实现了的美国梦,被这场从天而降的官司彻底粉碎。贫民区的破旧公寓里,偷偷相聚的许大同夫妇借酒浇愁,抱头痛哭。

圣诞之夜,许大同思家心切,只有铤而走险,装扮成"圣诞老人",从公寓大厦楼外的水管向高高的十楼——自己家的窗户悄悄爬去,结果引来警车呼啸而至……

结尾是大团圆式的,通过友人的努力,法官解除了"糊涂判决",原先只能透过窗户探望儿子的许大同终于可以堂堂正正地从大门进出,与孩子在一起了。

影片围绕刮痧是中医疗法还是虐待儿童的争论而引发的一场冲突,从表面上看似乎是一场误会,是一场司法纠纷,但实际上是两种不同文化所产生的碰撞和冲突;同时,也揭示了一个文化悬题,在当代,医学上的二元价值是否应该得到尊重,美国标榜的多元文化共生的理念多大程度上得到普遍认同。

按理说,美国是多元文化的熔炉,但是,在"科学崇拜"的公共语境中,科学似乎就是绝对真理,是唯一正确的认知方式与思维方式。如同在"白天鹅"主导的动物世界里,"黑天鹅"一律被视为"伪天鹅",殊不知,黑天鹅的存在具有强烈的类型意义,它打破了"世上天鹅一般白"的铁律,让人们对"白天鹅"的世界保有一份怀疑与批判,对动物世界的神秘保有一份敬畏之心。它告诉人们"科学"的彼岸不在已知知识与技术的延长线上,但是,我们却坚守"清一色"的思维原则，杀戮"黑天鹅"，或者将它的羽毛染白。传统中医根植于中国传统文化，守护着中华民族的生息繁衍，有自成一体的学说和人文主义的思维、研究方法。它在临床上有用、有效，但当研究的思路、方法，说理的语码与现代医学悬殊极大时，它的"效用"便被认为要大打折扣，得不到承认，甚至被认定是"虐待术"。影片《刮痧》告诉我们，在发展过程中我们应该学习、借鉴现代医学与现代科学的技术与方法，但不可丢掉自身的文化之根。尤其是作为人学的医学，生物性、社会性、人文性交杂，内在理路十分丰富，因此，我们应该重视地方性知识体系的多样性。

第三节　画布上洞悉的疾苦与医学

从画布上去寻找医学，源自一个理想，那就是打通医学与艺术的壁垒，把医学与艺术两门手艺缀连在一起。在世人眼里，医学是一门好手艺，它能延缓甚至阻止死亡的脚步，它拯救痛苦中的病人，它还能养家赡亲；更有另一重深入的理解，它是医学家手头的艺术活，医学水准的高低，评判的标准最终不在书本知识的莫测高深，也不在各种诊疗仪表板的神秘闪烁，而在医家心思的细密与睿智，手头功夫的独到与娴熟；前者是思维的艺术，后者是指尖的艺术，它脱离知识体系而依附于医家的实践和技巧的个体发挥，也与他的职业训练、学术经验、综合素质、身心禀赋息息相关，因此，临床医学本质上是技术与艺术的高度融合。从断肢再植到器官移植，再到人工器官，各种手术越来越精细，外科大夫的手艺也越来越精巧。不过，最新报道的智能机器人手术，切口窄，创面小，出血少，而且动作规范，术中没有多余动作，比人更灵巧，看来，医学的手艺终有一天将会被机器所"替代"，医家的智慧也会受到电脑的挑战，说来不免有些秋雨中的惆怅感；但一想到电脑键盘上的那只手依然接受人的智慧驾驭，医学的手艺还可以代代相传，仿佛春天的阳光又洒满大地。

如果我们漂游在人类医学历史的长河里，当会发现，医学的艺术更多地属于经验医学的时代。那时候，医学研究水平低下，生理、病理的专业知识大多源于大体解剖观察与自然界物候的比附联想，疾病的概念语码十分的世俗化，医学理论也相当的不完备，辅助器械也很少，诊察疾病手段简单，无论是望闻问切，还是视触叩听，都需要悉心揣摩，由"臆"达"悟"。随机的、现象的、比附的、主观的、非标准化的诊疗使医学中"艺术"的积累与发凡有了广阔天空，当时的医学专著与病案记录也几近文艺作品，因此，中国传统医学有"医者臆（艺）也"的心法。西方实验医学的兴起，使得基础医学发生翻天覆地的变化，人们借助延长肉体器官功能的高精理化设备对形态学、功能、代谢的描述与分析有了长足的进步，一系列受控的、功能的、镜像的、客观的、标准化的生理、病理、药理指标体系逐渐建立与完备，临床诊疗也日益规范化、系统化了，由此便大大限制了传统医学的"艺术"空间，使它失去"弹性"，变得刻板起来。从医学知识的进化历程看，医学的发展史就是一部"去艺术化"的科学醇化的历史。如今,我们所能感受到的那点"医学的艺术"只是一种重复操作造就的"娴熟",缺乏任意挥洒、锐意创新的自由与潇洒了。在人类认知的价值与方法的谱系里,科学与艺术分属于南北两极,性格迥异,一方追求真理的真实性、唯一性、客观性、必然性、可复制性,另一方捕捉直觉的感受性、多样性、心灵化、偶然性、瞬间性、意会性、野性。苏霍金的说法是艺术是"我"(单数)的艺术,科学是"我们"(复数)的科学,记得一位学人曾不无趣味地说起,科学是"立正",艺术是"稍息"。按照斯诺的著名论断,科学与艺术被划分成"两大文化"。无疑,现代医学早已告别经验主义的艺术时代,不再是"一双赤脚",它早已"洗脚穿鞋",从知识到行为都被西方来的"赛先生"彻底教化成器了,但是不是艺术家部落里流行的"散漫""不正经",甚至是离经叛道的奇怪念头(如"外科治疗内科化,内科治疗外科化")、"歪歪肠子""花花心思"都应该在医学领域里被彻底洗刷干净,才能修成正果呢? 不然,苏霍金的观点是科学与艺术之间"既遥远,又相近",尤其在创造的天地里,有着共同的道路,都意味着亲近灵感,都必须同混乱作斗争。在许多科学大师的眼里,科学的至高境界是艺术化的科学。

医学有可能成为艺术化的科学吗? 这是一个问题,它还可以掰成两半,前提是为什么要成为艺术化的科学? 主题是怎样成为艺术化的科学?

先得解决前提问题,为什么要成为艺术化的科学,理由并不曲折,首先还是因为医学是人学,不是机器的医学,诊疗过程的诗化、艺术化不只是职业理想，也是人性的暖流奔涌的地方，为的是医患（主客体）之间的交往与交流超越技术的冷漠，将生命的舟楫摇入情感依依、情谊浓浓的"外婆桥"。当然，飞越感性的体验，进入哲学思辨的空间，不难发现医学目的的诗化将带来医学意义的诗化与医学未来图景、终极价值的重新发现。不过，这些命题有些灰色，离鲜活的职业生活有些远，还是留给书斋里的学问家去"闹腾"吧。对于临床一线、科研一线的医学家来说，"艺术的医学"不是催生技术操持的出神入化，就是激发创造力的喷薄而出。当然，如果在我们的眼里多一道社会批评的烛光，艺术的医学追求还有助于平抑各色人等心中的原欲，在消费主义盛行的当今社会里实现一点点"去功利化"（过度市场化）的人文愿景。

一、视死如眠

笔者常常感到，医学界诸君不能低估艺术家对于医学的提问能力，或许，他们的质疑点不是学理的，而是经验的，却回荡着智慧的袅袅余音。譬如，沃特豪斯关于"死亡与睡眠"的绘画表现与叩问，对医学家来说，恰似一堂生命的哲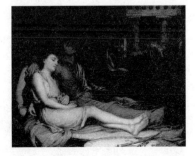学课，它激起的哲思远不是一本教科书所能替代的。

1874 年，25 岁的沃特豪斯以一幅《睡眠和兄弟之死》参与英国皇家美术学院的夏季展览会，获得巨大好评,由此跻身著名画家的行列。画面上展示的是宫廷卧室的一隅,两个年轻人斜卧在床榻之上,人物的姿态安详而疲乏。灯光照亮睡在外面的象征睡眠的男孩,他的兄弟则被朦胧的阴影笼罩,形成了微妙的对比,暗示生与死的区别。

睡眠与死亡应该如何划分?这不仅是个医学命题,同样也是一个哲学与宗教命题。或许,在医院的急诊抢救室中,我们可以用生物学指标来迅速判断生命活动,如体温、脉搏、心率(心电波动)、呼吸、瞳孔大小、意识状态等等,但随着器官功能替代技术(血液透析、人工心肺机等)在临床上的广泛使用,以及脑死亡概念的争论,睡眠与死亡的界限似乎越来越模糊了,心肺功能的丧失可以靠人工器官的替代维持,死亡状态与植物人的昏迷几乎难以简单地区分开来。其实,真正难以区分的还是精神空间里的真实体验,睡眠者终有苏醒之时,可以回顾诉说睡眠前后的经验以及梦境里的幻觉。弗洛伊德的心理分析学说建构了解读梦境的认知模型,成为打开梦境病理心理的钥匙。而死亡的过程是一个个生命奔向终点之前短暂的单行道,濒死前直接的躯体经验,瞬间的意识闪烁,刹那的心理体验、精神知悟都将被逝者珍藏、带走,永远无法用言语记录和传达。极少数死而复活的奇迹者也无法完整地追述那“黑洞”里的经验,因此,无论是医学家,还是艺术家,都只能凭依想象和直觉来完成死亡过程的意识“拼图”。宗教则用转世、涅槃、圆寂、升天来续接未来的精神旅途,在宗教的语境中,肉身是不重要的,灵魂的安顿才是最要紧的,一系列轮回、解脱、快乐、升腾的暗示将死亡的意义神圣化、美学化,几乎与睡眠别无二致。

　　的确,在中国文学的语境中,高尚的死亡者常常被描述为"长眠""安息",这不仅只是修辞意义上的诗化,也是中国人意识深处对于死亡的"豁达"姿态。中国民间就将结婚与丧葬并称为"红白喜事",就像沃特豪斯将象征生与死的两兄弟表现在同一幅画面上。《山海经》《淮南子》关于永生和还魂的传说,《庄子》里对超越生死的鲲鹏的描绘,佛经里转世与还魂的故事都试图说明死亡如同睡眠,只不过是一个短暂的"隧道",穿越过去是另一番天地,重新开始另一场生命的盛宴。

　　这种意识不只是中国人独有,世界各种宗教都有灵魂复活的说法,《圣经》里基督复活的故事至今仍被信众传诵。沃特豪斯(1849—1917)就是一位宗教意识浓厚的画家。沃特豪斯是英国新古典主义与拉斐尔前派画家,皇家美术学院会员。他常采用鲜明的色彩和神秘的画风描绘古典神话与传说中的女性人物。他的一生多次与苦难迎面相遇。1883 年,他与一位美术学校校长的女儿结婚,妻子也是曾经在皇家美术学院的展会上展出作品的成功画家,婚后生育了两个孩子,都不幸夭折。他本人 1917 年因癌症病逝。他一生都对生命怀有敬畏之心,对宗教怀有无限虔诚。除了《睡眠和兄弟之死》,他还画了一幅《带病儿进埃斯库拉庇乌斯(医神)神殿》,也被视为经典之作,这幅画表现了母亲带着生病的女儿在医神殿前祷告和供奉的情景,一派肃穆和虔敬,希望与宿命感并存。如今,医学昌明了,许多疾病都有快速有效的疗法,但医学毕竟是一门探索性的实践科学,生命列车的终点站始终直指死亡、不治、残障,人类在疾病和死亡面前,永远也无法抵达全知、全能的境界。人生需要"视死如眠"的豁达与对疾病不确定性的顺应和接纳,这也许是沃特豪斯笔端想要诉说的自己生命历程的真实体验。

还有另一种"视死如眠"的死亡境界似乎已远离宿命感,将死亡视为人生最终归宿,平静地等待,无始无终,无怨无悔。画家皮尔斯(1813—1875)于 1850 年所作的《嬷嬷之死》就很好地表达了这一主题。一位受人爱戴的老修女在走到生命的

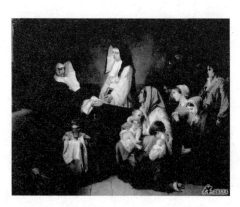

尽头时,从容地接受了死亡的降临。她面容庄严、凝重,双手合拢,如在倦意中刚刚睡熟,她的故去带给人们的不是恐惧,或过度的悲伤,而是更多的敬意和"视死如眠"的宁静。嬷嬷厚厚的经书不必再读了,可她身边象征生命延续的花草依然青翠,继承嬷嬷事业的年轻修女神色安静、平和,仿佛从嬷嬷的死中领悟到生的真实意义。围在嬷嬷身边受她帮助和惠顾的孩子、妇女,还有贫苦的男人们,此刻,他们似乎已摆脱了现实生活的窘境,以神圣的信念为死者祷告。

这幅画描绘的死亡让人感动,也让我想起另一位伟大的女

性——德兰修女，她出身于阿尔巴尼亚富裕的家庭，一日，她在街道旁看到一个濒死的妇人，老鼠和蛆在咀嚼着妇人的身体，她坐在妇人身旁，陪着她，直到她死去。此后，她将自己完全献给那些最悲惨的人，被丢弃的孩子，因艾滋病、麻风病或残疾被赶出家门的人。她做的虽然只是抚慰临终者，抱起弃婴，为病人清洗伤口，替老弱者铺上床单等等普通的事，但她改变了一个又一个人的生活，让他们有尊严地活着，有尊严地死去。1979 年，她以"无人想要，无人介意，无人关爱的人"的名义接受了诺贝尔奖。德兰修女的伟大在于，当绝大多数人选择富贵的时候，她选择了贫穷。然而，在她投身的悲惨世界里，她却分享着和上帝一样的快乐。

二、医生：人类疾苦的咀嚼者

英国画家路克·菲尔德斯（1844—1927）算是中国医学界最熟悉的画家了，他的代表作《医生》已成为医学人文的经典画作，这幅创作于 1891 的画作不是凭空而作，而是来源于画家的一段悲伤的人生经历。1877 年，画家的儿子身患重病，延请当时的名医穆瑞（Gustav Murray）来参加诊疗，交往中，穆瑞的技术与道德境界让画家感悟良多，尽管他儿子因为病情恶化最终还是不治身亡，却让画家理解了医学的使命不仅是对病况的施救，还有对病人痛苦的细微体察与关怀。画面上穆瑞大夫正用深情的目光抚慰着病儿，与孩子交流情感，同时为思索最佳的治疗方案而陷入沉思之中。画家本人也出现在暗处,静静地观察着大夫的举止与神情。据说,我国医界前辈黄家驷教授毕生最钟爱这幅画,身边有一幅复制品,走到哪,带到哪,工作之余细细端详。

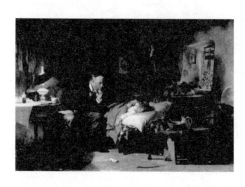

《医生》不仅在中国受到医学大师的青睐,在美国的一些医学院的课堂里也已经作为讲座的主题,用来训练医学生的临床感知与沟通能力,尤其在技术指标统治临床诊疗过程的当下,这幅画浓厚的人道主义色彩具有明显的矫治作用。在此,笔者想说的是,路克·菲尔德斯的《医生》只是他创作的众多悲悯苦难作品中的一幅,要想真正读懂他的作品,还应该关心他的其他一些作品。譬如《饥寒交迫》(1870)、《申请入住收容所的人们》(1874)以及《没妈的孩子》。

《饥寒交迫》是画家 1870 年为《写真报》创刊号创作的木刻,描述一群贫苦交加的人们在寒风刺骨的夜晚排队等候进入救济所的情形,4 年后画家又以真人为素描原型创作了《申请入住收容所的人们》,这两幅画在主题上是相通的,不同的只是绘画形式,木刻的艺术震撼力在于人物造型与黑白对比的张力,油画的感染力在于细腻的人物面部刻画与场景调度:地上的薄冰、疲惫焦灼的难民,昏暗的路灯下,妇孺无援手,老弱终相弃,构成一道精神闪电,劈向那个冷漠无情的社会。《没妈的孩子》画面更加简洁,一位失业的中年男子怀抱着纤弱的幼童,为下一顿饭发愁。画面直指人类的苦难和困顿,使观者滋生出强烈的悲悯之心。

20世纪后半叶,艺术界对于单纯追求感官之美的印象派过分关注了,而忽视了富有社会批判意识的现实主义画风,这是一次人类同情心的集体遗忘。欣赏路克·菲尔德斯的画,可以通过对苦难的咀嚼来重新唤起人类的良知。或许,其他的社会群体可以逃避对苦难的咀嚼,但是医生不行,因为,他们肩负着人道主义的职业使命。

三、死神的面孔

职业生活中,医生都是死神的对手,号称抗击死神的"斗士",是帮助病人与死神拔河的人们。但是,我们却都不知道我们的这位"对手"长什么样?凭空想象,一定是面目可狰,但有多狰狞,多恐怖,谁也说不明白。甚至也不知道是一个,还是一群。其实,这恰恰证实了人类对于死亡的极度茫然、无奈、厌恶和抗拒。通常越是神秘,越是恐怖。于是,一些同样没有见过死神的画家执意把它画出来,让人们认识、欣赏,这些直面暴露恐惧的作品有着不一般的"除魅"价值。

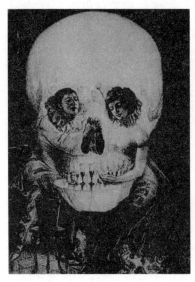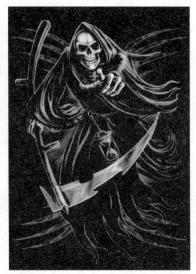

不过,一般的画家实在没有太多的想象力,只是比照着人的骨骼系统来描述,仿佛死亡就是形销骨立,让我们这些学医的人见到他有"似曾相识"的感觉,那不就是解剖教研室或是外科示教室墙角的 A 号骷髅骨架吗？忍不住调侃他一番:嘿嘿! 你还真有本事,血管、神经、肌肉全剥离了,还能跳舞。来,咱俩握个手,试试你的臂力。

在画家那里,死亡似乎都是以"骷髅"作为标志,而作为自然骨架形象的"死神"并不显得十分恐怖,于是,一些画家按照"厉鬼模型"来运笔,在死神的道具上大做文章,不仅给它披上黑色长袍,戴上墨镜,还配备了一把大镰刀,以增加它的凶险与恐怖。在众多的绘画作品中,倒也不是所有的画家都按照恶魔路数把死神描绘成凶神恶煞的模样，也有一些画师把死神描绘成"双簧模型"，死神通常躲在后头谋划恶局，站在前面媚惑人们的是一位手执玫瑰、蟒蛇缠臂的"美女"。还有一些画师遵循"色空模型"来表现死神，如同《红楼梦》里贾瑞手中的"风月宝鉴"，近看是一对妙龄男女在饮酒寻欢，杯觥交错，好生快活，但远而观之，分明是死神在狞笑。另外，还有一些画家试图描绘"摩登死神"，瞧！他手中还握有高科技的"吸魂器"呢。

在中国文化语境中，生死问题似乎要轻松、游戏一些？人们的幻想里有那么一位"阎王爷"，面前摊着一本"生死簿"，碍于上峰（或许是玉皇大帝）指令，不得不每天勾掉些许人名。其实，他也是替人当差，眉头紧锁，满脸的不情愿，心地还算善良，尽可能少从"生死簿"上勾掉几个人名。于是，有些人稀里糊涂地到鬼门关里走一遭，又被负责任的小鬼核实"生死簿"之后遣送回人间；于是，一些危重病人能神奇地起死回生。

在我看来，不同于文学作品对死神的纯文字叙述，画家们把死神具象化，真真切切地描绘出来，终归有"除魅""消恐"的意义。在俗世化的画面里，死神的形象有几分可恨，也有几分可笑、几分可畏，还有几分可爱，令人不由得暗自感叹："原来长期与我们掰手腕的那位'魔头'长这么个模样呀"，尤其是我们的急诊大夫，在"阴阳两界"的结合部"奋战"，若是认识几个"死神"，或许还真可以与他"讨价还价"，索回更多的人命来。

死亡是生命的归宿，死神的最后召唤是不可抗拒的，生命对于每一个人来说,都不是"有无"问题,而是"长短"问题、"高低"问题,"轻重"问题,"向死而生"不仅是一个哲学命题,也是世俗命题,如同蒙田所说,与其被死神穷追猛跑,不如停下来,与死神对酌,与死神达成某种妥协,在有限的时空里摆脱尘俗,做出一些无愧于自己生命的事功来。再说,死神总是铁面无私,地无分东西,人无分贵贱贫富,归期来临,一律发配"西海",即使有世间最先进的设备、最优秀的大夫也无济于事。那些刻意与死神硬扛,一味迷信"金钱能买千条命"的大款富翁,和宣称"死期就是心肺机的关机时间"的技术崇拜者,他们的祈望终将会落空,充其量在延长死亡过程。此时,坦然地接受死神的邀请,和他一起驾鹤西行,实在是人生的最后一次壮游。

四、我们都是幸存者

柯勒惠支(Kathe Kollwitz,1867—1945)是德国表现主义版画家,20 世纪德国最重要的画家之一。她的笔下满是贫苦的工人、受欺凌的穷人、饥饿的儿童、饱经磨难的母亲……她被看作世界画坛上一位具有崇高社会责任感的画家。她的那些从形式上毫不具备女性气质的黑白版画,初看起来谈不上赏心悦目,却有着坚忍单纯、震撼人心的精神力量。她的作品充满悲伤和凄惨的情绪,如实反映了 19 世纪末 20 世纪初德国底层人民的可悲状况。柯勒惠支还对铜版画和石版画的技术有许多改进和创造。1931 年她的作品被鲁迅介绍到中国来,鲁迅称赞她的作品具有"深广的慈母之爱",无论是主题,还是技法,都对中国新木刻运动的发展起了重要的推动作用。1979 年,北京曾举办"珂勒惠支作品展",展出了她一生中最主要的作品。

柯勒惠支出生于俄罗斯哥尼斯堡的一个德裔家庭,14 岁时即开始学习绘画,1884 年进入柏林女子艺术学院学习,后来又到慕尼黑学习。1889 年她和在贫民区服务的医生卡尔·柯勒惠支结婚,1898 年开始在柏林女子艺术学院任教,其间几次游历巴黎和意大利。1909 年回国后为一个漫画杂志工作,这时她已经成为一个社会主义者。她和丈夫居住在贫民区,了解普通人民的生活境遇。她的作品从一开始就反映普通人民的贫苦生活。1914年第一次世界大战中,他的儿子应征入伍,在西线阵亡。1932 年她和其他社会主义者组成反对纳粹的阵线,希特勒上台后,她被取消普鲁士学院院士的荣

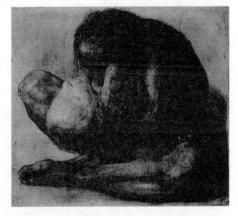

誉,作品被禁止参加展览。1940 年她的丈夫去世,1945 年孙子又在东线战场阵亡。1943 年她的住宅被炸毁,她离开柏林到德累斯顿附近的一个小镇居住,并在那里逝世。

柯勒惠支是贫苦百姓的"邻居",是战争阵亡者的"亲属",是医生的"妻子",是政治迫害的"对象",一生都在亲近草根,咀嚼痛苦,

穿越战争,历经苦难,遭遇挫折,直面死亡,因此,她的画是凝重的,但是并不阴郁,寄寓着阳光和力量。她说:"当我绘画时,当我与画中恐惧的孩子们一同哭泣时,我真正感觉到我所背负的担子。我觉得自己没有权利收回作为一个拥护和平者的责任。道出人们的痛苦和堆得如山一般高的无尽磨难是我的责任。"

柯勒惠支的绘画是冰冷的,她的心却是炙热的,她强烈的人本主义情怀奔涌在笔尖,回荡在历史的长廊中。她有一句著名的格言:"我们都是幸存者。"不是吗?有幸在不幸的缝隙里穿越、顽强地生存,才会珍惜生命、敬畏生命,才会悲悯、同情、关怀,人生是一条长长的隧道,黑暗、恐惧、痛苦、死亡总与我们擦肩而过,因此才会呼唤人性的光芒。医生注定要充当具有人性光芒和伟大情怀的人,无法推脱,无法逃避,因为,他们既是"拯救者",也同样是"幸存者"。

五、病房中的风景

在西方美术史上,挪威画家蒙克是一个异数,他的画笔专门描绘疾病和死亡,一幅《病中的孩子》倾注了他一生的精力,他每隔十年就要重新画一遍,赋予它新的艺术表现力。除此之外,他著名的画作还有《呐喊》(1893、1895)、《病房中的死亡》(1893)、《过世的母亲》(1900)。

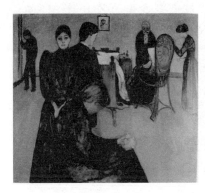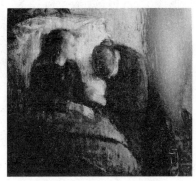

作为北欧表现派先驱人物的蒙克,他的画调子十分阴郁,笼罩在一派宿命的苦难之中,忧郁和恐惧是作品的基本情绪。他笔下的焦虑是一种宗教性的世界性的焦虑。这一切都与他的生活遭际紧密相连,他是一个医生的儿子,年少时常与父亲一道出诊,对疾病、痛苦有深刻的领悟,他生命的最初印象就是死亡,反复展现的记忆除了死亡就是疾病和忧伤。他 5 岁时丧母,14 岁时姐姐苏菲因结核病夭折,他的童年也一直与疾病为伍,险些死于严重的结核病,中年时因酗酒而多次酒精中毒,并开始有了精神分裂的征兆。也许正是因为疾病的体验,使得他对于疾病和痛苦极其敏感,也促使他日后"致力于挖掘人的深层感情,而不是表现一些浅层的只能给人感官愉悦的作品",由此诞生了一位天才的画家。

蒙克的画追求内心世界的表达,因而放弃了一些构图和绘画的规则,如透视法则,因为他要表现的不是眼睛的印象,而是灵魂的印象。他曾经告诉医生:"我时常伴随着深渊。"他以强烈而阴郁的色彩形成了自己特殊的绘画语言，以高度个性化的艺术创作冲刷了19世纪矫揉造作的学院派艺术风气，引领了表现主义的新潮流。

蒙克四次重绘《病中的孩子》，因为"在记忆深处，我在寻找那第一幅画，……我不断地尝试找到那第一印象，我终于找到了"。这种超越庸常的"向死而生"的心灵发现过程恰恰是我们临床工作者应该实践的，我们面对同样反复闪动的病人面孔，是否应该追问，我们曾经"凝视""沉思"过吗？我们从中领悟了多少人类苦难和死亡的真谛呢？

"挪亚方舟"是一条漏船？

天底下的事情每每无理而妙，相反相成，莎士比亚《罗密欧与朱丽叶》里就有这样一段唱词："吵闹的爱呀！亲爱的仇！沉重的轻浮、严肃的虚妄！亮的烟、冷的火、病的健康！"

单说这"病的健康"，实在是千真万确，若是依照生理正常值来筛查每一项指标，世界上绝无纯粹的"健康人"，所以，追求健康的人们都应该豁达些，不必为一些细小的指标波动而烦恼（但核心指标是不可轻慢的，发现异常要及时求医，切忌大意）。

对于医学与医生，人们常怀虔敬，也因此常抱失望；除了对医生的行为作道德批评之外，似乎并不追问其知识体系是否合理，如同许多人相信"人是上帝所造"，却无人问"上帝是谁造的？"同样，医学拯救生命，治病疗伤，它自身可曾有生命感？也没有人起疑心。试想一个缺少生命感的医学，能够担当起人类这群世界上灵性飞扬（生物学指标之外，还有心理、情绪、行为、智慧）的生物的保健与医疗的神圣使命吗？提这类问题很"坏"，如同告诉人们：挪亚方舟是一条漏船。而许多病中的人们正是将医学、医生、医院视为他们生命危难之中的挪亚方舟。挪亚方舟漏了,岂不失去了生的希望与机会?

事情没有那么糟,如同病的健康有其合理性一样,缺少生命感的医学也是我们这个技术时代合理的存在,但需要加以调整。原因是技术的急骤膨胀掩盖或者挤占了人性的伸展,物理学成果(声光电磁)的大举侵入消解了对生命体独特韵律的敬畏,从而把生命、生灵降低成生物,把"人"当"物",见"物"不见"人",各种委屈与困惑便陡然而生。于是门诊部里医者问不上三句话就打发病人去参拜"机器",人与人的故事变成了人与机器的故事、人与金钱的故事。病人的世界被漠视、被歪曲,仿佛医学服务的对象不是活生生的病人,而是借着病人躯体而来的那个病理过程。于是,许多病人怀念起百年前技术尚不发达的温情时代,其实,这不是正确的选择,技术本身无错,知识也无错,错在技术与知识的运用之中缺乏人性的缀连,缺乏生命感的滋润,也就是说缺乏医学人文学的眷顾。在中国,现代医学的蛮性在于缺少爱与智,知识的攀缘与技术的操练才显得十分的匠气。而在西方,有一批医学哲学家、思想家、社会活动家乃至人权运动者都很关注医学的生命感,通过生命伦理学的建构、堕胎及病人权利的讨论、基因歧视的批评等命题向现代医学与医疗保健制度挑战,旨在导向医学的生命感。

医学的生命感是由一组范畴构成的精神张力与拷问。它包括生命神秘感的提示与敬畏感的维护,技术的过度与人性的匮乏,医学的发达与伦理的错位,学术的攀升与道德的堕落,资财的巨大消耗与生命图景的肢解,生命优先权的滥用与情感的匮乏、陌生感的突显,捉襟见肘的干预与对生命自怜、自律的尊重,躯体的修复与社会、心理完整性的破坏,研究与教学的精细与文化的贫血。凡此种种,构成当代医学的精神困惑与焦虑,本质上是人文理念与科学建构之间的永恒冲突。写作本书的目的是提醒我们的医学生与职业医生有意识地构建边缘化的阅读径路与多元的思维向度,唤起他们对医学功能与本质的再思,帮助他们打通科学与人文之间的学科壁垒,治愈医学的人文"瘸腿",为医学职业生活提供某种人文滋润,从而超越工匠式的刻板与脆性,提升人类医学活动的人性境界。

延伸阅读书目

1. 希波克拉底:《希波克拉底文集》,中国中医药出版社,2007 年。

2. 卡斯蒂廖尼:《医学史》(上下),广西师范大学出版社,2003 年。

3. 沃林斯基:《健康社会学》,社会科学文献出版社,1999 年。

4. 郎景和:《一个医生的故事》,北京联合出版公司,2015 年。

5. 斯蒂芬·罗斯曼:《还原论的局限:来自活细胞的训诫》,上海译文出版社,2006 年。

6. 皮克斯通:《认识方式:一种新的科学、技术和医学史》,上海科技教育出版社,2008 年。

7. 苏珊·桑塔格:《疾病的隐喻》《论摄影》,上海译文出版社,2014 年。

8. 约翰·苏尔斯顿、乔治娜·费里:《生命的线索》,中信出版社,2004 年。

9. 沈铭贤主编:《生命伦理学》,高等教育出版社,2004 年。

10. 罗伯特·内米耶尔:《哀伤治疗》,机械工业出版社,2016 年。

11. 米奇·阿尔博姆:《相约星期二》,上海译文出版社,2007年。

12. 刘易斯·托马斯:《细胞生命的礼赞》《水母与蜗牛》,湖南科学技术出版社,1996年。

13. 汤姆·比彻姆:《生命医学伦理原则》(第5版),北京大学出版社,2014年。

14. 福山:《我们的后人类未来:生物科技革命的后果》,广西师范大学出版社,2017年。

15. 吕克·费希:《超人类革命》,湖南科学技术出版社,2017年。

16. 巴林特:《医生、他的患者及所患疾病》(第2版),人民卫生出版社,2012年。

17. 穆克吉:《众病之王:癌症传》,中信出版社,2013年。

18. 威廉·奥斯勒:《生活之道》,广西师范大学出版社,2007年。

19. 中国医学论坛报社编:《死亡如此多情》,中信出版社,2013年。

20. 阿瑟·克莱曼:《疾痛的故事:苦难、治愈与人的境况》,上海译文出版社,2010年。

21. 西野德之:《良医有道》,东方出版社,2007年。

22. 丽塔·卡伦:《叙事医学:尊重疾病的故事》,北京大学医学出版社,2015年。

23. 罗斯：《论死亡和濒临死亡》，广东经济出版社，2005 年。

24. 查尔斯·罗森伯格：《当代医学的困境》，北京大学医学出版社，2016 年。

25. 贝塔朗菲：《生命问题：现代生物学思想评价》，商务印书馆，1994 年。

26. 福柯：《临床医学的诞生》，译林出版社，2011 年。

27. 葛文德：《最好的告别》，浙江人民出版社，2017 年。

28. 常青：《协和医事》（修订版），北京联合出版公司，2017 年。

29. Roy Porter，*Bodies Politic Disease*，*Death and Doctor in Britain 1650～1900*，Reaktion Books Ltd，2001.